龙城医派医家系列丛书

类 症 医 案

毛延明　马武锦　毛伯虎　编著

尤允亚　杜建军　**整理**

全国百佳图书出版单位
中国中医药出版社
·北 京·

图书在版编目（CIP）数据

类症医案／毛延明，马武锦，毛伯虎编著．—北京：
中国中医药出版社，2023.7
（龙城医派医家系列丛书）
ISBN 978 – 7 – 5132 – 5159 – 4

Ⅰ．①类… Ⅱ．①毛… ②马… ③毛… Ⅲ．①医案—
汇编—中国—现代 Ⅳ．①R249.7

中国国家版本馆 CIP 数据核字（2023）第 021215 号

中国中医药出版社出版

北京经济技术开发区科创十三街 31 号院二区 8 号楼
邮政编码 100176
传真 010 – 64405721
山东华立印务有限公司印刷
各地新华书店经销

开本 880×1230 1/32 印张 17.75 彩插 0.5 字数 410 千字
2023 年 7 月第 1 版 2023 年 7 月第 1 次印刷
书号 ISBN 978 – 7 – 5132 – 5159 – 4

定价 80.00 元
网址 www.cptcm.com

服 务 热 线 010 – 64405510
购 书 热 线 010 – 89535836
维 权 打 假 010 – 64405753

微信服务号 zgzyycbs
微商城网址 https：// kdt.im/LIdUGr
官 方 微 博 http：// e.weibo.com/cptcm
天猫旗舰店网址 https：// zgzyycbs.tmall.com

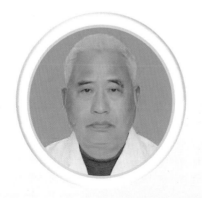

龙城医派

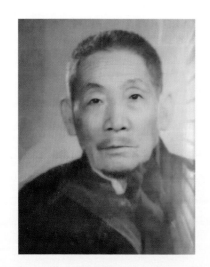

毛延明

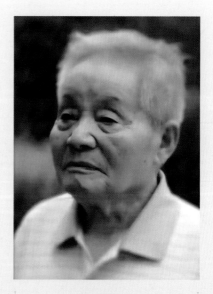

毛忠亭

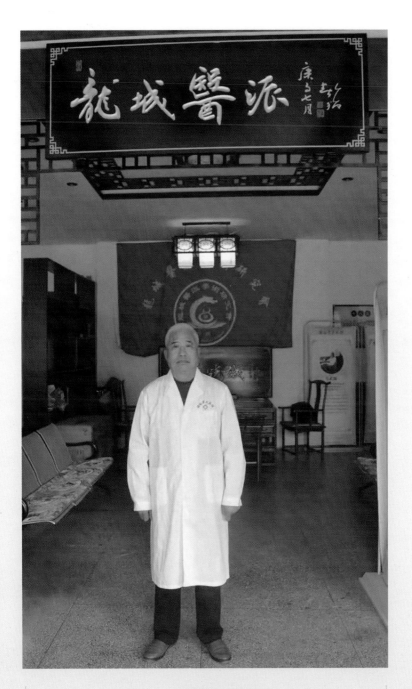

龙城医派传承基地

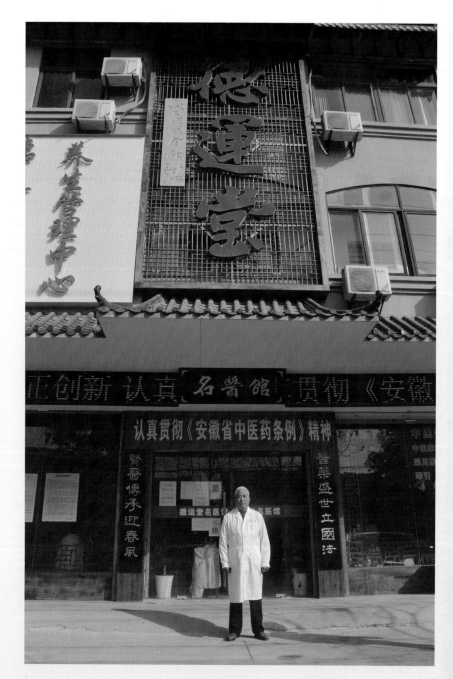

萧县德运堂

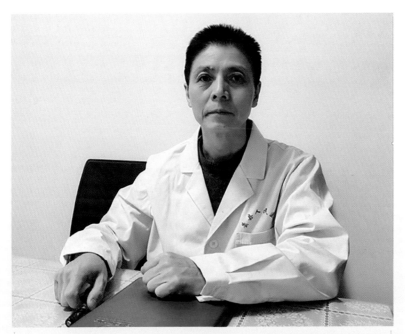

毛伯虎

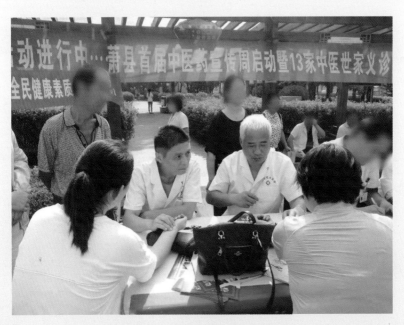

师兄弟同台义诊

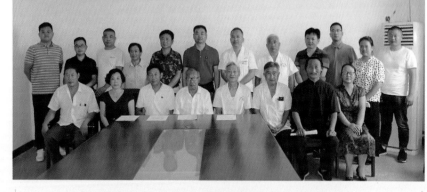

萧县中医药传承创新发展暨首届中医世家座谈会

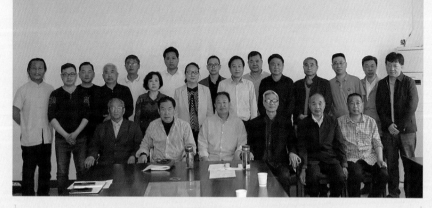

萧县中医药传承发展暨龙城医派传承代表人座谈会

萧县中医世家——毛家传承图

一世　毛振东　　段训祯（神针段六）

父子　　　师徒

二世　　　毛延明（1901—1981）

三世　　　毛忠亭（1931—2014）

　　　　　　　　　师徒

四世　毛伯虎　　马武锦

龙城医派医家丛书总序

　　龙城医派发源于千年古县、全国基层中医药工作先进县——安徽萧县。龙城医派守正创新、源远流长，其传人崇尚学习、注重经典、承古创新、悬壶济世。萧县卫生健康委员会、龙城医派学术研究会有几位长期致力于弘扬乡土文化的热心人，在全县走访，深度发掘中医药文化，传承龙城医派学术精髓，讲好萧县中医药故事，对本县一批卓有成就的老中医的著述进行了整理，计划出版一套"龙城医派医家丛书"。主要负责此事的杜建军先生一再要求我写几句话。本人才疏学浅，只是近来在疫情期间应邀协助做了一点文字的解读与资料整理工作，其间深为杜建军、尤允亚、马武锦等几位先生数年如一日埋头苦干的精神所感动。这也是我不揣浅陋，为本套丛书作序的原因。

　　这段时间，我们日常生活中所遇到的大事之一，就是"抗疫"。若问抗疫期间谁是最可爱的人，毫无疑问，是那些奋战在疫情一线的白衣天使们，他们是真正的英雄，是民族的脊梁！

　　前段时间我在整理资料时发现，在萧县历史上，就曾经有一位因抗疫而捐躯的中医世家子弟，而且还是一位官员，他的名字叫朱儒经。朱儒经生活在清代康熙年间，他生前的职务是上元县（古县名，位于今江苏省南京市区）训导。康熙四十八年（1709年），当地瘟疫大行。因朱儒经出身于中医世家，素通医术，所以上司委任他督率医治。朱儒经对工作非常负责，他带着人，挨门挨户地给百姓治病（沿门调治），不慎在治疗的过程中，受到传染，不治身亡，去世时年仅四十八岁。

无疑，朱儒经是那个时代"最可爱的人"，也是萧县医疗卫生史上值得后辈景仰的楷模。正是因为有了萧县卫生健康委员会组织的这项深入发掘中医药史料的活动，我们才得以在乾隆年间的一部《朱氏家谱》中，发现了他的事迹，可惜仅有寥寥数语。这说明，深入发掘、整理历代名医的生平事迹，是一件很有意义，也很有必要的事。

在发掘和整理史料的过程中，我也体会到了诸多遗憾。古往今来，萧县曾经有过一些成就极高的名医，例如生活在北宋时期的一位名医"张生"，他就有一手治疗痈疽的绝活。宋哲宗元祐三年（1088年），汴京城里一位叫王蘧的官员，背部长了痈疽，先请御医（国医）治了一个月，结果病情越来越重。这时候，王蘧想起了他在徐州任酒监期间结识的萧县名医张生。张生用艾灸，辅以其他药物，治好了王蘧的病。那年夏秋之际，京城患痈疽病的官员共有七位，只有王蘧一个人活了下来。这说明，张生的医术水平不仅超过了御医，而且就治疗痈疽病而言，他的水平在全国范围内恐怕也罕有其匹了。如果张生的药方、医案能够流传到今天，该是多么珍贵！可惜的是，对于其中的奥秘，我们只能从文献中想象了。

还有生活在明末清初的朱自华，他在明代末年做过太医院的院判。这个职务的品级，比专职的御医还要高，御医是正八品，院判是正六品。据《光绪萧县志》和《朱氏家谱》记载，他写过一部四卷本的《医书简要》。但是，这部书的内容是什么，今天的我们，也已经无从得知了。

还有，李莲航，本名李公达，民国时期曾先后担任过湖南和江苏共五个县的县长，五十岁后才专心从医，李莲航即是他从医后改的名字。20世纪70年代，他移居美国旧金山，那时中医在加利福尼亚州尚未合法化。1975年，当时的州长杰里·布朗的一位亲戚生了病，经过许多西医诊治，收效不大。布朗在一次闲谈中对他的好友刘斌谈及此事。刘斌先生热心中医事业，他向布朗州长推荐了李莲航医师，布朗听后半信半疑。后来李莲航亲自为患者把脉、针灸、开中药方，经过一段时间的治疗，患者的病情大获好转。布朗州长喜出望外，因此，他很快签署了中医针灸合法化的法案，使之成为加利福尼亚州的法律，并立即生效。就这样，出生在萧县的李莲航医师，利用手中的一根银针，成功地推动了中医针灸在美国加利福尼亚州的合法化，可谓功莫大焉。然而，遗憾的是，迄今为止，我们还没有搜集到李莲航医师在中医药方面的著作。

还有植物学家董正钧先生。1952年，他在新疆罗布泊考察时，发现了一种此前未见记载的野生植物。董先生根据它的发现地，将其命名为"罗布麻"。1957年，他被调到中国科学院的科研单位担任副研究员，专门从事罗布麻的研究，同时出版了《罗布麻的综合利用》等专著，发表了数十篇论文。其对罗布麻在医药、绿化、纺织、造纸、烟、茶等方面的开发和利用价值，进行了深入探讨，从而被公认为罗布麻研究的奠基者、创始人。然而，遗憾的是，这样一位代表了萧县药物学研究最高水平的专家，时至今日，在家乡，我们既没有见到其事业的继承人，也没发现有哪个机构收藏董先生的学术著作。

这些令人遗憾的事例说明，对本县历史上众多著名医家留给世人的药方、医案的搜集、整理、编印、出版工作，实在是做得越早越好，刻不容缓。

恰逢盛世，萧县卫生健康委员会主任吴征岗领导有方，决策英明，常态化开展中医药传统知识保护，抢救性保护民间中医，发掘龙城医派中医古籍及名医名方，开展医派学术交流活动。这些工作对于继承先贤遗泽、造福子孙后代来说，确实是一件功德无量的事。

江苏省徐州市古籍文献研究会副会长
江苏省徐州云龙书院地方文史研究中心研究员
安徽省萧县政协文化文史与学习委员会副主任

王智科

2022 年 6 月

序　言

盖闻孔圣之所谓爱众亲仁之语，尝谓益于民生甚大者医学之外焉可比之，因此历代仁圣皇王无不重而视之，伏羲神农黄帝创太始天元灵素之册，扁鹊华佗仲景撰中藏伤寒大论。宣倡玄言，铺陈至道！东垣丹溪元素张子和各有侧重，天士鞠通薛雪吴又可伤寒之外又谱写新篇，世代传习，佑国护民，其功益大。

萧县地处中原东侧，人文昌盛六千余载，乃皖北之尼山，临淮之邹鲁，累代不乏名医学人。叹兵燹火炬，坑灰余烟，方志所载岐黄之书所存无几。上溯彭缙、王甚美、朱镶、朱自华、段训祯等龙城医派先贤，下讫中医世家典籍毁于十年浩劫期间者不计其数。幸有武锦马公、名医毛延明再传门人，于余焰之末，抢救若干，累积跟诊临证手札，又有四代传人伯虎毛公所献资料，弥足珍贵。正逢国家倡国学、重中医之时，卫生健康委员会杜股长收集文献、集中整理以备传承抢救之意。因年代久远，墨迹模糊，辨认困难，嘱予诊病之余，整理编次汇成一册，择机付梓。

毛公延明者，萧邑宿医也，字耀南，生于光绪二十七年辛丑，幼读高等小学，继之铜山师范，乃执鞭痒序；后弃教从医，侍诊于其父毛振东，辗转于南京徐淮之间；又随龙城医派先驱段训祯学习针灸，得其子午流注之法真传；民国十九年于徐州创办回春堂。其精于内妇儿诸科，尤擅内妇，举凡肝病、虚劳、崩漏、不孕随手辄效，求诊者每日络绎不绝。后任职县人民医院，历任省政协委员、科普协会主任等职，卒于一九八一年。手著《类症医案》

一书，但大量书稿于流传中损毁，仅有少量遗存，由其传人保存，今编次成书，公之天下，俾有补于寿世之道，则善莫大焉！另有《病广回忆录》一书为毛氏师徒及其后人内部授受之学，向不示人，曾有缘翻阅，确为苦心孤诣之结晶，历久弥新之至论！

纵观该书，洋洋四十余万言，条分缕析，辨证分明。病分七十四种，案聚数百有奇，其用药精到，考虑周全，或排山倒海之巨量，或涓滴细细之毫厘，正是心有猛虎，细嗅蔷薇！精彩处可击节，细致处可精思！要而举之，不乏真知灼见！欲通脉管之炎，竟有当归四两之巨；欲救灼烁之阴，居然熟地黄百克之滂；欲补衰弱之阳，岂吝附子斤余之火；欲扫邪热之氛，又有双花万钧之凉。治胆石之痛，香附郁金六十行气；治阴茎之癌，土茯苓兮足堪重用！疗冯某风温之症，梨汁甘澜有前清之韵；治郭某不寐之疾，黄连阿胶仿仲景之精。更有瘰疬诸案，张景岳遗风犹在；伤食痞满诸方，李东垣诸法兼具。其治则思路分明，缓急先后之制，霸道与王道并用，阳刚与阴柔相参。欲平其肝也，必先滋水以涵木，而后健脾防其传；欲祛其火也，必先补其肺金而生肾水，继则平肝以息其风。欲用熟地黄也，必以肉桂制其阴而化其阳；欲用附子也，必以牡蛎镇其火而归其真。此等用法，既合经典，又和新病，种种新颖，非止一端。每每批阅浏览，如饮醇酒，如赏名花，如跨骏马，如嗅新茗！投之则效如桴鼓，无不覆杯而瘥，是以敢为来者言也！

至若玉伦海公之经方，继洲阎公之外症，华祥王公之骨科等世家传习之学，皆已迤逦百年，华叶第荣，代不乏人，蔚然大观！继以焚膏继晷，夜以继日，逐步披览成书，以告慰龙城医派诸先贤大家之仁心仁术之教、苦心孤诣之心。

二〇二三年癸卯春月

后学尤允亚于徐州管道二公司医院公寓

前　言

俗语云："千方易得，一效难求。"从古至今，治疗疾病的经典书籍，汗牛充栋，历代名方，成千上万，然而学习者能够登其堂而入其室，能把经典及方剂从书本真正有效地应用到临床，其实是一件不容易的事情。这需要从医者具备强大的传统国学思维素养，以及对中医药学经典的领悟和多次观摩经典名方应用实例演示。而本书正是这种连接理论和临床技术操作系统的著作，浓缩了毛延明老中医数十年的临床经验总结和精华医案汇集。

在本书编写过程中，萧县卫生健康委员会中医药管理股杜建军股长给予了巨大的支持，多次协调动员毛延明后人毛伯虎，以及其门人马武锦等提供完整书稿，这是该书得以面世的重要前提。另有毛老遗著《病广回忆录》一书为其家族及门人内部传承之书，未能如愿出版，深表惋惜。在本书的誊录及电子版校对过程中，许秀成副主任医师和尤万章协助做了大量工作，在此谨表谢意。

本书在编写过程中，难免出现错误和纰漏，如有不妥之处，祈请各位高贤及同道不吝赐教，并提出修改意见，以便再版时修订提高。本书所涉及之方药，有超过《药典》建议用量者，有存在一定毒性者，其均为毛老临床经验之总结，为确保绝对安全，读者不可自行使用此类方药，必须在专业执业中医师指导下合理用药，以免发生意外。另，因本书成书年代较早，所载部分药物按照当时法律可用，但现已禁用，如犀角、穿山甲、虎骨、童便、地浆等，请各位读者注意。

编　者

2023 年 4 月 26 日

目　录

一、中 风

（一）病因

古人对本病的论述有很多，其病因概为"风邪中人"。根据唐代孙思邈《备急千金要方》的分类方法，其将中风分为4种：风痹，即类风；风痱，即身无痛、四肢不收；偏枯，即半身不遂；风懿，即昏迷不知人事。后世医家王安道把本病分为真中、类中两类。其中，以风从外来者为真中，风从内动者为类中。但在临床所见，真中较少，类中为多。

（二）辨证治疗

外中风邪，谓之真中；内风卒中，谓之类中。真中必兼见"六经形证"：若无汗恶寒，或有汗恶风，是为太阳中风；若无汗身热，不恶寒，或有汗身热，不恶风，是为阳明中风；若无汗身凉，是为太阴中风；若有汗无热，是为少阴中风；若无此四证，六经混淆，则为少阳、厥阴。类中则先显内热之证候。外风真中，解散风邪为急，次则补养气血；内风卒中，法当息风豁痰以治其标，次则滋养肝肾以治其本。

1. 真中（外风）

症状：猝然倒仆，神志不清，半身不遂，经脉拘急，语言謇涩，口眼㖞斜。病轻则很快能够苏醒，病重则不省人事。

（1）凡兼见六经病证的，当以散风除热、祛邪外出为主，宜小续命汤主之。

小续命汤：防风、桂枝、麻黄、杏仁、川芎、白芍、人参、甘草、黄芩、防己、附子、生姜、大枣。

方解：麻黄、桂枝、防风、防己，发散肌表，祛风逐湿；杏仁、黄芩，宣肺清热；人参、甘草，益气补中；川芎、白芍，养血和营；附子助阳，既增强补益的力量，也增强发表散邪的力量；再加生姜温中散寒。所以凡六经被风邪所中的证候，都可以用本方加减通治。

（2）外无六经形证，内有二便不通，形气皆盛，脉象弦实，当通利三焦，宜三化汤主之。

三化汤：大黄、厚朴、枳实、羌活。

方解：治中风邪气作实，二便不通。

（3）中风后手足不遂，舌强不语，风邪散见，不拘一经病证者，当养血祛风，用大秦艽汤。

组方：秦艽、石膏、羌活、独活、防风、川芎、白芷、黄芩、生地黄、熟地黄、当归、白芍、茯苓、炙甘草、白术（大炒）、细辛。

方解：风邪乘虚而入，散风药又多有辛燥的烈性，所以用生地黄、熟地黄、当归、白芍，养血和血；白术、茯苓、炙甘草，益气补中。而黄芩清上焦之火，石膏散胸中之火，生地黄清下焦之火。于是诸药相合，成了一张既有搜逐各经风邪，又有活血降火作用的方剂。

（4）中风后外邪已解，遗有言语謇涩，半身不遂，未能痊愈者，当以调和营卫，通利经络，宜六君子汤加羌活、秦艽、当归、生地黄、防风、白芍等药。

组方：人参、白术、茯苓、炙甘草、陈皮、半夏、生姜、大枣。

方解：本方药性非常平和，有助阳补气的功能，是治疗阳虚气弱而有湿痰的良方。人参滋胃，大补气血；白术健脾补气；茯苓渗湿以扶脾；甘草和中以养胃；半夏、陈皮可治气虚有痰。

2. 类中（内风）

（1）闭证（实证）。

症状：猝然目瞪口呆，神昏不语，痰涎壅塞，两手握固，牙关紧闭，面赤唇红，气粗息高，或二便闭塞。

脉象：脉来洪大。

治疗：此由肝阳上升奔涌，痰随气逆所致。闭证宜开，当开窍通络，先当急救，可用通关散搐鼻取嚏，并及时针刺水沟、十宣等穴，清其神识，继用苏合香丸灌服。若牙关紧闭不开，用乌梅肉擦牙床，并用至宝丹芳香开窍，继服用羚羊角、全蝎、僵蚕、地龙、钩藤、栀子、牡丹皮、天南星、半夏、陈皮、竹沥、石菖蒲、姜汁等药，以息风化痰。待神识清醒，声出牙开，可用珍珠母、石决明、玳瑁、龟甲、鳖甲、龙骨、牡蛎、贝齿、磁石、朱砂、代赭石、陈皮、半夏、天南星等药，以潜阳镇逆化痰。若肝火炽盛，除用羚羊角之外，还可用龙胆泻肝汤或当归龙荟丸。若痰热内结，可用小承气汤合雪羹汤，或用滚痰丸，泻其热，涤其痰，以通腑气。方用通关散、苏合香丸、至宝丹、龙胆泻肝汤、当归龙荟丸、小承气汤、雪羹汤、滚痰丸。

通关散：天南星、生半夏、皂角、细辛、薄荷，为末吹鼻。

方解：救治突然昏倒、气闭不通的实证。吹药后能得喷嚏可治，无反应者是肺气已绝不可治。

另：天南星、冰片、乌梅肉擦牙开噤，名开关散。

苏合香丸：犀角（现用水牛角代）、沉香、香附、木香、乳香、白术、麝香、冰片、诃子、安息香、苏合香、丁香、荜茇，朱砂为衣。

方解：苏合香、安息香通脏腑而透窍开闭，麝香、冰片辟秽而走窜经络，犀角（现用水牛角代）凉心血解毒，香附理肝，乳香宣肺，木香醒脾，沉香镇肾，荜茇下气化痰，丁香清胃，白术健脾，朱砂镇心安神。于是疾去窍开，秽恶可除，气机舒畅，则神志清醒。尤妙在诃子一味，防止诸香走窜，消散真气，故稍加收涩之味，因而是一个开闭的良方。

至宝丹：犀角（现用水牛角代）、玳瑁、琥珀、雄黄、朱砂、冰片、麝香、牛黄、银箔、安息香。

方解：犀角（现用水牛角代）、玳瑁、牛黄能清热解毒，冰片、麝香、安息香能开窍醒神，朱砂、琥珀、银箔能镇心安神，雄黄能劫痰解毒。本方具有清热解毒，开窍苏神的作用。凡中风、中暑、中恶、小儿惊搐，以及温邪内闭等病，确是属于热性而有痰的突然昏厥，谵语烦躁，不省人事，都可以服用此方，但是高热伤阴，阴液已亏及肝阳上亢的发痉，不可服用。

龙胆泻肝汤：龙胆草（酒炒）、栀子（炒）、黄芩（炒）、柴胡、生地黄（酒炒）、车前子、泽泻、木通、甘草、当归，水煎温服。

方解：龙胆草泻足厥阴肝经之热，柴胡清足少阳胆经之热，黄芩、栀子清肺与三焦之热，泽泻、木通、车前子利小肠、膀胱之湿从小便出，于是湿去热清。因苦寒药合在一起，既易伤脾胃，又化燥伤阴，因此加甘草调和苦寒之性，当归养血补肝。所以对肝胆经有实火湿热而致的胁痛、口苦、耳聋、耳肿、小便色赤不畅、尿道疼痛等症，此方皆可排除。

当归龙荟丸：当归、龙胆草、黄连、黄柏、黄芩、栀子、大黄、芦荟、木香、麝香、青黛、生姜，煎汤服下。

方解：龙胆草、青黛、芦荟，直入肝经而泻火；大黄、黄连、黄柏、黄芩、栀子，通泻上中下三焦之火；并配合木香、麝香类走窜通窍的药物来调气，助诸药清热泻火的力量更加迅速、猛烈；恐苦寒太过，又用当归来和血补肝。因此，本方能攘除肝胆实火。

小承气汤：大黄、厚朴（姜炒）、枳实（麸炒）。

方解：以大黄制亢极之害，祛胃中之实热；佐枳实、厚朴，以宣通气之滞结，除上焦之痞满。此为攻积之良方。由于痞满燥实坚未全者，故以大承气汤除芒硝，欲其无伤下焦之真阴。

雪羹汤：海蜇、荸荠，水煎。

方解：因荸荠甘寒而滑，海蜇味咸，两者都能消积化结，所以本方能除热积，并治肝经热厥，少腹攻冲作痛，有泄热定痛的功效。

礞石滚痰丸：青礞石、焰硝、大黄、黄芩、沉香。

方解：顽固性的老痰壅塞不除，往往易变生多种疾病，或头眩耳鸣，或嗳气吞酸，或四肢筋骨疼痛酸麻，或癫痫惊狂等。这种顽疾非用大小攻泻不可。而青礞石与焰硝同煅后，能攻陈积伏匿的老痰；大黄荡除实积，开下行之路；黄芩凉心肺而清上越之火；沉香条达气机，助诸药攻除积疾。本方的除痰力量极快、极大，所以名"滚痰丸"，但对于不是顽固老痰引起的疾病，却不宜轻易服用，以免损伤正气。

（2）脱证（虚证）。

症状：目合口开，手不握固，汗出如珠，二便失禁，手足逆冷，气息俱微。

脉象：脉伏不见。

治疗：此由元阴告匮，真气不续所致，极为险恶。脱证宜固，当以摄纳真阴，固其元气，而急益阴液、潜镇虚阳法同时并进，可用参附汤急救，以人参、龟甲、鳖甲、龙骨、牡蛎、玳瑁、鸡子黄等药浓煎频频灌入，或可挽救。若肢冷脉伏，或者自汗、头汗如珠如油，则阴亡阳亦随亡，急用大剂参附汤，兼灸其脐下关元、气海等穴，以回阳救脱。若药不能下，可配用局方黑锡丹，坠痰定逆。方用参附汤、黑锡丹。

参附汤：人参、附子（炮）、生姜、大枣，水煎服。

方解：参附汤的功能是补元气、壮肾阳。所以当正气大方，肾中真阳外越，而见自汗服冷、上气喘急等阳气欲脱的危象时，急用本方，有回阳救脱的效果。

黑锡丹：黑锡（去滓净秤）、硫黄（透明者）、胡芦巴、补骨脂、小茴香、沉香、木香、附子（炮）、金铃子、肉桂、肉豆蔻，用淡盐水或枣汤送下。

方解：黑锡甘寒，硫黄大热，两药结成砂子，能护真阴，扶真阳，镇肾中上冲的浮阳；胡芦巴、补骨脂、小茴香、肉豆蔻、附子、肉桂等都是温肾助阳散寒之品；而附子、肉桂和沉香又能引虚阳下行，回入肾中；木香则能调和气机；更加金铃子引药入下焦，并可监制诸药香燥之性。所以，本方对肾虚有寒及虚阳浮越的上实下虚证有效。若治阴火冲逆、真阳暴脱、痰鸣气喘，用人参煎汤送服更好。

3. 其他变化及善后

（1）痰多舌强，语言謇涩，此为痰火阻心脾之路，当祛痰通络，宜涤痰汤。

涤痰汤：半夏（姜制）、胆南星、橘红、枳实、茯苓、人参、萝卜、竹茹、甘草，加生姜同煎。

方解：橘红、半夏、胆南星利气燥湿而化痰；萝卜开窍通心；竹茹清化热痰；枳实破痰利膈；人参、茯苓、甘草补益心脾而泻火，使痰消火降，经络通利。所以服此方后，能够苏醒而言语如常。

（2）舌强不能言语，足痿不能行，此为肾气虚弱，当补下元，宜地黄饮子。如口燥舌红，去肉桂、附子。

地黄饮子：熟地黄、山茱萸、石斛、五味子、麦冬、石菖蒲、远志、茯苓、肉苁蓉、肉桂、炮附子、巴戟天，各等分研成细末，加入少许薄荷，用姜枣同煎温服。

方解：熟地黄以滋养肾阴为主，所以用地黄作为方名；而肉桂、附子、肉苁蓉、巴戟天等可引虚阳返归肾中；麦冬、五味子能补益肺肾的阴液；石斛滋胃阴而平肝；山茱萸温肝而固肾中精气；远志、茯苓、石菖蒲等可养心开窍而通心肾，协调水火，使浮越在上的虚火重归于肾中，肾阴充足后就能滋养肝木了。因此，阴阳平衡，五脏皆安，暗厥风痱等症状自然都可消失。

（3）半身不遂，此为气血不至，当从阴引阳，从右引左，从左引右，使气血贯通。养血温经，宜八珍汤、十全大补汤加减，还可配合回天再造丸。

八珍汤：熟地黄（酒蒸）、当归（酒炒）、川芎、白芍、人参、白术、茯苓、炙甘草，煎服。

方解：本方主治心肺虚损、气血两亏及胃损、饮食不为、精神不振、肢体疲倦、面色萎黄等症，是气血双补的方剂。

十全大补汤：熟地黄、当归、川芎、白芍、人参、白术、茯苓、甘草、黄芪、肉桂，加生姜、大枣同煎温服。

方解：治真阴内陷，虚阳外浮，用黄芪以助阳固表，肉桂以引火归原。

回天再造丸：安息香、人参、蕲蛇、当归、川芎、黄连、羌活、防风、玄参、藿香、白芷、茯苓、麻黄、天麻、川萆薢、片姜黄、甘草、肉桂、白豆蔻、何首乌、琥珀、黄芪、大黄、草豆蔻、雄鼠粪、熟地黄、穿山甲（代）、全蝎、威灵仙、葛根、桑寄生、细辛、赤芍、乌药、青皮、玉竹、僵蚕、乳香、没药、朱砂、骨碎补、香附、天竺黄、制附片、生龟甲、沉香、母丁香、胆南星、红花、犀角（现用水牛角代）、厚朴、地龙、松香、血竭、虎胫骨（代）。

（4）小便失禁，系脾虚下陷，膀胱不约，宜补中益气汤。若肾虚不能收摄，可用地黄饮子。

补中益气汤（李东垣方）：黄芪、炙甘草、人参、白术、当归身、陈皮、升麻、柴胡、生姜、大枣，水煎稍热服。

方解：黄芪补肺气以固表；人参、甘草补脾气，和中焦而清虚热；白术强脾；当归身补血；陈皮理气；升麻、柴胡升腾清阳之气。因此，本方有补中益气、升阳举陷的作用。如果是阳气虚弱的人感受到了外邪，可在本方中加入适当的发表药，从而达到益气解表、扶正祛邪的功效。

（5）中风后，不论虚实闭脱，在后期治疗中，都应以滋营养液膏为主。根据具体情况进行灵活加减，痰多加川贝母，头眩加天麻，四肢麻木加桑寄生，少寐加柏子仁，食少加炒谷芽，耳鸣加磁石等。

滋营养液膏：女贞子、墨旱莲、霜桑叶、黑芝麻、黄甘菊、枸杞子、当归、白芍、地黄、黑大豆、南烛叶、茯神、玉竹、橘红、沙苑子、炙甘草、驴皮胶，白蜜收膏。

（三）医案

1. 类中虚脱

（1）患者：杨某，女，59 岁。

初诊：由外归家，忽然仆倒，不省人事，牙关紧闭，遗尿手撒，汗出如珠，诊其脉，元脉散大。"手撒脾绝，遗尿肾绝"，皆系不治之征象，唯用大剂独参汤或可挽救万一。遂处以人参20g，浓煎，徐徐灌入，急针取水沟、风府。水沟开关解噤，通阳安神；风府搜风疏经。至晚汗减，复又处以人参20g，加附子5g，浓煎，嘱是夜予以服尽。

复诊：症状表现少有起色，身体略能转动，汗止，神志已清，处以补阳还五汤大补气血之剂主之。

针灸：肩髃、曲池，以宣气行血，搜风逐邪。

处方：黄芪40g，人参5g，当归8g，赤芍2g，桃仁3g，红花3g，杜仲4g，茜草5g，木瓜5g，牛膝3g，薏苡仁8g，煎服。

嘱家人按此方日服 2 剂，连服 3 日。

三诊：脉已缓，神志渐爽，右半身不遂，大便干燥，几日来未行，以原方加生地黄8g，继嘱连服4剂。

针灸：环跳、阳陵泉，以理气调血，舒筋利节。

四诊：大便已正常，唯语言謇涩，已能行步，以原方日服1剂，连服10剂。

后以十全大补丸调养，若月余而愈。

（2）患者：方某，男，41岁，住徐州坝子街。

初诊：平素由于房事过度，身体弱甚，因走路远道劳倦，抵家后翌日猝然仆倒，昏迷不知人事已六七日，经过数医疗治，皆未收效，诊其脉微细欲绝，系中风脱证，遂处以六君子汤加减，扶正祛邪。

针灸：百会、涌泉、足三里俱用补法，以通阳安神，补肾益胃，滋养阴精。

处方：高丽参9g，苍术9g，茯苓3g，炙甘草6g，半夏12g，香附9g，天麻9g，木瓜12g，钩藤12g，石菖蒲9g，竹沥1瓶，姜汁1匙。嘱按此方速用3剂。

复诊：神志渐清，能言语，但语言謇涩，而右半身不仁，改用八珍汤加味主之。

针灸：曲池、阳陵泉，以行气通经，舒筋利节。

处方：人参9g，白术（炒）9g，茯苓9g，炙甘草6g，当归身9g，川芎9g，白芍9g，熟地黄15g，石菖蒲6g，天麻9g，钩藤12g，竹沥1匙，姜汁1匙。嘱按此再速服3剂。

三诊：患者已能起坐，右半身能略活动，但全身无力，继处以八珍汤加味，又继服3剂。

后以十全大补丸、健步虎潜丸轮换服用，经调养月余，恢复健康。

2. 类中实闭

患者：徐某，女，33 岁，住徐州市凤凰街。

与丈夫怄气，发生口角。在暴气后，猝然仆倒，不省人事，喉中如拽锯状，两手拘挛，面红耳赤，牙关紧闭。诊其脉，右部绝大无伦，左部沉而无力。此证系肝气内闭证，急取针刺水沟、颊车、合谷 3 穴，俱用轻刺激。针人中开关解噤，通阳安神；合谷升清气，解结开闭，发表托邪。复以开关散吹鼻，继以万氏牛黄丸，徐为灌入。经抢救后，症状好转，遂处以通达肝络、降气疏肝之剂，速服 3 剂而愈。

处方：降香 9g，郁金 9g，当归尾 9g，桃仁 9g，旋覆花 12g，牡丹皮 9g，桂枝 6g，紫苏子 9g，半夏 12g，橘络 9g，水煎服。

3. 类中肝阳

患者：崔某，男，31 岁，住萧县陈中阁村。

初诊：猝然仆地，不省人事，口眼㖞斜，口角流水，半身不遂。诊其脉，浮大而弦，右甚于左。此为肝阳上冲，应镇静安神，兼化痰活血，使气血下行。遂处以安脑汤主之。针刺巨骨开肺降逆气，天柱疏风通窍，然谷益肾振阳，照海滋肾阴而宣气行血。

处方：玳瑁 9g，川牛膝 6g，干地龙 9g，石菖蒲 9g，磁石 24g，豨莶草 9g，莱菔子 6g，紫石英 9g，代赭石 15g，旋覆花 6g，白薇 5g，贝齿 8g，石决明 30g，茺蔚子 5g，陈皮 5g，水煎服。

复诊：上方连服 3 剂后，神志清醒，㖞斜好转，口已不流涎水，脉象略转平，继续针灸取穴按上轮换，复拟加减二陈汤主之。

处方：当归9g，川芎5g，白芍9g，黄芩6g，陈皮5g，云茯苓6g，半夏6g，苍术3g，白芷5g，甘草3g，姜汁（冲服）1匙。用此方连服3剂而愈。

4. 中风失语

（1）患者：房某，女，29岁，住濉溪县。

初诊：因劳作时失慎而跌仆，仆后即舌强不能言语，两足不能行。曾在当地县医院诊治，断为跌伤，予以正骨并投用伤药，治疗无任何收效。诊其脉象，两手尺部沉滑，断为风邪中少阴。肾主腰足，脉挟舌本，致舌强足跛，宜以地黄饮子加减。

针灸：风府、水沟、曲池、阳陵泉、三阴交（补），以舒筋利节，滋阴养血。

处方：肉桂3g，附子6g，熟地黄6g，肉苁蓉9g，茯苓6g，麦冬9g，五味子3g，远志6g，石菖蒲5g，石枣肉6g，巴戟天9g，石斛6g，薄荷3g，大青叶9g，蝉蜕9g，土鳖虫6g。

复诊：服药2剂后，病情好转，感全身轻松。以上方去肉桂、附子，加天冬9g，阿胶9g，照加减方又继服用5剂，诸症消失，唯身弱无力，拟以金匮肾气丸善后调摄收功。

（2）患者：毛某，男，56岁，住萧县邵村。

初诊：1958年秋季，在地锄秋禾时，骤然晕倒，人事不知，抬至家中，右半身不遂，吐词不真，口角流涎，诊其脉浮洪。宜以疏风活血顺气汤主之。针取水沟、风府两穴。补水沟开关解噤，通阳安神；泻风府搜舌本之风，疏三阳之经，以开关利窍。

处方：羌活12g，独活9g，五加皮9g，威灵仙9g，香附12g，当归 12g，贝壳 9g，乳香 9g，没药 9g，甲珠 6g，防风 9g，甘草 6g。

复诊：服药 2 剂，足能屈伸，两手亦能移动。以上方加何首乌 15g，补骨脂 9g。

三诊：加减方又进 3 剂，脉已不浮洪，渐缓。宜上方又加入人参 9g，黄芪 15g，又服用 3 剂。后配大风丸一料服之，未服尽，病得痊愈。

大风丸处方：苍术 150g，木耳 150g，全蝎 45g，川乌 45g，草乌 45g，生杜仲 45g，牛膝 45g，升麻 45g，共为细末，水泛为丸，每服 3 钱，白酒送服，早晚各服 1 次。

5. 中经络

患者：徐某，男，39 岁，住萧县破阁村。

初诊：猝然昏仆，不省人事，先针刺十二井穴出血，继取合谷（泻）、人中（补）。苏醒后，肢体麻木不仁，右半身不遂，言语謇涩，口流涎水，口眼㖞斜。诊其脉，浮紧有力。宜小续命汤加减。

处方：麻黄 9g，桂枝 9g，杏仁 9g，石膏 30g，当归 15g，川芎 6g，甘草 6g，太子参 15g，细辛 1g，水煎。

复诊：连服 5 剂，病情稳定。继用针灸取颊车（泻）、曲池（泻）、足三里（补）3 穴，病右取左。按上方去细辛、杏仁，加黄芪 24g，防风 9g，橘络 9g，又服 2 剂。

三诊：诸症好转，针取足三里、阳陵泉。处方以复诊加减，去麻黄，加杭菊花 9g，配服加料牛黄丸 2 丸。

服 3 日，诸症消失，遗有腰疼、自汗等症，脉象细而无力，遂处方以大补丸调养收功。

6. 风中心脾

患者：刘某，男，29 岁，住萧县欧盘村。

初诊：卒中脉缓，舌强不语，左半身不遂。遂针取风府、哑门、翳风 3 穴，均以平补平泻之法，以开关搜风利窍。宜以资寿解语汤加石菖蒲、僵蚕、土鳖虫。

处方：肉桂心 3g，附子 6g，羌活 6g，防风 6g，羚羊角 3g，酸枣仁 9g，天麻 6g，甘草 5g，石菖蒲 9g，土鳖虫 7 个，僵蚕 6g，竹沥 1 匙，姜汁 1 匙，和服。6 小时服 1 剂，连进 5 剂。

复诊：已能说话，但语言謇涩，半身已有知觉，略能移动。针曲池、三阴交两穴。泻曲池入三阴之分，搜血中之风；三阴交理三阴而滋阴健脾。随用棉籽乳没丸。

处方：棉花籽 120g，乳香 120g，没药 120g，炼蜜为丸，分 10 次服尽。服 2 剂病获痊愈。

7. 中风痰闭

患者：冯某，男，61 岁，住萧县马楼村。

卒中昏仆，喉如拽锯，手握牙紧，四肢厥冷，六脉沉伏。急针取人中、合谷。补人中通窍解噤，泻颊车开关利窍、通阳安神。继针四关，以开关节搜风，行气通经。用沈氏开关散（天南星、乌梅、冰片等分，共为细末）擦上下牙龈，擦用 2 次，口开，遂以加味三生饮主之。

处方：生天南星 6g，生川乌 6g，附子 9g，广木香 15g，人参 30g，白薇 9g。连服 2 剂，诸症消失。

二、感 冒

（一）病因

伤风即外感病，本病多由于平时起居不慎，或四时气候骤变，或脱衣受风、受冷所致。本病为四时通见之病，根据临床情况所见，有兼热、兼湿、兼食积等类型，虽是轻浅病证，因为患者的体质有强弱的不同，故感受病邪亦有深浅的不同。

（二）辨证治疗

1. 轻伤风

症状：鼻塞声重，头痛，微恶风寒，时流鼻涕，发热，咳嗽，喷嚏。

脉象：浮缓或濡滑。

治疗：治宜微辛轻解，可用葱豉汤。若无汗头痛，肢体酸痛，恶寒重者，可用香苏饮。

葱豉汤：鲜葱白、淡豆豉、鲜生姜（去皮）。

方解：淡豆豉与葱白合用，有发汗解表的作用；生姜辛温，可发散风寒。所以，外感风寒初起，而有恶寒发热、头痛无汗等表证时都可服用。

香苏饮：香附（炒）、紫苏叶、陈皮、炙甘草、生姜、葱，煎服。

方解：紫苏叶疏表气而散外寒，香附行里气而清内壅，陈皮兼行表里之气以佐之，甘草和中而解表里，故本方是一个表里两治的方剂。

2. 重伤风

症状：头痛发热，恶风怕冷，鼻塞声重，时流清涕，咳嗽痰多，白滑而稀，或喘息。

舌象：苔薄白或白腻。

脉象：浮滑。

治疗：治宜辛温散邪，可用杏苏散。

杏苏散：杏仁、紫苏叶、半夏、陈皮、前胡、甘草、桔梗、枳壳、茯苓、生姜、大枣。

方解：杏仁泻肺，陈皮、半夏除痰止呕逆，紫苏叶、前胡解表除风寒，茯苓、甘草补中治内伤，枳壳、桔梗理气利胸膈，姜、枣调和营卫。全方表里并治，虚实兼顾。

3. 兼热者

症状：发热，微恶风寒，头痛头胀，有汗不解，咳嗽，咽痛，目赤，甚则恶心，呕吐。

舌象：舌质红，苔白。

脉象：浮数。

治疗：治宜辛凉解表散邪，可用葱豉桔梗汤，或用桑菊饮。

葱豉桔梗汤：葱白、桔梗、炒山栀、淡豆豉、薄荷、连翘、甘草、鲜竹沥。

桑菊饮：桑叶、菊花、连翘、薄荷、甘草、杏仁、桔梗、芦根。

方解：桑叶宣通肺络，清泻风热；菊花清降肺火；杏仁、桔梗理肺气；薄荷疏风热；连翘、芦根清上焦诸热。芦根与桔梗合用还能引药上行。本方是轻清宣泄肺邪之良方。

4. 兼湿者

症状：多在夏秋两季，头痛头晕，发热形寒，鼻塞声重，咳嗽痰多，体倦身痛，胸脘痞闷，小便短赤欠利。

舌象：苔白滑或白腻。

脉象：浮缓或浮濡。

治疗：治宜祛湿解表，可用苏羌达表汤加苍术、半夏、厚朴、桔梗、前胡。

苏羌达表汤：紫苏叶、防风、杏仁、羌活、白芷、陈皮、茯苓皮、生姜。

方解：风药胜湿，表邪解除，气化正常，阳气上升，里面的停湿也能自然下降。

5. 兼有食积者

症状：头痛眩晕，恶寒发热，汗出口渴，咳嗽气逆，嗳气吞酸，恶食，或呕吐，泄泻。

舌象：苔黄腻。

脉象：滑数。

治疗：治宜宣肺疏风，兼佐消导，如六神曲、麦芽、鸡内金、莱菔子、半夏等都可选用。

组方：薄荷、牛蒡子、桔梗、象贝母、前胡、橘红、桑叶。

6. 虚人感冒

症状：素体气弱，年老体衰，咳嗽喘急，咳痰不爽，托送无力，邪不易解。

治疗：凡是虚人感冒，可用参苏饮。阴气素来亏甚，重解表兼顾阴分，可用葳蕤汤。

参苏饮：人参、紫苏叶、葛根、前胡、半夏、茯苓、陈皮、甘草、枳壳、桔梗、木香，加生姜、大枣同煎。

方解：紫苏叶、葛根、前胡解表除风寒，人参、甘草、茯苓补中治内伤，陈皮、半夏除痰止咳逆，枳壳、桔梗理气利胸膈，木香行气破滞，姜枣调和营卫。表里并治，虚实兼顾，本方治疗内伤、外感效果很好。伤风腹泻重用葛根，宜葛根汤。

（三）医案

1. 风伤卫阳

患者：闫某，男，35岁，住萧县毛营村。

恶风，头重，目眩晕，咳嗽频作而且多嚏，鼻流清涕，舌苔薄白，脉浮而紧。治宜辛散之剂，处以加减杏苏散加葱豉汤主之，服1剂微汗而愈。

处方：紫苏叶10g，杏仁10g，桑白皮10g，菊花10g，川芎5g，防风10g，桔梗6g，枳壳6g，淡豆豉12g，生姜5片，葱白2段。

2. 风邪侵营

患者：徐某，女，39岁，住萧县王圩子村。

初诊：患重感冒，头痛恶风，发热无汗，鼻塞声重，流清涕，舌苔薄白，脉两寸浮滑。由于初起失调，寒邪随之侵营，出现鼻衄，若堵塞其鼻孔则血从口中流出，前医用犀角地黄汤，结果血流更甚。拟辛散解表，使从汗解。方拟杏苏散加麻黄。

处方：杏仁 10g，紫苏叶 10g，麻黄 10g，荆芥 10g，蔓荆子 10g，生姜 3 片，大枣 4 枚。

复诊：服药后得汗，衄血已停，唯感头痛眩晕，咳嗽仍作，上方去麻黄，加陈皮 10g，又服 3 剂痊愈。

3. 伤风偏热

患者：刘某，男，21 岁，住萧县毛营。

微恶风寒，发热，头痛目眩，身痛自汗，咳嗽，咽干咽痛，鼻塞声重，流清涕，面红目赤，脉象浮数，舌质微红，苔白，宜辛凉解表而散其邪。处桑菊饮加味，1 剂而愈。

处方：菊花 12g，连翘 10g，桔梗 10g，杏仁 10g，薄荷 10g，荆芥 10g，蔓荆子 10g，豆卷 12g，甘草 5g，桑叶 6g，芦根 1m，煎服。

4. 冒风伤食变证

患者：彭某，男，35 岁，住萧城。

患感冒风邪，用辛平解表剂，服后翌日即来就诊。言及服药后不效，病情反而加重，呼吸迫促，鼻衄如泉，脉两寸独大，沉取滑数。证属风痰壅闭于肺，化火劫络之候。煎服方中无补剂，亦无热药，何以动衄？问患者昨日所食何物，言因来客，饮酒食鸡较多，因鸡、酒关风助火，不关方药，遂拟金沸草汤加减。

处方：金沸草 10g，半夏 10g，茯苓 10g，前胡 12g，葶苈子 10g，杏仁 10g，黄芩炭 15g，栀子炭 10g，藕节 7 个，煎服。

方中金沸草、半夏、茯苓、前胡降气化痰，葶苈子、杏仁降肺气开闭，黄芩、栀子、藕节清热止衄。

按上方服4剂，病愈。

5. 时行寒疫

患者：彭某，女，40岁，住萧城。

偶感头痛畏寒，身热无汗，曾服用西药发汗不效，脉浮紧，舌白而浮，口不渴。春宜暖而反寒，寒气犯之为时行寒疫，拟苏羌饮加六神曲、豆卷，2剂病瘥。

处方：紫苏叶10g，羌活10g，防风10g，陈皮10g，淡豆豉15g，六神曲10g，豆卷10g，生姜3片，葱白2段，煎服，2剂愈。

6. 风湿两感

患者：杨某，女，29岁，住萧城花园。

初诊：患者平素身体虚弱，伴有气滞，偶感风湿，午后寒热往来，全身骨节烦疼，继则遍身浮肿，舌白苔腻，脉象濡数，证属风湿两感。宜两解太阳法治之。

处方：桂枝10g，羌活10g，防风10g，茯苓皮15g，桔梗10g，陈皮10g，厚朴10g，香附10g，郁金10g。

复诊：服上药汗出，寒热已解，浮肿略减，但下肢肿甚，舌苔少退，脉濡数，拟下肿治湿立法，按上方去羌活，加车前子15g，花椒12g，巴戟天10g，嘱服3剂。

三诊：服3剂后，下肢肿见消，继处以调中化湿之剂。

处方：党参12g，白术10g，茯苓10g，炙甘草6g，半夏10g，化橘红20g，广木香5g，砂仁6g，香橼10g，大腹皮25g，生姜5片，大枣5枚。按上方服用5剂痊愈。

三、伤 寒

（一）病因

本病四季皆有，唯霜降以后，春分之前，即立冬后天气严寒，所感而得病者为"正伤寒病"。致其本病原因，多由于露体劳动而着寒，或有脱换衣服而着寒，或有汗出当风而着寒，或有因睡卧傍风而着寒。因此说来，凡伤寒病多从风寒得之。

（二）辨证治疗

1. 太阳病证

太阳主一身之表，邪从外而侵入，所以必先见到"太阳症状"：脉浮，恶寒发热，头项强等。此病多出现于外感病初期，分为表虚与表实不同，病久则易见其他变证。

（1）表虚：恶风，汗出，脉缓，治宜调和营卫，可用桂枝汤主之。

桂枝汤：桂枝、白芍、生姜、甘草、大枣，水煎分 3 次温服。

方解：本方以解肌和营卫为主，用桂枝解肌散风以调整卫阳，白芍敛阴以调和营血，加炙甘草和中益气，生姜散寒止呕，大枣养脾益阴，于是营卫和，风邪除，发热、恶风、自汗等证候也可消除。

（2）表实：恶寒无汗，脉紧，治宜透达表邪，可用麻黄汤主之。

麻黄汤：麻黄、桂枝、杏仁（去皮尖）、炙甘草，水煎分3次服。

方解：麻黄辛温，有发汗散寒作用，是本方主药，所以用它作方名；桂枝也是辛温药，能引营分寒邪，透出肌表，随汗而解；杏仁苦温，有降气平喘和润肺解表作用；炙甘草甘温，可益气和中，还有轻微解表作用。所以4药配合在一起，就能通过发汗祛除在肌表的寒邪。

（3）外有表邪，内有郁热，汗不出，心感烦躁者，治宜发表清热，可用大青龙汤主之。

大青龙汤：麻黄、桂枝、炙甘草、石膏、杏仁（去皮尖）、生姜、大枣，水煎3次温服。

方解：麻黄、桂枝发汗解表，配合杏仁宣肺解表，甘草和中益气，姜枣调和营卫。由于汗不得出，郁热在里，出现发躁症状，所以再加辛甘而寒的石膏，清热解肌而除烦躁。

（4）汗出不透，或延误失治，而邪入太阳之腑。发热，烦渴，小便不利者为蓄水，治宜利水兼以发表，可以用五苓散主之。

五苓散：白术、猪苓、茯苓、泽泻、桂枝（或用肉桂），共研细末，每次服用白饮汤调服方寸匙。

方解：猪苓、茯苓淡渗通膀胱而利水；泽泻泄膀胱之水，使小便通利，因之传入膀胱的邪热可以从小便排出；再加白术健脾燥湿，使脾强而能制水；桂枝解通阳气，既除表邪，又助诸药利水，行小便。若用肉桂就增强了膀胱的气化功能，使小便通畅，而引导水湿从下窍出。因此，本方有利小便、除水湿、清暑气、清热解烦渴作用，是行水利湿的主要方剂。

（5）若小便自利，少腹满急，如狂发狂者为蓄血，治宜行瘀逐血，可用大承气汤主之。

大承气汤：大黄（酒洗）、芒硝、厚朴、枳实，水煎2次温服。若服1次就有了大便，第2次的药就停止服用。

方解：用咸寒以芒硝润燥软坚；配合苦寒酒大黄，泄食滞，清结热；再加枳实、厚朴，下气破结而除痞满。于是就能下胃腑、三焦的实热，救护已伤的阴液。关于急下救阴是大承气汤主要作用。

（6）若表证未除，误用下法，出现由心下至少腹硬满而痛、手不可近、脉迟等症，为大陷胸汤主之。

大陷胸汤：大黄、芒硝、甘遂。大黄、芒硝取汁，用一半药汁加甘遂末温服得大便快利，止后服。

方解：表邪入里，结于高位，以致三焦俱实，手不可近，证为危急。故用大黄、芒硝苦寒之品，以软坚荡涤，兼以甘遂苦寒行水，3药至峻而有起死之功。其作汤亦有作丸者，取其宜下迅速，过而不留，使水饮秽浊，荡涤无余，而不致久延伤人。

（7）若结只在心下，按之即痛，脉浮滑者，为小结胸，治宜逐痰通结，可用小陷胸汤主之。

小陷胸汤：黄连、半夏、瓜蒌，水煎分3次温服。

方解：黄连泄心下的结热，半夏散因热而结的痰饮，瓜蒌涤除心下结痰，于是热除痰去，结胸自愈。

2. 少阳病证

病邪已离太阳，尚未入于阳明里证，处于表里之间，为少阳证。

症状：口苦，咽干，目眩，寒热往来，胸胁苦闷，心烦喜呕，脉弦细。

治疗：治宜和解少阳，可用小柴胡汤主之。

小柴胡汤：柴胡、半夏、人参、甘草、黄芩、生姜、大枣，水煎去渣再煎，分3次温服。

方解：柴胡升阳达表，黄芩退热清里，半夏散逆降气，使少阳胆腑清净。人身十二经皆取决于胆，胆腑清净，诸邪在半表半里者都因此而解，所来之邪，无论从表从里都不得复入。更用人参、甘草补气和中；生姜、大枣调和营卫，以善其后。凡病之不可发汗、攻里涌吐者，小柴胡汤皆可应用之。因本病介于表里之间，本经亦兼有表证或里证。

（1）兼有表证：可兼用汗法，可用柴胡桂枝汤主之。

柴胡桂枝汤：柴胡、桂枝、黄芩、人参、甘草、半夏、白芍、大枣、生姜。

方解：本证是少阳与太阳同病，故合柴胡桂枝汤二方，以两解少阳、太阳之邪。因其症状较轻，故方药用量亦各取其半。

（2）兼有里证：可兼用下法，可用大柴胡汤主之。

大柴胡汤：柴胡、枳实（炙）、生姜、黄芩、白芍、大黄、半夏、大枣，水煎服。

方解：本方用柴胡以解表，大黄、枳实以攻里，白芍安脾以敛阴，黄芩退热解渴，半夏和胃止呕。生姜、半夏辛散，而枣甘缓，以调营卫，而行津液，此表里交治下剂之缓者。

3. 阳明病证

太阳表邪，不能解除，病热势向里发展，使热邪逐渐亢盛，结于肠胃，病邪传入阳明，变成阳明经病或腑病。

（1）阳明经证。

症状：身热，汗自出，不恶寒，但恶热，口渴引饮。

脉象：洪大。

治疗：此为阳明经证，治宜清阳明之热，可用白虎汤主之。

白虎汤：石膏、知母、甘草、粳米，水煎服。

方解：石膏大寒与知母相配，清肺胃实热；甘草、粳米益气和胃，与石膏、知母相合，又有生津的作用。因此，对于身大热而不恶寒，大汗出，烦躁口渴而能饮水，舌上有黄苔，脉象洪大有力而数的阳明热证，有良好的疗效。

（2）阳明腑证。

症状：腹满，便闭，潮热，谵语。

脉象：脉实。

治疗：此为阳明腑证，此时肠中已有燥粪结聚，治宜泻下剂，可用调胃承气汤主之。

调胃承气汤：大黄、芒硝、甘草，水煎1次服。

方解：大黄除热荡实，芒硝润燥软坚，两物下行甚速；而用甘草，甘平以缓之，不至于伤胃，故谓之调胃承气汤，去枳实、厚朴不致犯上焦之气分。

4. 太阴病证

太阴病证是脾胃虚寒证。它和阳明病证虽然同属中土的疾患，都有腹满等胃肠症状，但是一阴一阳，一虚一实，其性质完全相反。

症状：腹满而呕，食不下，自利益甚，时腹自痛，口不渴。

脉象：脉缓而弱。

治疗：治宜温中祛寒，可用理中汤或四逆汤。

理中汤：炒白术、人参、干姜、甘草（炙）。

方解：人参补气益脾，白术健脾燥湿，甘草和中补脾，干姜温胃散寒，所以合起来能够治疗由于脾胃被寒邪所伤，发生呕吐，大便下利，腹痛，口不渴等中焦阴虚寒盛的证候。

四逆汤：附子（生）、干姜、甘草（炙）。

方解：寒邪在里，应当用甘热药治疗，所以用干姜、附子的大辛大热来伸发阳气，又可防大热上攒。故本方对阴寒厥逆，身疼腹痛，下利清谷，恶寒口不渴，以及太阳伤寒，头痛，发热，身疼，而脉反沉的证候都有良效。

（1）若腹满痛，复时减，亦见发热、头痛等表证，此为表未和而里已满，治宜和营救里，可用桂枝加白芍汤主之。

桂枝加白芍汤：桂枝、白芍、甘草、大枣、生姜。

方解：桂枝加芍药汤即桂枝汤加白芍，用桂枝汤以解表邪，芍药以和脾而治腹满时痛。

（2）若腹满，大便坚实而痛，兼有阳明实证，治宜表里双解，可用桂枝加大黄汤主之。

桂枝加大黄汤：桂枝、大黄、白芍、生姜、甘草、大枣。

方解：桂枝加大黄汤即在桂枝加芍药汤基础上又加大黄。本证的大实痛，是肠中有实邪，所以更加大黄以疏通里实，此为后世温下法之滥觞。

5. 少阴病证

少阴病证是心肾阳气不足所呈现的全身虚寒证。症状表现：脉微细，但欲寐，恶寒身倦，四肢厥冷，下利清谷。本病有寒化与热化两种，同时还可兼有表证。

（1）从寒化者。

症状：四肢厥冷，上吐下利，小便清白。

舌象：舌胖嫩。

脉象：脉微欲绝。

治疗：治宜扶助阳气为急务，使其回阳救逆，可用四逆汤主之。

四逆汤：方见太阴病。

（2）从热化者。

症状：下利，口渴，心烦不得卧。

治疗：治宜清热救阴为要，以育阴清热，可用黄连阿胶汤主之。

黄连阿胶汤：黄连、阿胶、黄芩、白芍、鸡子黄。先用水煎黄连、黄芩、白芍3味取汁，再入阿胶烊化和匀，稍冷后再与鸡子黄搅合，分3次温服。

方解：黄连、黄芩直折心火，白芍、阿胶滋阴养血，鸡子黄补心中之血，血足则神安能眠，所以有清热除烦、滋阴安神的功效。

（3）若少阴证还兼有表证。

症状：身热无汗，神倦欲寐。

脉象：沉而细。

治疗：治宜温经发汗，可用麻黄附子细辛汤主之。

麻黄附子细辛汤：麻黄、细辛、炮附子，水煎温服。

方解：用麻黄发散太阳之表寒，细辛散少阴的里寒，再加炮附子助阳温肾，以通散表里之寒。这种发表和温经并用的方法，可以相得益彰，故本方是治疗少阴病而有表证发热的良方。

6. 厥阴病证

厥阴经是三阴经中最末一经，是邪正抗争的最后阶段，此时正气不支，阴阳调节紊乱，因此症状亦表现为寒热错综复杂。

症状：消渴，气上冲心，心中疼热，饥而不欲食，食则吐蛔。

治疗：寒热并用，治宜安蛔。

因为本病正邪消长，是阴阳转化的机转，故还有一种"寒""热"交替的证候。

（1）寒厥。

症状：手足厥冷。

脉象：脉微欲绝。

治疗：治宜温经通脉，可用当归四逆汤主之。

当归四逆汤：当归、桂枝、白芍、细辛、炙甘草、木通、大枣，水煎分3次温服。

方解：桂枝、细辛散表里之寒邪，温通经脉；当归、白芍补血养营；再加甘草、大枣以温益脾气；木通通利血脉关节。于是手足温和，脉也复常。

（2）热厥。

症状：脉实而厥，泄利下重。

治疗：治宜宣通阳气，可用四逆散主之。

四逆散：柴胡、白芍、枳实、甘草，以上各等分为细末。

　　方解：用枳实泄结热，甘草调逆气，柴胡散阳邪，白芍收元阴，用苦寒之药以和解之，则阳气即可散布于四末。

　　若口渴引饮，脉滑而厥者，治宜清泻实热，可用白虎汤主之。白虎汤见阳明病证。

四、风温

（一）病因

《伤寒论》中云，"太阳病，发热而渴，不恶寒者，为温病。若发汗已，身灼热者，名风温"。叶天士《三时伏气外感篇》曰："风温者，春月受风，其气已温。"张仲景所论之风温，主要是由温病误发其汗而成，属于温病中的一种坏病。叶天士所论之风温，是指外感风温，是常见的一种疾病。因此，两者所论有所不同。

本病发生之主要原因：春月阳气升发开泄，或春天时晴燥，其气温暖。人在此环境之中，或因劳动发汗过多，使肌肤空疏，失于调摄；或为素禀阴气不足，腠理失于致密，阴气随之泄越；或是肺气失于清化，因而感受其气。所以感受温暖之气，触而即发者，名为风温。

（二）辨证治疗

1. 初起表证

症状：风温初起，身热，恶风，头痛，咳嗽，口渴。

舌象：苔薄黄。

脉象：浮数。

治疗：此为风邪在表，治宜辛凉解表，可用葱豉汤加味，或用薄荷、牛蒡子、杏仁、桔梗、荆芥、象贝母、前胡、桑叶之类。

2. 邪热壅塞肺经

症状：壮热无汗，咳嗽气粗而喘。

舌象：苔白或黄。

脉象：浮滑而数。

治疗：此为邪热壅塞肺经，使肺气不能宣泄，治宜宣肺泄热，可用麻杏石甘汤加味，还可以加入薄荷、牛蒡子、马兜铃、白前等药。

麻杏石甘汤：生麻黄、杏仁、生石膏、生甘草。

方解：杏仁利肺气以定喘，麻黄解肌表以解热，兼以石膏清之，甘草和之。故无汗而表闭者，可因麻黄而得其汗；内热而自汗者，可用石膏而止其汗。伤寒化热之后，其邪尚未脱离肺者，可以此方清解之；风温伏邪诸证，其邪蕴于肺者，可以此方疏散之。

3. 痰热阻肺

症状：表邪已解，但热不寒，咳嗽气喘，喉中有痰声，口渴。

舌象：苔白腻。

脉象：滑数。

治疗：此为痰热阻肺，使肺气不能下降，治宜泻肺定喘，化痰清热，可用葶苈大枣泻肺汤合千金苇茎汤，再加入枇杷叶、牛蒡子、橘红、白前、滑石、桑白皮、莱菔子之类。

葶苈大枣泻肺汤：葶苈子、大枣，水煎去枣服。

方解：主要作用在于葶苈子以苦寒泻肺逐痰，痰去自然气平喘止。本方对肺痈支饮，喘促不能睡卧病证有效，若肺痈已经成脓者不可服用。

千金苇茎汤：苇茎（切）、薏苡仁、瓜瓣、桃仁，先用水煮，苇茎取汁，再次入药煎，去渣，分2次服。

方解：苇茎入肺，清热利水，除烦解渴；薏苡仁清热除湿而补肺；瓜瓣润燥清热，除肺中痰沫脓血；桃仁润肺滑肠，而逐瘀滞。所以肺痈已成，脓还未成之时，服本方有清肺凉血，生津润燥而滑痰之效。

4. 热在肺胃

症状：身热咳嗽，自汗，口渴，胸闷。

舌象：苔微黄。

脉象：数。

治疗：病在肺胃，治宜清里泄热，可用川贝母、连翘、桑白皮、牛蒡子、陈皮、淡竹叶之类。若是舌苔黄而干，去桑白皮、陈皮，加瓜蒌、黄芩以清热和阴。若是身热咳嗽，口渴不利，谵语，胸痞，舌苔黄，脉象数，则此时为温邪由肺胃下注于大肠，治宜清泻温邪，可用金银花、知母、桑叶、杏仁、天花粉、旋覆花、黄连、黄芩、瓜蒌之类。

5. 肝风内动

症状：身热咳嗽，口渴神迷，手足瘛疭，状如惊痫。

脉象：弦数。

治疗：此为热劫津液，肝风内动，治宜清热息风，可用羚角钩藤汤。热甚，神志昏迷，可用紫雪丹。

羚角钩藤汤：羚羊角、川贝母、鲜地黄、钩藤、桑叶、菊花、茯神、白芍、生甘草、竹茹，竹茹、羚羊角先煎代水。

紫雪丹：黄金、磁石、寒水石、石膏、犀角（现用水牛角代）、羚羊角、青木香、沉香、玄参、升麻、丁香、甘草、朴硝、硝石、麝香、朱砂。

方解：石膏、寒水石、硝石泻诸经实火；磁石、玄参补益肾阴；犀角（现用水牛角代）、羚羊角清心凉肝以息痉；朱砂、黄金镇心安神；升麻、甘草清热解毒；丁香、沉香、木香温胃调气；朴硝泻结泄热；麝香透关通窍。诸药相合，具有安神开窍，泻火散结，解毒息风的作用，所以实热发狂者宜服。因本方药力较猛，必须体气强壮，确是实火温热的证候才可使用。

6. 热邪内蕴，走窜心包

症状：热渴烦闷，昏聩不知人事，不语如尸厥。

脉象：数。

治疗：此为热邪内蕴，走窜心包络，治宜清热通络。可用犀角（现用水牛角代）、连翘、远志、鲜石菖蒲、川贝母、麦冬、天竺黄及至宝丹之类。

至宝丹：犀角（现用水牛角代）、玳瑁、琥珀、雄黄、朱砂、冰片、麝香、牛黄、金箔、银箔、安息香。

方解：犀角（现用水牛角代）、玳瑁、牛黄能清热解毒，冰片、麝香、安息香能开窍醒神，朱砂、琥珀、金箔、银箔能镇心安神，雄黄能劫痰解毒。本方具有清热解毒，开窍苏神的作用。

凡中风、中暑、中恶、小儿惊搐，以及温邪内闭等病，确是属于热性而有痰的突然昏厥，谵语烦躁，不省人事，都可以服用此方，但是高热伤阴，阴液已亏及肝阳上亢的发痉，不可服用。

7. 热邪内迫阳明

症状：身热自汗，面赤神迷，身重难以转侧，多睡，鼻息鼻鼾，语言难出。

脉象：数。

治疗：此为热邪内迫阳明，精液劫夺，致使神机不运，治宜泄热救津，可用竹叶石膏汤加百合、竹沥等药物。

竹叶石膏汤：淡竹叶、石膏、半夏、人参、甘草、麦冬、粳米，加生姜煎。

方解：淡竹叶、石膏以散余热；人参、甘草、麦冬、粳米益肺安胃，补虚生津；半夏豁痰止呕。本方可祛热而不损其真，导逆而能益其气。

8. 热毒深入阳明营分

症状：身大汗，口大渴，目赤唇肿，气粗烦躁，痰咳，甚则神昏谵语，下利黄水。

舌象：舌绛，齿板。

治疗：此为风温热毒深入阳明营分，此证最为危险。治宜清营解毒，可用犀角（现用水牛角代）、连翘、玄参、牡丹皮、赤芍、麦冬、紫草、人中黄、川贝母。若神昏谵语可用紫雪丹，以利窍通神。

9. 风毒上壅阳络

症状：身热咳嗽，口渴胸痞，头目胀大，面发疱疮。

治疗：此为风毒上壅阳络，治宜清热解毒，可用荆芥、薄荷、金银花、连翘、牛蒡子、玄参、马勃、青黛等药物。

外用：如意金黄散用蜂蜜调膏外敷。

如意金黄散：天南星、陈皮、苍术、黄柏、姜黄、甘草、白芷、天花粉、厚朴、大黄。

10. 风邪夹温而从热化

症状：热不退，咳嗽唇肿，口渴，胸闷，不知饥，身发白疹如寒栗状，自汗。

脉象：数。

治疗：此为风邪夹温而从热化，治宜凉解之法，可用滑石、通草、连翘、陈皮、牛蒡子、芦根之类。

风温治疗总则：风为阳气，温亦为阳气，所以最容易化热伤阴。

风温治疗方法：应以辛凉达表为主。本病初期，往往服 1 ~ 2 剂即可迎刃而解。变证蜂起，造成不良后果，急者则变为痉厥，缓者则变为虚劳，因此必须谨慎。顺传阳明气分或逆传心包，均是渐次入内。症状已表现，虽然是频率严重，但是必须妥善谨守卫气营血之病机，随证施治，灵活加以运用。

（三）医案

1. 春温误治

患者：冯某，男，30 岁，住杏园村。

患者因事外出，忽途中遇风雨，感风寒后抵其家，即发其病。病初起头痛恶风，体重身痛，经当地公社医院服解表药后，头痛及恶风之表证皆去，但体重身痛未除，后来县医院经中医治疗，误认系虚所致，投补中益气汤治疗，服后即发热，身痛更甚，并添腹满，继复改用下法，腹满不减，后又添呃逆，使病势逐渐加剧。

初诊：面色枯垢，腹中胀满，小便短赤，呃逆频作，神气欲脱，目瞪口开，肌肉瘈动，脉濡而数，舌绛无苔。此证原系春温，由于误补于前，又误下于后，以致使气分痹郁，胃阴被其所劫，温邪乘其深入，使正气不支。治宜上宣清阳，中滋胃液，拟宣痹汤加减。

处方：梨汁 150mL，柿蒂 7 个，竹茹 20g，郁金 6g，枇杷叶 10g，射干 6g，淡豆豉 6g，通草 5g，以甘澜水 2 盅煎 1 盅冲梨汁，分 3 次服。

复诊：上药煎服后，呃逆减轻，复转咳嗽痰黏，体重身痛未解，仍按上方医之。继服 2 剂，并多饮梨汁。

三诊：呃逆已除，咳嗽减轻，但体重身痛不减，遂拟增液益胃加减主之。嘱按此方服用 3 剂。

处方：生地黄 15g，玄参 15g，麦冬 18g，甜杏仁 10g，五味子 5g，沙参 12g，玉竹 20g，金银花 10g，木斗（石斛）10g，川贝母 10g，梨汁 100mL，用水 4 碗，煎取 2 碗，兑梨汁分 3 次服。

四诊：上方服 3 剂后，突然人事不知，汗出肢冷，口唇发绀，脉象仍静而有神。此为颤汗，由于先因误补，使邪气郁于营卫，继又误下，致使胃阴遭劫。经对症治疗后，使正气逐渐得复，此时邪正相争之势，嘱家属勿惧，汗出即解。当夜患者大吐，大汗淋漓，继即全身转温，热退神清，继处以清胃养阴以善其后。

2. 风温伤营

患者：朱某，男，29 岁。

初诊：患者初发病时，恶寒发热，咳嗽痰多而黏黄，每咳时胸胁作痛，烦躁口渴，颧红齿垢，气粗息高，痰中带血，如铁锈色，舌苔黄厚，脉洪数有力。曾在当地以桑菊饮 1 剂无效。此证为风邪灼热肺胃，窜营所致。治宜宣肺泄热。拟麻杏石甘汤合千金苇茎汤主之。

处方：麻黄 6g，生石膏 45g，杏仁 10g，甘草 6g，桑白皮 15g，沙参 12g，桃仁 10g，薏苡仁 15g，冬瓜仁 15g，葶苈子 6g，苇茎 1m。

复诊：服上药 2 剂后痰血已止，脉平，尚有轻度咳嗽，拟清肃肺气。

处方：沙参 15g，玉竹 20g，川贝母 10g，冬瓜仁 15g，麦冬 12g，薏苡仁 15g，继服 2 剂痊愈。

3. 风温发疹

患者：武某，女，17 岁。

初诊：发病于初春，初起恶寒发热，伴有头痛身痛，胸烦，不思饮食，继而不恶寒，午后热甚，舌苔薄白，脉浮数，右大于左，拟辛凉平剂银翘散主之。

处方：金银花 30g，连翘 30g，桔梗 20g，牛蒡子 20g，薄荷 20g，淡竹叶 12g，荆芥 12g，甘草 12g，淡豆豉 15g，芦根 1m，水煎分 3 次服。

复诊：服药后翌日，即发现全身如粟米粒状之红色痧子，午后高热，神昏谵语，口渴，拟上方合化斑汤重剂，兼用至宝丹。

处方：金银花 30g，连翘 30g，桔梗 15g，牛蒡子 15g，薄荷 12g，淡竹叶 10g，荆芥 10g，犀角（现用水牛角代）6g，淡豆豉 12g，玄参 12g，石膏 45g，知母 12g，甘草 10g，粳米 20g，煎后分 3 次服。

三诊：服 2 剂，神清气爽，热退，症转咳嗽，下利黄水，日便数十次，此乃肺移热于大肠之故。改用清肺润肠之剂，连服 3 剂而愈。

处方：川贝母 10g，瓜蒌仁 12g，杏仁 10g，桑白皮 10g，马兜铃 10g，火麻仁 10g，当归 12g，郁李仁 10g，知母 10g，黄芩 10g，水煎服。

4. 风温内陷

患者：杨某，男，61 岁。

初诊：初发病时，恶寒发热，头痛，继则神昏谵语，项强，咽痛，肌肤热，舌苔垢浊，脉细数。此证为风邪乘肺内陷，蒙蔽清阳，拟辛凉平剂合芳香透邪法。

处方：金银花 12g，连翘 12g，牛蒡子 6g，射干 6g，桔梗 6g，薄荷 6g，淡竹叶 10g，荆芥 6g，淡豆豉 10g，芦根 1m，紫雪丹（冲服）2g。

复诊：服 2 剂症状减轻，有咽痛尿赤，遂拟清咽利膈剂。

处方：玄参 15g，黄芩 10g，薄荷 5g，金银花 10g，马勃 10g，僵蚕 10g，牛蒡子 6g，连翘 10g，板蓝根 15g，佩兰 10g，碧玉散 15g。按上方服 2 剂症消病除。

针灸：针刺少商、商阳、合谷，出血。

5. 风温吐血

患者：张某，男，17 岁。

初诊：病初起恶寒发热，午后更甚，头身疼痛，脉浮数，脉来六至，右大于左，苔白舌质赤，拟辛凉解表剂主之。服后寒退，热仍不解，夜间即吐鲜血数口，热亦随之升高，并有呓语，遂拟犀角地黄汤加味主之。

处方：犀角（现用水牛角代）10g，生地黄30g，白芍15g，牡丹皮10g，金银花12g，石斛12g，知母15g，石膏60g，煎服。

针灸：合谷、复溜。

复诊：服药2剂，热下降，吐血止，脉来五至，仍原方加黄连、黄芩煎服。

针灸：合谷、复溜。

三诊：脉平热止，诸症消失，但纳差，继拟增液益胃之剂，连服3剂病愈。

处方：沙参15g，玉竹18g，山药15g，生地黄12g，玄参12g，石斛12g，白扁豆15g，煎服。

6. 热入血室

患者：葛某，女，18岁。

初诊：病初起头痛发热，恶寒身痛。病时正值经期，服用解表剂后，汗出、恶寒、头痛均解。忽转高热上升，入夜谵语狂言，继则昼夜不停，现临床表现为目直天吊，唇裂，舌绛无津，脉沉伏，忽有忽无，病情十分危重。依据上情，断为热入血室，久闭防脱。遂针取人中、期门、三阴交（只用补法），经过3个多小时针灸，患者苏醒，仍语狂不休。复针取百会、涌泉，以补上泻下之法。拟玉女煎合桃仁四物汤立服之。

复诊：服药2剂后，热退，谵语亦止，已神清识人，继以护阴和阳，清凉荡然，连服3剂，热退经通，病愈。

处方：太子参 15g，连翘 10g，石膏 30g，犀角（现用水牛角代）6g，知母 10g，生地黄 12g，白芍 12g，甘草 6g，粳米 30g，煎服。

7. 春温过汗变证

患者：卢某，女，35 岁，住芦庄。

患春温时病，因公社医生以伤寒误投荆芥、防风、羌活、独活等药物，服药 1 剂，得汗，恶寒身热消，进 1 剂后，则身热如火，大汗大渴，饮冷，神昏时抽搐，脉弦滑有力，舌苔黄燥无津。诊断为春温病，当以邪入心包，肝风内动治之。拟祛热宣痰法加钩藤、羚羊角，服 1 剂。抽搐止，神识清，唯津液未复，唇舌尚燥，仍按原方加沙参 15g，生地黄 15g，连进 2 剂，诸症得安。

处方：羚羊角 3g，犀角（现用水牛角代）6g，川贝母 10g，连翘 10g，钩藤 12g，沙参 15g，生地黄 15g，石菖蒲 10g，煎服。

本病初起时本宜发汗，解其表寒，以从汗解，继服原方，由于过汗之故，遂化为燥，又加苦寒，过其邪热，以致诸变证丛生。

8. 阳明热结

患者：刘某，男，27 岁。

患温热病，神识不清，耳聋，两目直视，气促似喘，大便燥结，小便失禁，脉象模糊，似有似无。凡热现神昏谵语等症，其原因不是邪陷心包，就是阳明热结。叶天士《温热论》曰："温邪上受，首先犯肺，逆传心包。"温病久不解，必成里结，里结何在？阳明与胃肠也。遂投以大承气汤主之，急下阳明热结。服后下燥粪 10 多枚，一切症状亦随之消失。继以人参白虎汤善后。

此证由于初起治疗不当，久则致成里结阳明实证，所以神昏谵语，日益一日。

9. 邪热犯肺传胃

患者：石某，男，26岁。

患温热病，缠绵数日，病势日渐加剧，神昏不语，时见抽搐，小便短赤，大便闭结。此病系邪热犯肺传胃，其邪不得外解，而逆传心包，致成昏厥，遂拟清营退热，兼护心包。

处方：生地黄15g，犀角（现用水牛角代）6g，连翘10g，麦冬10g，鲜石菖蒲10g，远志10g，川贝母10g，牡丹皮10g，兼服安宫牛黄丸。服2剂，诸症均减，继以甘寒复阴之药，以收全功。

本例兼用针刺阳陵泉、丰隆两穴，以泄热通便。另以三棱针刺十二井穴出血。

五、暑 病

（一）病因

此病系在夏至以后，立秋之前，感受暑热之气，故发而为病。内因：由于饥饱劳倦，元气匮乏，不足以御天令火热之气。外因：烈日当空，长途跋涉汗出，腠理失于致密，暑热乘隙而暴感所致。根据临床分类：夏季时令所致之热病名为暑温；在烈日下劳作或劳倦奔走于烈日之下，突然昏倒名为中暑；触受暑令秽浊之气，感之者名为暑秽。另外，还有一些由于其他原因引起的病变。

（二）辨证治疗

1. 暑温

症状：发自阳明，头痛壮热，烦渴多汗。

脉象：洪大而数。

治疗：治宜清暑涤热，可用白虎汤主之。脉虚者可加人参。

白虎汤：石膏、知母、炙甘草、粳米，水煎温服。如果见到伤阴现象，本方加人参。

方解：石膏大寒，与知母相合，清肺胃实热。甘草、粳米益气养胃，与石膏、知母相合，有生津作用。因此，本方对阳明热证有良好疗效。

2. 中暑

症状：在烈日下行走或劳作时忽然晕倒，昏不知人，身热汗微，气喘不语，牙关紧闭。

脉象：洪濡或滑数。

治疗：治宜清暑开闭，可用大剂六一散煎汤送服行军散，待清醒后，再以白虎汤或竹叶石膏汤，按其虚实，灵活调治。

六一散：滑石、甘草，研细末，和蜜少许，冷水或饮灯心汤调服。

方解：滑石能解肌清热，滑窍行水利湿，所以能统治表里上下三焦，再加甘草泻火和中，于是本方就成了一个治疗因暑热引起的发热口渴，烦躁，小便不畅，大便泻痢等症的良方。

行军散：牛黄、麝香、珍珠、冰片、硼砂、雄黄、火硝、飞金，各研细末。

方解：以麝香、冰片芳香宣窍，以牛黄、珍珠、雄黄、硼砂解毒清热，飞金重以镇之，火硝热以温之。

竹叶石膏汤：淡竹叶、石膏、半夏、麦冬、人参、炙甘草、粳米，水煎温服。

方解：见风温。

（1）暑伤肺卫。

症状：初起身热头胀，脘闷呛咳。

治疗：此为暑伤肺卫，宜宣清上焦，可用杏仁、滑石、薄荷、白豆蔻、通草、荷叶、丝瓜络。

（2）暑伤气分。

症状：呕恶烦渴，咳嗽气喘，二便不爽。

脉象：脉数右大。

舌象：舌白边红。

治疗：治宜宣清解暑，可用杏仁、石膏、半夏、厚朴、淡豆豉、郁金、栀子、竹茹之类。

（3）肺气郁闭。

症状：胸中烦闷。

治疗：此为邪热内迫，使肺气郁闭所致，治宜宣清，可用栀豉汤加枳实、郁金、杏仁、半夏、白豆蔻、滑石、姜皮、黄芩之类。

栀豉汤：栀子、淡豆豉，水煎分2次服。

方解：烦为热盛，栀子苦能通泄，寒能胜热，故以为君；淡豆豉具有和胃解表之功，化浊开郁之力，合栀子之苦寒，能使胃中之浊滞上吐于口，故以为臣。一吐而心腹得舒，表里之烦悉解，急除胃中之热，不致胃家之实，故本方为阳明解表之圣剂。

（4）热气伤肺。

症状：身热，咳嗽而喘。

治疗：此为暑风热气伤肺，治宜清理上焦，可用桑叶、杏仁、连翘、石膏、淡竹叶、橘红、瓜蒌皮、川贝母、芦根、西瓜翠衣等。如喉痛，加射干、牛蒡子；如小便不利，加六一散；如头胀，加鲜荷叶。

3. 暑秽

病因：因夏令吸入暑湿秽浊之气。

症状：寒热脘闷，头痛而胀，肤热有汗，闷乱烦躁，呕恶肢冷，甚则耳聋，神昏。

舌象：舌白边红。

治疗：此为暑入膜原，治宜清疏膜原，可用藿香、郁金、槟榔、厚朴、草豆蔻、青皮、滑石、连翘、黄芩、紫苏之类。

4. 暑湿伤于中焦气分

症状：身热，脘中痞满，不饥不纳，二便不爽。

治疗：此为暑湿伤于中焦气分，热痰聚于胃所致，治宜苦辛泄降，可用半夏泻心汤去甘草、干姜，加杏仁、枳实。

半夏泻心汤：半夏、黄连、黄芩、干姜、炙甘草、大枣，水煎分3次温服。

方解：黄芩、黄连苦寒泄热而降阳，干姜、半夏辛温散痞而和阴，再加人参、炙甘草、大枣以补益被药误伤的脾胃之气，使阴阳升降恢复正常，自然上下交通，痞满呕逆都可痊愈。

5. 暑毒入肠

病因：冒暑饮酒，酒与暑并入肠内。

症状：火热大渴，小便不利，其色如血。

治疗：此为暑毒入肠，可以用五苓散去桂枝、白术，加黄连、金银花、滑石。

6. 暑入营分

症状：身热不烦，面赤舌绛，神呆，夜寐不安。

治疗：轻则用益元散加郁金、黄连，重则用犀角（现用水牛角代）、鲜地黄、石菖蒲、郁金、金银花、连翘之类。

组方：益元散，即六一散加朱砂，除清暑利湿外，还有镇心安神的作用。

7. 暑邪传入心包

症状：舌形绛缩，小便赤混，鼻燥裂血，耳聋神昏。

治疗：此为暑邪传入心包，此证最怕内闭外脱，病急以上方加入天竺黄、川贝母、玄参、牡丹皮、赤芍之类。

8. 暑热引动肝风

症状：四肢抽搐，神识不清，甚则角弓反张，牙关紧闭。

脉象：弦数。

治疗：此为暑热引动肝风，治宜清热息风，可用羚羊角、石膏、连翘、淡竹叶、生地黄、玄参、甘菊、桑叶、钩藤、郁金、石菖蒲之类。水煎送服安宫牛黄丸或紫雪丹，如果喉中有痰声可加川贝母、胆南星、天竺黄、竹沥、姜汁之类。

安宫牛黄丸：牛黄、黄芩、黄连、郁金、黑山栀、犀角（现用水牛角代）、珍珠、雄黄、龙脑、麝香、金箔，朱砂为衣。

方解：牛黄清热化痰而透心包；黄芩、黄连、栀子泻三焦实火；郁金宣郁开窍；朱砂镇心安神。所以，本方有清心泻火，安神开窍的作用。加雄黄、犀角（现用水牛角代）、珍珠、麝香，能使其退热清心力量更强。

9. 暑入厥阴

症状：四肢不热，心中如焚，消渴，心下板实，呕恶吐蛔，寒热似疟。

舌象：舌苔灰黑。

治疗：治宜酸苦泄热，扶正祛邪，可用人参、枳实、黄连、干姜、黄芩、白芍、川椒、乌梅。

10. 暑兼秽气

症状：头痛，恶寒，发热，或手足肢冷，饱闷呕恶，或腹痛泄泻。

脉象：脉沉伏。

治疗：此为暑兼秽气，从口鼻吸入所致，治宜清暑逐秽，可用藿香、郁金、紫苏、厚朴、茯苓、滑石、连翘、草豆蔻、通草之类。有食积，加青皮、焦山楂、枳实。

11. 暑兼寒

症状：头痛，发热，恶寒，无汗，胸腹痞满。

舌象：苔白。

治疗：治宜辛温解表，芳淡疏里，用藿香正气散加香薷、杏仁。

组方：藿香、大腹皮、紫苏、茯苓、白芷、陈皮、白术、厚朴、半夏、桔梗、甘草，研细末，加姜枣水煎服。

方解：藿香芳香辟秽，理气和中，为主药，故可以为方名；紫苏、白芷、桔梗散寒邪，利胸膈；大腹皮、厚朴消除中满；陈皮、半夏利气化痰；茯苓、白术、甘草和中健脾祛湿，辅助中州正气，正气通畅无阻，诸邪自然解除。

12. 伤暑口渴

症状：恣饮生冷瓜果，而为呕吐泄泻，胸膈痞满。

舌象：苔白滑。

治疗：可以用六君子汤加减。

组方：藿香、厚朴、杏仁、砂仁、半夏、木瓜、茯苓、白术、人参、白扁豆、甘草，加姜、枣煎服。

方解：本方以六君子汤补气为主，加藿香、厚朴、杏仁、砂仁理气，白扁豆、木瓜祛暑，茯苓清热渗湿，对于夏季暑热伤气格证更为适宜，所以多用于夏季。

（三）医案

1. 中暑卒中

患者：李某，男，44 岁，住毛营村。

盛夏时，忽然昏倒于路旁，脉象两手洪大，此为暑热所中，即取三棱针针刺十二井出血，复取人中、合谷，俱用泻法，少时苏醒，遂拟香薷饮合益元散主之，服后即愈。

处方：香薷 15g，厚朴 10g，白扁豆 15g，金银花 15g，连翘 12g，薄荷 10g，益元散（分 2 次冲服）18g。

2. 暑风急证

患者：姜某，男，50 岁，住姜楼。

盛夏，骤然昏倒，不省人事，手足抽掣，脉象洪大而数，牙关紧闭，舌不能出，唇焦齿燥，遂断为暑风。本病由于暑热内燃，本无所制，致以内风之证，理当清其暑热，兼平风木，采用清暑定风之剂。

处方：连翘 15g，淡竹叶 10g，生地黄 15g，玄参 12g，菊花 10g，桑叶 10g，双丁（钩藤）10g，木瓜 6g，石膏 30g，木香 10g，白扁豆 15g，甘草 6g。

按上方连服 4 剂病愈。前医误认为中风，竟以小续命汤，服后更加抽搐，身热大汗。针取曲池、阳陵泉两穴。

3. 阴暑

患者：朱某，男，39 岁，住白土村。

初诊：盛夏，晚上经常于村外乘凉露宿，醒后忽患头痛，恶寒壮热，无汗，舌苔边白中黄，脉寸口浮紧，断为阴暑兼湿之证。遂拟藿香正气散去白术，加香薷主之。服药1剂后亦无进退。

复诊：患者服药后，未感明显收效，即另请他医治疗，处以白虎汤加连翘、芦根主之。服药1剂，自感无效，继服1剂，则神昏谵语，烦欲作呕，舌苔灰黑且厚，身热，呕逆。此因邪被寒凉之药所阻，非温宣兼透不可，望其转机。

处方：杏仁10g，豆卷10g，薤白10g，藿香12g，六神曲10g，白豆蔻6g，香薷10g，陈皮10g，加益元散10g，分2次冲服。

三诊：服头煎热势未减，二煎通身汗出，热渐退，神志尚未清醒，仍谵语，舌苔未退，心烦不安，右脉盛，愈按愈实。究其病因，汗出热退，理当脉静津回，神清气爽，今所不然，定有燥屎留于肠内。现表邪已尽，攻下无防，拟黄龙汤主之，以芒硝易玄明粉，人参更西洋参。

处方：玄明粉15g，大黄15g，厚朴10g，熟地黄20g，当归10g，太子参15g（西洋参2g），枳实15g，煎服。

服上药约两小时，即泻燥粪，燥屎下后，诸症皆退，继以益胃养阴之剂以善其后，病愈。

4. 暑瘵

患者：毛某，男，59岁，住毛营。

炎夏，忽然血涌盈升，身热口渴，脉洪大盈指，舌苔黄欠润。阳络伤血，从上溢是也，本病为暑热内衄阳络，当从暑瘵治之，治当清暑养阴。拟玉女煎加滑石、天花粉、杏仁、桑叶之类。

处方：生石膏 60g，知母 12g，麦冬 12g，生地黄 15g，牛膝 10g，滑石 20g，天花粉 12g，杏仁 10g，桑叶 10g，煎服。

按上方连服 2 剂愈。

5. 暑温误治变证

患者：张某，男，35 岁，住河湾村。

初诊：炎夏，偶患暑温病，症见恶寒发热，头痛如劈，热盛神昏，曾多处医治，均未获效，又并发呃逆，烦躁不宁，面红颧赤，唇齿干燥，大便闭结，舌苔黄腻而兼灰浊，脉滑数，右关中取鼓指。本病是暑温而误用燥药，热邪蕴结中焦所致，拟橘皮竹茹汤加减主之。

处方：沙参 12g，竹茹 25g，麦冬 20g，陈皮 10g，半夏 6g，枇杷叶 10g，石膏 120g，鲜淡竹叶 30g，芦根 1m 为引，煎服。

复诊：服 2 剂热减退，呃逆减轻，仍原方合增液汤主之。

处方：陈皮 10g，竹茹 25g，沙参 12g，麦冬 20g，半夏 6g，枇杷叶 10g，生石膏 120g，鲜淡竹叶 30g，芦根 120g，生地黄 25g，玄参 20g，粳米 30g。

三诊：上方继进 3 剂，诸症均退，尚觉周身疲惫，不欲饮食，继拟益胃滋阴，收其全功。

6. 暑热内陷

患者：梁某，男，39 岁，住庙街。

初感暑温，因治疗不当，误投下剂，致使暑热内陷。现临床见身热汗出，四肢厥冷，大便滑泻，里急腹痛，烦躁不安，口渴不止，舌苔呈灰黑色，干燥无津，脉数而滑，神识模糊，嗜卧谵语。治当扶正祛邪，仿张锡纯之通变白头翁汤，重加桔梗，升提肺气，加杏仁以滋润利肺。肺与大肠相表里，肺得桔梗升提，杏仁滋润，则肺之治节可行，大肠传导有权，泻可自止。

处方：白头翁 15g，桑白皮 12g，黄芩 12g，白芍 12g，杏仁 15g，桔梗 15g，山药 30g，知母 15g，女贞子 10g，沙参 20g，煎服。

上方服 2 剂后，脉平舌净，神志清楚，口微渴，泻止，依上方加玄参 12g，太子参 15g（西洋参 2g），又服 3 剂病愈。

7. 暑热伤络

患者：马某，男，25 岁，住马楼。

初秋忽患寒热，持续发作，角弓反张，恶寒壮热，自汗出，口渴欲饮，四肢痉挛，延多医治疗，始终不效。六脉弦大而濡，面红色滞，舌微黑，午后热甚，头额多汗，项背强硬，言语不清。本病系暑热内蕴，热甚津亏，伤及筋络所致。遂拟清络饮加忍冬藤 30g，地龙 25g，秦艽 10g，双钩 10g，骨碎补 10g，丝瓜络 30g。

连服 2 剂，热平，项强减轻，仍按上方加减，前方去骨碎补、双钩，加龟甲 30g，鳖甲 20g，继服 3 剂，病愈。

8. 暑温伤肺

患者：朱某，男，40 岁，住牛眠村。

初诊：患暑温病，已 20 余天，初起肢体烦热，恶寒咳嗽，右胁疼痛，不能安卧，口渴多汗，尿赤便燥，舌苔薄白，六脉浮大而数。本证系暑邪内蕴，热甚伤肺，致右胁作痛，肺司呼吸，清肃失权，所以咳嗽、烦热、多汗，拟清燥救肺汤加减。

处方：石膏 45g，枇杷叶 15g，鲜竹沥 15g，火麻仁 10g，杏仁 10g，沙参 15g，佩兰 10g，藿香 10g，西瓜翠衣 20g，薤白 12g，川贝母 10g，降香 10g，川楝子 10g，煎服。

复诊：服药 3 剂，诸症均减，遂拟清络饮加紫菀、贝母、杏仁、瓜蒌、款冬花。继服 4 剂，而收全效。

处方：鲜荷叶 12g，金银花 10g，西瓜翠衣 15g，鲜扁豆花 20朵，丝瓜络（皮）15g，鲜淡竹叶 15g，川贝母 10g，款冬花 10g，杏仁 10g，瓜蒌 15g，水 2 杯煎取 1 杯，日 2 服。

9. 暑热伤气

患者：张某，女，51 岁，住邵村。

患者因素禀亏虚，加之暑天出汗过多，故大便经常燥结，多热不通。自服下药后，下行如注，面黄身热，气急声哑，神识模糊，四肢厥冷，舌绛苔少，脉濡，按之似有似无。本证为气虚于外，津亏于内。肺主气，气为血帅，气虚脉虚，过汗复下，从而造成危证，遂拟加味生脉散主之。

处方：高丽参 10g，麦冬 30g，五味子 10g，益元散（分 2 次冲服）20g。

服 2 剂，神志转清，脉亦好转，身热未能尽解，仍按原方，用粳米 500g，取汁煎药，又服 4 剂，诸症消失，继拟调养脾胃，身体复健。

六、湿 温

（一）病因

湿温病是夏季秋初得的一种时令病，因为这个季节是湿与热熏蒸的时候。长夏每多阴雨，得日气温煦则湿气上蒸，袭入肌表，着于经络，受了湿，留而不除，便要酝酿成温，即成湿温。其中，亦有伏暑而夹湿的，亦有湿温而夹寒的。

一般来说，中气实则热重于湿，病发于阳明胃肠者多；每兼有厥阴风木，中气虚者，则湿重于热。另外，还有湿热并重、湿遏热伏等各种不同类型，同时又有在气分、营分、血分的不同区别，以及有夹痰、夹食等差异。所以在临证时，要分证鉴别。

（二）辨证治疗

1. 湿温初起

症状：先有恶寒，后恶热不寒，头痛身重，汗出胸痞，不渴，胸闷不饥，四肢倦怠，蕴热不退，面色淡漠。

舌象：舌白。

脉象：濡缓。

治疗：病在初期，可用三仁汤，或蒿芩清胆汤，或古欢室治湿温初起方，或王香岩治湿温方。

三仁汤：杏仁、半夏、白豆蔻、厚朴、通草、淡竹叶、薏苡仁、滑石，甘澜水煎分2次口服。

方解：杏仁开上焦肺气；淡竹叶清上焦邪热；白豆蔻、厚朴、半夏宣化中焦湿浊而利气机；薏苡仁、通草、滑石渗利下焦之温而泄热，使上下分利，湿化热清；更用甘澜水煎，使甘淡不至助湿。所以，本方是治疗湿温病初起的良方。

蒿芩清胆汤：青蒿、黄芩、陈皮、半夏、枳壳、竹茹、茯苓、碧玉散。

古欢室治湿温初起方：淡豆豉、佩兰、滑石、苍术皮、茯苓皮、藿香、淡竹叶、陈皮、甘草、连翘、通草（恶寒无汗加杏仁）。

王香岩治湿温方：滑石、薄荷、焦栀子、秦艽、连翘、青蒿子、藿香、橘红、淡豆豉、川郁金、污水芦根。

2. 热重于湿

症状：其发病往往发于阳明胃肠，神烦口渴，渴不作饮，甚则耳聋，干呕，面色油腻，口气秽浊，胸腹热满，按之灼手，甚则按之作痛。

舌象：舌苔黄腻或苔厚而满，板贴不松。

脉象：脉多沉数滞不调。

治疗：治宜辛开清解，可用王氏连朴汤，或枳实栀豉合小陷胸汤，再加连翘、茵陈、黄芩（姜汁炒）等，以通内外，表里两解。若渴甚，脉大气粗，此时湿热渐欲化燥，热重加石膏、知母、芦根、灯心草之类，以清泻其热。

王氏连朴饮：黄连（姜汁炒）、厚朴、石菖蒲、半夏、炒淡豆豉、芦根、焦山栀。

枳实栀豉汤：枳实（炙）、栀子、淡豆豉（棉裹）。

小陷胸汤：黄连、半夏、瓜蒌，水煎分3次温服。

方解：黄连泄心下结热，半夏散因热而致的痰饮，瓜蒌涤除心下结痰，于是热除痰去，结胸自愈。

（1）湿热肠燥。

症状：中脘按之微痛不硬，大便不通。

脉象：脉息沉数。

舌象：舌苔黄厚而滑。

治疗：此为湿热之邪与有形渣滓相搏，按之不硬，多为败酱溏粪。治宜行胃肠之湿滞，轻者可用小陷胸汤合朴黄丸，或枳实导滞丸，缓化而行；重者可用陆氏润字丸，磨荡而行。

朴黄丸：厚朴、陈皮、大黄、薄荷叶，水泛为丸，如菜豆大。

枳实导滞丸：枳实、六神曲、黄芩、茯苓、生晒术、制大黄、黄连、泽泻，蒸饼为丸多容易服。

陆氏润字丸：大黄（酒炒）、制半夏、前胡、山楂肉、天花粉、广陈皮、白术、枳实、槟榔，每药须略炒或晒干为末，姜汁打六神曲为丸，如梧桐子大。

（2）湿热实滞结于胃肠。

症状：四肢发厥，或渴喜热汤。

舌象：舌苔黄如沉香色，或黄黑而燥。

脉象：脉沉实而小，甚则沉微似伏。

治疗：此为湿热食滞结于肠胃，可用调胃承气汤缓下之。

调胃承气汤：大黄（酒浸）、芒硝、炙甘草。

方解：大黄除热荡实，芒硝润燥软坚，二物下行甚速，而用甘草甘平以缓之，不至伤胃，故曰调胃承气。谷犯上焦气分，去枳实、厚朴。

（3）邪传心经。

神昏谵语，有在气、营、血之分别，临证以明辨舌苔作为依据。

如入气分则见证：舌苔黄腻，治宜昌阳泻心汤，加天竺黄、竹沥、姜汁，辛运以达，苦寒以降，清淡以泻。急重者加太乙紫金丹；若昏蒙而厥，可加厥证还魂丹。

昌阳泻心汤：鲜石菖蒲、旋覆花、黄芩（酒炒）、半夏、黄连（姜汁炒）、紫苏梗、厚朴、鲜竹茹、枇杷叶、去毛芦尖，急火煎徐徐温服。

太乙紫金丹：山慈菇（去皮，洗净，焙）、川文蛤（即五倍子，捶破洗，刮内桴）、千金子（即续随子，去油取净霜）、红牙大戟（洗焙）、麝香，糯米汤调和，再入朱砂、雄黄，凉开水调下。孕妇忌服，不可与甘草同服。

厥证还魂丹：麝香、生玳瑁、雄黄、朱砂。上药研细末于瓷器中，加入安息香，和丸如绿豆大，每服5丸。

如入营分则见证：舌苔鲜红燥刺，神识昏呆，发热身疼，四肢不暖。治宜犀角（现用水牛角代）、玄参、连翘、石菖蒲、金银花、赤小豆皮，兼服至宝丹之类药物以清热通窍，芳香辟秽。

如入血分则见证：舌苔中黄边赤，发为赤斑、丹疹，神昏谵语。治宜犀角（现用水牛角代）、连翘、赤芍、金银花、牛蒡子、石菖蒲、郁金、玄参、薄荷、人中黄之类，清疏血分以透斑，芳香逐秽以开闭。

（4）昏蒙疼厥，可分虚实两证。

虚证：神昏谵语，疼厥并作，为邪陷心肝。舌绛而干，或上布黑苔。此为湿热化火，津液被劫，邪陷心包，肝气内动所致。治宜犀角地黄汤加羚羊角、石决明、双钩、菊花、鲜石菖蒲、连翘、鲜石斛、天竺黄，煎送紫雪丹以清心救阴，凉肝息风。

犀角地黄汤：犀角（现用水牛角代）、生地黄、白芍、牡丹皮，水煎分3次服。

方解：犀角（现用水牛角代）大寒，清解胃火兼以清心火而凉血；白芍酸寒，清肝火而敛血；牡丹皮苦寒，泻血中火热而凉血；生地黄既能凉血止血，还能滋阴生血。所以，本方能治疗温病热邪入肾而造成的阳毒发斑。

紫雪丹：方见风温。

实证：为胃热蒸脑，舌苔黄燥或黑燥，神昏疼厥，按腹板不硬，大便不通，此因胃肠实火，灼热壅闭，治宜犀连承气汤急下，以决壅闭。阴虚者，可加鲜地黄、玄参、芦根、鲜冬瓜子等药，以滋燥养阴。

犀连承气汤（俞氏经验方）：犀角（现用水牛角代）汁、黄连、枳实、鲜地黄汁、生大黄、真金汁。

3. 湿重于热

症状：本病多发于太阴肺脾，多兼风寒，沉困嗜卧，凛凛恶寒，甚则足冷，头目胀痛昏重，如裹似蒙，身痛不能伸屈，身重难以转侧，肌肤四肢疼痛，心烦，腿足酸痛，胸膈痞满，渴不引饮，或不渴，午后寒热似若阴虚，小便短赤，大便溏而不爽，甚则水泻等。

舌象：苔白腻或白滑厚。

脉象：脉濡而缓，或模糊不清，或沉细似伏，继续不匀。

治疗：此证主要是因脾肺气机不利，不能运化水湿所致。治宜疏中解表，芳香渗利之剂，可用藿朴夏苓汤，或藿香正气散加葱白、淡豆豉之类。

藿朴夏苓汤：藿香、厚朴、茯苓、杏仁、薏苡仁、猪苓、豆蔻末、淡豆豉、泽泻。

藿香正气散：方见暑病。

湿热结于中焦，而痞发满者，必因痰食错杂其间，治宜藿香正气散加莱菔汁，食滞加麦芽、六神曲。大便不利，此因湿阻气滞，或是夹痰涎所致，治宜藿朴夏苓汤去藿香、淡豆豉，重加瓜蒌仁、薤白、枳实之类。神烦而昏者，此由湿热郁蒸过极，蒙蔽清窍所致，治宜藿朴夏苓汤，去豆蔻仁、厚朴，加细辛、白芥子、鲜石菖蒲，以辛润行水开闭，再加芦根、滑石，清轻甘淡以泄热导湿，蒙蔽即开。头胀身痛，神识昏闭，渴不多饮，小便不通，舌苔白腻，此为湿热夹秽充斥三焦，治宜淡渗宣窍，芳香通神，可用薏苡仁、茯苓皮、大腹皮、通草、猪苓、淡竹叶、郁金、石菖蒲之类，煎送牛黄丸。

4. 湿热并重

壮热口渴，自汗，身重痞满，脉洪大而长。此因太阴之湿与阳明之热相合，治宜白虎汤加苍术，以清热燥湿。若湿热甚而舌白目黄，口渴溺赤，治宜桂枝、茯苓皮、猪苓、泽泻、寒水石、生白术、茵陈之类，以宣通三焦。

5. 湿遏热伏

出现发黄证候，黄而昏暗，口渴不欲饮，此时湿热尚未化火。治宜苦辛清温法，可用茵陈胃苓汤加除疸丸之类，以泄热化湿。若色黄鲜明如橘色，口渴引饮，或头汗出，此时湿热已经化火，可用茵陈五苓散，或用栀柏伐木丸，苦辛淡渗，泄热而导湿下行。

茵陈胃苓汤：苍术、厚朴、炒陈皮、茯苓、生晒术、桂枝、泽泻、猪苓、炙甘草，先用茵陈煎汤代水。

除疸丸：硫黄、净青矾，两味研细末，水泛为丸，姜半夏粉为衣。

茵陈五苓散：茵陈、生晒术、桂枝、茯苓、泽泻、猪苓。

栀柏伐木丸：黄酒曲同苍术炒赤色，再加皂矾（醋拌晒干，入阳城罐煅）、栀子、黄柏，醋糊为丸，梧桐子大，每服三四十丸，好酒米汤任下。

湿温治疗总则：本病治疗以化湿为要则。因本病之热，系从湿中所来，如不能化湿，单从清热，热势是不会下降的，所以在没有化火化燥时，切不可早期用清凉或柔润之药，若不慎重掌握，适情施用，往往可导致湿不易化，热反留恋，这是应引起注意的。本病应以透、化、渗、清作为治疗的基本原则。

（三）医案

1. 湿温误作伏暑

患者：刘某，女，40岁，住梅村。

初诊：偶患湿温病，由于前医误以伏暑治疗，服药无任何收效，故来此治疗。现症见脉象右大于左，舌苔黄滑，胸闷，汗多，持续发热甚高。本证系湿温病证，由于前医用凉药过多，不知湿为阴邪，气机塞阻，湿邪化温而未酿热，所以凉药无功，现邪尚在气分，用宣透之法可解，宜用清宣温化之剂加厚朴。

处方：连翘10g，杏仁12g，瓜蒌仁12g，陈皮6g，茯苓12g，半夏10g，甘草5g，佩兰10g，荷叶10g，厚朴10g。

复诊：上药服2剂，胸闷少舒，唯身热未退尽，继以原方去半夏，加通草、蝉蜕。

处方：连翘10g，杏仁12g，瓜蒌仁12g，陈皮6g，茯苓12g，甘草5g，佩兰10g，荷叶10g，厚朴10g，通草5g，蝉蜕5g。按此方连服3剂而愈。

2. 湿温化燥

患者：朱某，男，35岁，住穆楼。

初诊：患者来诊时，身热不能眠，两目直视，呓语妄言，唇焦齿燥，舌苔干黑，脉实有力。本证系湿温化热，热邪化燥，燥结阳明，非用攻下之法不得解，拟润下救津之剂。

处方：生地黄30g，玄参25g，麦冬20g，熟大黄10g，玄明粉10g，甘草6g。

复诊：服上方后无效，欲大便而不得，即以原方熟大黄换用生大黄，加杏仁、枳壳。服后大便得通，便色如败酱，臭不可闻，能入睡，诸症随之而消失，舌苔亦渐转润。继拟清养肺胃，竟收全功。

3. 湿温伤气

患者：王某，男，29岁，住萧城。

患湿温病，身热汗出，心烦口渴，精神疲惫，脉虚数无神。本证系湿热伤气，治当益气祛邪。

处方：沙参 12g，麦冬 12g，甘草 5g，陈皮 6g，薏苡仁 20g，茯苓 10g，泽泻 10g，滑石 25g，通草 5g。

上方服 2 剂，热渴并减，但精神不振，食欲少进。照前方加茯神 10g，半夏 10g，建神曲 10g，又服 2 剂病愈。

4. 湿温误补复鼓

患者：汪某，女，41 岁，住里山村。

患湿温病，经当地治疗后热退，湿存内侵于脾，神倦肢软，自觉体虚，后用补中益气之剂，以后肚腹自觉胀大，饭后胀痛。门诊时，见其脉六脉俱沉，缓不及四，按其腹，紧胀如鼓，证属气阻湿留，将成鼓胀之候。现体质充实，正气尚未现衰，急用消破之药，急则治其标法。

处方：三棱 3g，莪术 3g，大腹皮 5g，槟榔 4g，青皮 3g，莱菔子 3g，干姜 2g，肉桂 2g，厚朴 3g，苍术 4g，鸡内金 2g。

以上方剂量加减速服用 5 剂，痊愈。

5. 湿温逆传

患者：丁某，女，29 岁。

初诊：患湿温病 5 日，来此诊治。病初起时头痛，咳嗽，恶寒发热，午后热甚，胸中懊憹，倦怠，夜烦不寐，神昏谵语，痰黏难出，口渴引饮，脉象弦数，舌苔黄浊，便闭尿赤。病属湿温，湿为阴邪，旺于阴分，故午后热甚，日久湿邪化温，逆传心包，是以神昏谵语，治宜透邪宣窍。

处方：淡竹叶 25g，金银花 15g，连翘 15g，栀子 10g，黄芩 10g，石菖蒲 10g，玄参 25g，薏苡仁 25g，芦根 160g，送服神犀丹 1 粒。

复诊：服药 2 剂，神志转清，烦扰略安，谵语减少，仍口干喜饮，脉仍弦数，舌苔黄燥，邪热未尽，仍按原方加川贝母 10g，牛蒡子 10g，益元散（分 2 次冲服）20g，嘱服 2 剂。

三诊：神清热退，下黑色燥屎数枚，夜寐亦安，但小便仍短赤，咳嗽痰黏难出，遂宜以清胃肃肺之剂。

处方：淡竹叶 30g，石膏 60g，知母 15g，金银花 20g，玄参 25g，连翘 15g，薏苡仁 30g，牛蒡子 10g，芦根 100g。

服药 2 剂，诸症均愈，继以调养脾胃之剂收尾。

6. 湿温

（1）患者：毛某，男，56 岁，住毛营村。

偶感湿温，一日晨起感觉头如裹如蒙，身灼热，胸烦作呕，继则神识不清，待中午时下利水便，小便短少，大便频数，10 分钟 1 次大便，脉浮数，右大于左，舌苔白腻。本证因清阳不振，脾阳消乏，致热结旁流而泄泻，治当宣湿化气加分利之剂，拟三仁汤合四苓汤加减主之。

处方：白豆蔻 10g，杏仁 15g，薏苡仁 25g，厚朴 10g，半夏 20g，茯苓 12g，枳壳 10g，薄荷 12g，苍术 12g，猪苓 12g，滑石 20g，通草 6g。

服上方 2 剂告愈。同时针取足三里、中脘两穴，先泻后补。

（2）患者：陈某，男，40 岁。

偶患湿温，寸口脉盛，缓而微数，舌黄，脘闷，秽湿内着，气机不宣，如久失治，必化热气。治宜开气正胃，方拟加减藿香正气散主之。

处方：藿香 10g，茯苓皮 12g，大腹皮 15g，陈皮 10g，杏仁 10g，滑石 20g，通草 6g，煎服。连服 3 剂，诸症消失。

7. 湿温结胸

患者：吴某，男，49 岁。

初感恶寒发热，胸烦满闷，头痛身痛，无汗。前医误投解表，汗后热退，证变结胸，心下坚，大如盘，拒按，咳嗽仍频，气粗大喘，倚息不得卧，食不能进，头晕目眩，脉细数，右甚于左，舌白厚腻，面色垢浊，汗出如浆。此系温去湿停，结于气分所致。遂拟苦辛温法合宣湿化气之剂，香附旋覆花汤加减主之。

处方：炙旋覆花 10g，香附 10g，紫苏子 10g，豆蔻仁 10g，杏仁 20g，薏苡仁 20g，半夏 15g，茯苓 12g，郁金 10g，白芍 15g，枳壳 15g，川椒炭 20g，滑石 20g，炙桑叶 30g，通草 6g。

上方连进 3 剂，喘促均减，汗止，结渐消。仍按原方去川椒炭，加白芍 25g，枳实 25g，又继服 3 剂，诸症消失。

8. 上焦湿温

患者：毛某，男，44 岁。

初发病时少有恶寒发热，脉浮数，右大于左，舌苔薄白，头痛，骨骼烦疼，胸闷不饥，小便短赤，治宜开气化湿。

处方：薄荷 10g，鲜石斛 15g，滑石 15g，杏仁 12g，薏苡仁 20g，淡竹叶 15g，半夏 12g，通草 6g。

按上方连服 2 剂，病愈。

七、伏 暑

（一）病因

伏暑是秋季时令中最常见而且亦是最缠绵的一种疾病。本病主要是由于夏月摄生不慎，感受暑邪，潜伏体内，迨至秋风送爽之际，复感新凉而触发。本病特征：多为寒热似疟，脘痞烦闷，午后热甚，入暮更剧，天明得汗，则诸恙稍轻。其中，发于早秋的病稍轻，发于晚秋的病较重。邪伏既久，气血必伤。所以伏暑一症，病发愈晚则病愈重，治疗时病程也就愈长。

（二）辨证治疗

1. 伏暑初起

头痛身热，恶寒无汗，此为新凉引动伏邪之证，治宜辛凉泄卫。轻病用六一散加葱白、淡豆豉、薄荷；重病用荷杏石甘汤加葱白、淡豆豉，使外邪从汗而解。

六一散：滑石、甘草，共为细末，温水调服。

荷杏石甘汤：薄荷、杏仁、石膏、甘草，水煎服。

2. 外邪解后而热不退

伏暑即随汗而发，此时必须审定病情在上、中、下三焦及气、营、血之分，然后随证用药。

（1）上焦气分：舌苔白腻，头胀身热，肢痛胸闷，治宜清泻气分之法。可用连翘、杏仁、滑石、薄荷、橘红、通草、半夏、桔梗之类。热重者加黄芩、芦根，湿重者加白豆蔻、厚朴。

（2）上焦营分：舌红脉数，神烦少寐，治宜透营泄热之法。可用犀角地黄汤去芍药，加连翘、金银花、郁金、石菖蒲、大青叶、淡竹叶、白茅根。犀角地黄汤，方见湿温。

（3）邪陷心包：舌色纯绛鲜泽，神昏谵语，治宜芳香宣窍之法，即以上方调下安宫牛黄丸（方见暑病）。

（4）中夹痰湿：舌罩一层垢浊薄苔，治宜上方调下局方至宝丹（方见中风）。

（5）中焦气分：舌苔微黄黏腻，胸脘痞闷，口渴溺赤，治宜苦降辛通之法。可用王氏连朴饮加枳实、黄芩。王氏连朴饮，方见湿温。

（6）中焦血分：舌绛苔黄起刺，唇焦口渴，胸腹灼热，大便不通，溺短赤涩，治宜凉血泻火之法。可用养营承气汤去当归，加紫草、白茅根。

养营承气汤：鲜地黄、白芍、枳实、厚朴、当归、知母、生大黄。

（7）下焦气分：热久不退，小腹胀满，口中干渴，小便不利，治宜辛淡降泄之法。可用桂苓甘露饮去白术，加青皮。

桂苓甘露饮：茯苓、甘草、白术、泽泻、肉桂、石膏、寒水石、滑石、猪苓。

（8）下焦血分：夜热早凉，热退无汗，舌红少苔，治宜养阴祛邪之法，可用青蒿鳖甲汤。

青蒿鳖甲汤：青蒿、鳖甲、生地黄、知母、牡丹皮。

3. 热入厥阴

痉厥并发，此因热入厥阴，肝风内动，治宜息风清热之法，可用羚角钩藤汤（方见风温）。待火势平定后，则以滋养阴液，肃清余热为主。可用叶天士加减复脉汤及局方甘露饮加西洋参、甘蔗浆之类。

叶天士加减复脉汤：沙参、龙牙燕、阿胶、人参、麦冬、生地黄、白芍、清炙草、石斛、鲜白茅根。

局方甘露饮：枇杷叶、熟地黄、天冬、枳壳、茵陈、生地黄、麦冬、石斛、炙甘草、黄芩各等分，研为细末。

往往得育阴垫托，俾邪从中下焦血分还出气分，阴分转出阳分，少腹部波及两腰部发出白㾦而解。病在中下焦胃肠，最多夹食之证，可用陆氏润字丸，磨荡而缓下之，或用枳实导滞丸，消化而轻逐之。

（三）医案

1. 伏暑窜营

患者：杨某，男，55岁，住邵村。

初诊：患伏暑病来门诊治疗，恶寒发热，口渴喜凉，热退汗多，脉濡数，舌绛少苔，此为伏暑窜营，治宜清营化气法。

处方：连翘10g，淡竹叶10g，白扁豆12g，青蒿6g，西瓜翠衣15g，藿香10g，甘草5g，煎服。

复诊：服2剂，寒热仍作，吐鲜血数口，脉弦大而数，系暑热内炎，逼伤血络所致。《黄帝内经》云："治病必求于本。"此证暑热是本，吐血是标，仍宜治本，拟清凉退暑。

处方：黄芩 10g，知母 10g，滑石 20g，甘草 5g，青蒿 6g，连翘 10g，茯苓 10g，通草 5g。

按照上方继服 4 剂，血不复吐，诸症均解。

2. 伏邪湿热内蕴（误服姜附变证）

患者：李某，女，25 岁，住萧城西关。

初诊：患病已月余，心烦不安，眩晕耳聋，里急后重，不饥不食，肌肉日渐消瘦，形容憔悴，午后潮热颧红，经前医屡用姜、附之类不效。脉濡而数，舌苔厚浊，证属伏邪湿热内蕴。由于前医误投热药，热蒸湿蕴，肝阳横逆，逆上则耳聋，迫下则肠澼，须防湿邪内闭生变，但由于病久，体质过为虚弱，胃气已衰，若用表散之法不能，攻下之法亦忌。故仿用叶氏轻开邪郁，佐以和中渗湿之法，兼针刺左右听宫、翳风、行间等穴。

处方：苍术 10g，白术 10g，茯苓 12g，半夏 15g，白豆蔻 6g，郁金 6g，陈皮 6g，石菖蒲 6g，枇杷叶 10g，薤白 10g，槟榔 10g。

复诊：服 2 剂，里急后重除，略能进食，耳聋眩晕均减，苔少退。仍拟原方加减主之。

处方：苍术 10g，白术 10g，茯苓 12g，半夏 12g，白豆蔻 6g，郁金 6g，陈皮 6g，石菖蒲 6g，枇杷叶 10g，薤白 10g，槟榔 10g，白芍 10g，牡丹皮 6g，桑叶 10g，煎服。

三诊：诸症均减，唯夜睡欠安，耳鸣，头眩痛，此系伏邪久郁不解所致。拟芳香宣透之剂，配以针灸，取听宫、翳风、行间、合谷 4 穴。

处方：苍术 10g，白术 10g，白豆蔻 6g，郁金 6g，陈皮 6g，石菖蒲 6g，枇杷叶 10g，牡丹皮 6g，桑叶 6g，茵陈 10g，滑石

20g，通草 6g。

四诊：又进 2 剂，诸症渐除，睡眠亦安，继处以渗湿清热，平肝息风之法。

处方：茵陈 10g，薏苡仁 20g，陈皮 6g，滑石 20g，牡丹皮 6g，栀子 6g，甘草 5g，石决明 30g，双钩 10g。

五诊：上方服 3 剂，诸症均除，唯舌色尚红绛，此系热久伤液之故，法当救阴，宜甘凉增液。

处方：太子参（或西洋参）20g，麦冬 15g，生地黄 30g，石决明 25g，白芍 10g，阿胶 10g，加鸡子黄 1 枚，搅匀顿服。

六诊：上方服用 6 剂，病愈。嘱食滋养食物，调摄 10 余天，恢复健康。

3. 伏暑自汗

患者：吴某，女，51 岁。

秋末时，患自汗，口微渴，身微热，烦躁不安，脉浮滑而濡，舌苔黄腻，溲赤带浊。汗自出系伏邪湿热郁蒸，属实汗而非虚汗，治宜利湿清热，大忌温补固涩。

处方：白豆蔻 10g，薏苡仁 20g，赤小豆 15g，赤茯苓 10g，白及 10g，杏仁 12g，知母 10g，黄芩 10g，通草 5g。

连进 2 剂，汗止，渴消，热解，诸症均除。

4. 产后伏暑

患者：刘某，女，23 岁，住小李庄。

初诊：分娩后 5 日，忽头部疼痛难忍，寒热无汗，大渴引饮，脉浮大，此为肌表重感秋之寒凉，潜伏之暑热随之触动而起。

处方：白芷 10g，青蒿 12g，秦艽 10g，荆芥 10g，当归 10g，川芎 6g，败酱草 15g。

白芷为产后疏风妙药；青蒿为产后祛热最宜；秦艽、荆芥活血散风；当归、川芎生新祛瘀；败酱草苦平，主治产后诸症。

复诊：连进 2 剂，热从汗退，脉象已平，渴止，唯感精神疲倦，但不安寐，此为伏暑已随凉而解，遂处以八珍汤增减，连服 5 剂，病痊愈康复。

处方：当归身 12g，熟地黄 15g，白芍 12g，川芎 6g，太子参（人参）15g，白术 10g，茯苓 10g，炙甘草 6g，生姜 3 片，大枣 4 枚，煎服。

5. 伏暑见证

患者：黄某，男，55 岁。

初诊：忽作寒热，经当地公社医院治疗服辛散药后，汗出而热退，次日热势又起，并伴有汗出口渴、痰喘之症，脉浮取滑而有力，沉取濡数，舌苔黄黑无津，断为伏暑。本病由于前医用药过于辛温，以致劫津夺液，现邪已化火，金被其刑，必须施以清凉祛暑之法。

处方：滑石 25g，甘草 5g，青蒿 10g，白扁豆 12g，连翘 12g，茯苓 10g，通草 5g，煎服。

复诊：服药 2 剂，少有收效，诸症仍存，拟原方加减。

处方：滑石 30g，甘草 3g，生地黄 15g，太子参（西洋参）15g，连翘 12g，茯苓 10g。

三诊：又进 2 剂，舌苔转润，渴饮亦减，午后尚有余热，仍按原方加减。

处方：滑石 30g，甘草 5g，生地黄 15g，太子参（西洋参）

15g，连翘 12g，茯苓 10g，蝉蜕 10g，薄荷 10g，煎服。

四诊：上药继服 2 剂，热已从汗解，但痰喘之疾尚存，夜卧不能安眠，改二陈汤加味。

处方：半夏 10g，陈皮 10g，茯苓 10g，甘草 3g，紫苏子 12g，葶苈子 10g，旋覆花 10g，杏仁 10g，生姜 3 片，大枣 3 枚。

按上方又服 3 剂，症除病瘥。

八、秋　燥

（一）病因

秋燥主要是感受秋令燥气而发生的一种疾病。由于秋阳燥金主令，肺和于秋，皮毛应之，同气相应，所以感而成病。本病病因与气候、体质有密切的关系。此病大多发生于秋分之后，立冬之前。秋深初凉，气候萧瑟，感之者多成凉燥；倘若秋燥无雨，秋阳以曝，气候亢热，感之者多病温燥。这是临床辨证燥气两种不同的分类。

（二）辨证治疗

1. 凉燥

症状：初起头痛身热，恶寒无汗，鼻鸣而塞，咳嗽胁痛。

舌象：苔薄白而干。

脉象：脉多浮涩弦紧。

治疗：此属凉燥犯肺所致，治宜苦温散寒，辛甘润燥，可用香苏葱豉汤去香附，加杏仁、前胡、牛蒡子、桔梗，或用杏苏散。如寒热已解，而出现胸满、腹胀、便秘，此因肺燥移于大肠，治当滑肠通便，可用五仁橘皮汤。

香苏葱豉汤：香附、陈皮、鲜葱白、紫苏、炙甘草、淡豆豉。

杏苏散：杏仁、紫苏叶、半夏、陈皮、前胡、甘草、桔梗、枳壳、茯苓、生姜、大枣。

五仁橘皮汤：甜杏仁、柏子仁、郁李仁、陈皮、桃仁、松子仁。

2. 温燥

症状：初起头痛，身热口渴，无汗，干咳无痰，咽痛。

舌象：舌红苔白。

脉象：脉多细涩而数。

治疗：此为燥伤上焦气分，治宜辛凉解表，佐以润肺，可用桑杏汤。

桑杏汤：桑叶、杏仁、沙参、象贝母、淡豆豉、栀子皮、梨皮。

（1）咳嗽胁痛剧甚，舌红无苔，此是燥伤太阴，可用清燥救肺汤。气喘者加紫苏子、柏子仁；痰多者加川贝母、竹沥、瓜蒌仁。

清燥救肺汤：桑叶、石膏、阿胶、人参、杏仁、麦冬、甘草、黑芝麻、枇杷叶，水煎温服。

方解：桑叶宣肺，石膏清热，杏仁、枇杷叶润肺降逆，麦冬、阿胶、黑芝麻滋阴润燥，人参、甘草健脾益气。因此本方能滋养肺中因燥邪耗伤的津液。但是本方仅宜用于温燥，若是凉燥切勿误用。

（2）热咳不已，口渴，舌红少苔，此为燥伤肺胃阴分，可用沙参麦冬汤润之。燥渴甚者，可用五汁饮。

沙参麦冬汤：沙参、麦冬、玉竹、甘草、白扁豆、桑叶、天花粉，水煎服。久热久咳者，再加地骨皮。

方解：沙参、麦冬、玉竹都能清润燥热而滋养肺胃的阴液；天花粉生津止渴；甘草泻火和中；白扁豆健脾胃而消残余的暑气；桑叶则能清疏肺中燥热，散邪止咳。

五汁饮：梨汁、荸荠汁、鲜白茅根汁、麦冬汁、藕汁（或甘蔗汁）。

（3）身热汗多，咳而气喘，烦渴，舌赤，脉洪。此为燥劫肺胃阴分，气血两燔之证，可用玉女煎合生脉散。

玉女煎：熟地黄、生石膏、麦冬、知母、怀牛膝，水煎服。

方解：熟地黄、怀牛膝滋肾水，生石膏清胃火，麦冬、知母养肺胃之阴，使水足则火自平。

生脉散：麦冬、五味子、人参，水煎服。

方解：人参大补肺气，麦冬清心火而生津液，五味子收敛耗散之肺气。所以本方有保肺清心、补气生津而使脉搏复振的作用，故称为生脉散。

（4）外邪已净，津液大伤，便闭口燥，治宜滋阴润肠，可用牛乳饮。

牛乳饮：牛乳1杯，炖熟顿饮之。

方解：牛乳甘温养血而润胃肠之燥。

（5）昼凉夜热，或干咳，或不咳，舌光绛，脉弦而细，甚则痉厥者，此为燥久伤及肝肾之阴，金水销铄所致，治宜育阴潜阳，可用三甲复脉汤，或专翁大生膏。

三甲复脉汤：炙甘草、生地黄、白芍、麦冬、阿胶、火麻仁、生牡蛎、生鳖甲、生龟甲。

专翁大生膏：人参、茯苓、龟甲、乌鸡、鳖甲、鲍鱼、海参、白芍、五味子、山茱萸、羊腰子、猪脊骨髓、鸡子黄、阿胶、莲子、芡实、熟地黄、沙苑子、白蜜、枸杞子。

3. 秋燥兼证

需要细别，再为施治。

（1）初起头痛恶寒，鼻塞咽痛，咳嗽身痛肢懈，渴不思饮，此为秋燥夹暑而湿化，即肺燥脾湿之证，治宜辛凉解表，化气开湿，可用葱豉桔梗汤，加杏仁、牛蒡子、枳壳、藿香、佩兰。

葱豉桔梗汤：方见感冒。

（2）初病即感喉痒而咳，咳甚则痰中带血，腹部烙热，两胁刺痛，下利肛门灼热，舌燥起刺而有裂纹，此为秋燥火暑，已从火化，即肺燥肠热之证，治宜甘凉清润，润燥坚肠，可用阿胶黄芩汤。

阿胶黄芩汤：阿胶、白芍、黄连、生地黄、黄芩。

（3）烦渴不解，灼热自汗，肢厥干呕，或气冲脘痛，此为胃燥肝热，当甘寒救液，清润肺燥，兼疏肝木，可用清燥养营汤去当归、陈皮，加黄柏、龙胆草。

清燥养营汤：生地黄、知母、当归身、陈皮、白芍、天花粉、甘草、梨汁。

（4）动风而瘛疭，则由上方加凉息之药，如羚羊角、钩藤、鲜石斛。

秋燥治疗原则：本病最易伤及阴分，在上则鼻燥咽干，在中则燥渴，在下则大便难。因此治疗本病时，应当以润燥为主，上燥宜救津，中燥宜增液，下燥宜滋血，久燥宜填精。以上是治疗本病的法则。

（三）医案

1. 秋凉燥气

患者：于某，女，20岁。

初诊：患者素禀虚弱，忽患恶寒，咳而无痰，当地医治后反增胸膈烦满，咳逆更甚，寒热交作，脉浮弦，沉取弱，舌苔薄白，本证系秋凉燥气。

处方：紫苏梗 10g，橘红 10g，蝉蜕 10g，淡豆豉 12g，甜杏仁 12g，川贝母 10g，前胡 10g，瓜蒌仁 10g，水煎服。

复诊：服 1 剂，脉证如上，寒热少减，仍咳。邪不去，则肺不清；肺不清，则咳不止。故按原方继服 3 剂，病愈。

2. 血亏液燥

患者：张某，女，51岁，住曲里铺。

初诊：患者平素血亏液燥，大便困难，恶寒作咳，胸膈烦满，脉右部弦劲，左部小涩。证属阳明本燥，加感燥气之胜气，肺受病，则气机不宣，是以大便不通。

处方：紫苏梗 10g，杏仁 10g，桔梗 10g，陈皮 10g，瓜蒌皮 12g，淡豆豉 12g，葱白 2 株，煎服。

复诊：服药 2 剂，畏寒已去，咳亦减，唯大便已 5 日未行，遂开提肺气，使上焦舒畅，则下窍自通。

处方：瓜蒌皮 15g，马兜铃 12g，紫菀 10g，柏子仁 12g，火麻仁 10g，杏仁 10g，桔梗 10g，煎服。

三诊：上方继服，下燥屎数枚，肛门痛裂，仍原方加减。

处方：生地黄 15g，麦冬 12g，马兜铃 12g，柏子仁 15g，瓜蒌皮 12g，紫菀 10g，火麻仁 10g，黑芝麻 10g，桔梗 10g，杏仁 10g。连服 2 剂病瘥。

3. 风热灼于肺胃

患者：刘某，女，27 岁。

初诊：久晴无雨，秋阳燥热。初起头痛身热，咳嗽少痰，胸胁疼痛，鼻干唇燥，口渴心烦，夜不成寐，舌苔薄白而干，脉浮弦而数，此属秋温时邪，治宜辛凉甘润之剂。

处方：知母 10g，石膏 30g，川贝母 10g，天花粉 10g，枇杷叶 10g，杏仁 10g，薄荷 6g，瓜蒌皮 15g，甘草 3g，桑叶 10g，鲜梨皮 2 个，煎服。

复诊：热减寐安，胁痛亦减，咳嗽未平，咽燥烦渴，舌红脉细涩，拟清肃之剂，以利上源。

处方：沙参 12g，知母 10g，川贝母 10g，桑白皮 10g，杏仁 10g，蛤粉 12g，枇杷叶 10g，竹茹 12g，煎服。

三诊：服 2 剂，热势已退，烦渴亦止，但咳嗽仍频，脘闷腹胀，大便不爽，小便短涩，苔薄白，脉涩小。此为燥邪伤津所致，处以增液润肠之剂。

处方：玄参 15g，瓜蒌仁 15g，杏仁 12g，柏子仁 15g，生地黄 15g，麦冬 12g，决明子 15g，火麻仁 12g，白蜜（分数次调入）100g。

按上方进 2 剂，症除病愈。

4. 妊娠伤燥

患者：韩某，女，29 岁，住韩庄。

妊娠近 7 个月，燥气为病，寒从背起，微热，脉滑数，舌苔薄白，咳嗽音哑。《黄帝内经》云："人有重身，九月而喑。"依此相推，此证非子喑。可知 7 个月肺经司胎，咳逆音哑，显系肺金被燥气所侵之证，宜辛凉解表，加桑叶、菊花、橄榄。

处方：薄荷 10g，前胡 10g，淡豆豉 12g，瓜蒌皮 10g，牛蒡子 10g，菊花 12g，桑叶 6g，橄榄 10g，煎服。

按上方连进 3 剂，咳止音扬，病愈。

5. 燥气伏邪作咳

患者：王某，女，44 岁。

患者平素身体虚弱，患干咳无痰已 10 余天，脉两寸细数，余部皆平。本病为燥气伏邪作咳，非新感风寒之咳，治当清润肺金，遂拟清宣之剂。

处方：川贝母 10g，牛蒡子 10g，马兜铃 6g，杏仁 12g，瓜蒌皮 12g，桔梗 10g，菊花 12g，梨皮 2 个。

按上方连服 3 剂，咳止病瘥。

6. 燥气刑金

患者：薛某，女，35 岁。

初冬患干咳喉痛，曾经公社医院治疗月余未效，反增咯血，脉左部缓小，右部搏指，舌绛根黄，证属燥气化火刑金。虽干咳吐红，但真阴未损，宜清肺理燥。肺得清肃，则咯血自平，血亦自止。

处方：桑叶 12g，杏仁 12g，马兜铃 12g，川贝母 10g，枇杷叶 12g，栀子 10g，瓜蒌皮 20g，梨皮 2 个，橄榄 10g，煎服。

按上方连服 5 剂痊愈。

九、冬 温

（一）病因

冬应寒而反温，非其时而有其气，感之成病，名为冬温。冬令非时之暖，此是阳气外泄，而失封藏之令。人体正气如果亏损，亦如有泄冬藏，这时就容易感受本病，即所谓邪之所凑，其气必虚者是也。根据临床辨证，本病可分为卫、气、营、血4类。

（二）辨证治疗

1. 邪在卫分

症状：头痛无汗，恶寒发热，口渴鼻干，或鼻塞流涕，咳嗽咽干。

舌象：苔白或微黄。

脉象：脉多浮数。

治疗：治宜辛凉解表法，可用淡豆豉、桔梗、山栀、薄荷、连翘、甘草、忍冬藤、葱白、莱菔子。

2. 邪入气分

症状：汗出身热不解，口渴恶热，咳嗽胁痛。

舌象：苔黄糙。

脉象：滑数。

治疗：治宜清里泄热。可用生石膏、知母、玄参、淡竹叶、焦山栀、芦根。如烦躁不安，谵语便秘，满腹拒按，脉弦而滑，此为邪已传腑，治宜增液承气汤，可用大黄、玄明粉、甘草、何首乌、生地黄、玄参。

3. 传入营分

症状：表热不扬，渴不思饮，里热炽盛，烦躁少寐，甚则神昏谵语，斑疹隐隐。

治疗：此时仍可由营转气，治宜清气透营法，可用玄参、连翘、莱菔子、金银花、生石膏、淡豆豉、生地黄、竹叶心。

4. 邪陷血分

症状：烦躁，神昏谵语，斑色紫黑，或隐现不常，甚至寻衣摸床，手足震颤，势在险境，极易厥脱生变。

舌象：舌绛。

治疗：治宜导赤清心法，用化斑汤，或用清营导浊方，还可加生地黄、滑石、玄参、木通、牡丹皮、莲子心、竹茹、灯心草。

化斑汤：石膏、知母、甘草、玄参、犀角（现用水牛角代）、粳米，水煎服。

方解：温毒入里，营血热炽，是发斑的主要原因，所以用白虎汤清阳明胃经温热，加犀角（现用水牛角代）、玄参，以清热解毒，凉血滋阴。若再加入金银花、大青叶，则可泄心胃热毒；生地黄助玄参滋阴；牡丹皮助犀角（现用水牛角代）凉血，这样效果更好。

清营导浊方：犀角（现用水牛角代）、黄连、生大黄、枳实、木通、牡丹皮、赤芍、青竹心。

冬温与伤寒之相同点：本病与伤寒在同一季节发生。本病邪在卫分，与伤寒有同样的症状，亦见发热，头痛，无汗。

冬温与伤寒之区别点：伤寒有头项强痛，骨节疼痛，脉象浮紧等症状。本病则见口渴，鼻干，唇燥，咽干，脉象浮数。

（三）医案

1. 冬温

患者：杨某，男，19 岁。

初诊：初恶寒发热，寒轻热重，前医误以伤寒治疗，服药后汗出不解，四肢如冰，神昏发痉，牙关紧闭，人事不知。本证系外感风寒，内有伏热，服辛温发散剂后，风寒得解，邪热内陷，热急发痉。《黄帝内经》认为，热深厥亦深。遂拟芳香开窍，甘寒救津，清热化痰之剂，以救垂危。

处方：鲜石斛 15g，麦冬 15g，鲜石菖蒲 15g，川贝母 10g，远志 10g，犀角（现用水牛角代）6g，芦根 120g，甘蔗汁 60g，藕汁 60g，兼服安宫牛黄丸 1 丸。

复诊：上方连服 2 剂，手足转温，痉厥稍平，继以上方加太子参（西洋参）20g，磨汁。

三诊：翌晨，神识渐清，午后全身发热，脉转浮数，舌苔微黄，仍原方佐以化痰安神之品，又服 3 剂病愈。

2. 冬温肺胃合病

患者：石某，男，30 岁。

偶患冬温，已有 10 日，经多处治疗不效，现口渴喜凉，咳嗽发喘，甚则呕吐，痰内时有鲜血。《黄帝内经》有肺咳之状，咳甚唾血；胃咳之状，咳甚欲吐之记载。脉洪数，两寸独大，舌绛苔黄，此为两伤肺胃，故拟清宣肺胃之剂。

处方：牛蒡子 10g，川贝母 10g，马兜铃 10g，杏仁 12g，瓜蒌皮 12g，桑叶 12g，枇杷叶 10g，天花粉 10g，鲜石斛 12g。

按上方连服 3 剂，诸症已平，继以调养胃气，病获痊愈。

3. 冬温伤阴

患者：刘某，男，41 岁，住铜山县刘庄。

初诊：患冬温病，经当地医治不效，来此治疗。现发热颧赤，咳嗽痰红，脉细小滑数。本证为温热伤肺，当用甘凉养阴，辛凉透热，清肺安络法主之。

处方：沙参 15g，玉竹 15g，玄参 12g，墨旱莲 12g，枇杷叶 10g，桑叶 10g，牡丹皮 10g，地骨皮 12g，川贝母 10g，蝉蜕 10g。

复诊：上方服用 3 剂，热退血止，病势大为减轻，唯咳嗽仍存，午后颧红未除，脉转缓和。仍按原方加减。

处方：沙参 15g，玉竹 15g，玄参 12g，枇杷叶 10g，鳖甲 25g，龟甲 30g，冬桑叶 10g，牡丹皮 10g，地骨皮 12g，川贝母 10g，煎服。

按上方继进 3 剂病愈。

4. 经期新感冬温

患者：刘某，女，20 岁。

初诊：患者长期月经不调，一月两至，平时血海蓄热。今偶患冬温，发热咳嗽，胸闷喉痛，此时天癸又至。根据病情，思考再三，若以黄芩、黄连、栀子祛其热，恐有碍月事，倘用当归、川芎、艾叶之类调其经，反不利温气。此证见口不作渴，故知其邪在肺，而不在胃；腹不作痛，故知其经困热，而不困寒。因温邪告急，必得先治其标，故用治肺之法，治上而不妨下。

处方：牛蒡子 10g，川贝母 10g，桔梗 10g，射干 10g，桑叶 10g，薄荷 10g，瓜蒌皮 12g，甜杏仁 12g，青果 3 个为引，煎服。

复诊：服药 3 剂，身热已清，咳嗽亦减，但少腹转痛，天癸滴沥不绝。仍拟原方加香附 15g，泽兰 12g，又服 2 剂，诸恙平复。

十、温 毒

（一）病因

温毒是伏气温病的一类，多见于春季。本病因冬时温暖，热毒内伏，至春季气候骤升，伏毒与时热并发所致。其发病骤急，故而多有"发颐""喉肿"之合并病证出现。

（二）辨证治疗

1. 里热炽盛

症状：来势颇为凶险，壮热气粗，胸闷烦躁，面红娇赤，口渴错语，坐卧不安。

脉象：洪滑数大。

治疗：急予清里泄热，可用生石膏、知母、玄参、怀山药、淡竹叶、焦山栀、牛蒡子、板蓝根。

2. 气营同病

（1）若斑出形如蚊迹，颜色红活，症状轻减者，治宜清气透营，可用玄参、连翘、炒牛蒡子、金银花、生石膏、淡豆豉、鲜地黄、竹叶心之类。

（2）若斑出如锦纹，烦热不减，甚则狂乱躁扰者，可用犀角黑参汤，或急予凉血消瘀之药，可用犀角（现用水牛角代）、牡丹皮、桃仁、生地黄、石菖蒲、赤芍、郁金、连翘、竹沥、玄参、金银花，加紫雪丹。

犀角黑参汤：犀角（现用水牛角代）、黑参、升麻、射干、黄芩、人参、甘草。

（3）若斑色紫，腹满便秘，脉沉实者，治宜清营导浊，可用犀角（现用水牛角代）、黄连、生大黄、枳实、木通、牡丹皮、赤芍、青竹叶。

3. 气营两燔

症状：斑疹不易透出，高热，神昏谵语。

脉象：弦数。

治疗：以透斑为要，可用犀角大青汤，或清里泄热之药，如用生石膏、知母、玄参、山药、淡竹叶、栀子、犀角（现用水牛角代）、生地黄、淡豆豉。

犀角大青汤：犀角（现用水牛角代）、大青叶、玄参、升麻、黄连、黄芩、黄柏、栀子、甘草。

4. 温毒上犯

温毒未发斑疹，见咽痛，喉肿，颊肿，面赤，可用青盂汤，以及三黄二香散（外敷）。

青盂汤：荷叶、生石膏、羚羊角、知母、蝉蜕、僵蚕、金线重楼、甘草。

三黄二香散：黄连、黄柏、生大黄、乳香、没药，共研细末，香油调敷。

5. 大头瘟

喉不痛，但外肿，甚则耳聋，俗称大头瘟、虾蟆瘟者，可用普济消毒饮，或用清凉解毒药，如牛蒡子、连翘、玄参、金银花、板蓝根、土贝母、僵蚕、人中黄。

普济消毒饮：黄芩（酒炒）、黄连（酒炒）、牛蒡子、玄参、甘草、陈皮、板蓝根、马勃、连翘、薄荷、升麻、僵蚕、柴胡、桔梗（另加人参）。

方解：本方中用黄芩、黄连泄心肺间的邪热，玄参、陈皮、甘草泻火补气，连翘、薄荷、牛蒡子清热散风，板蓝根、马勃、僵蚕散肿消毒，升麻、柴胡散阳明、少阳二经的阳气，桔梗引药上行，从而合成一个具有清热解毒、散风退肿作用的方剂。

若大便秘结可予清热凉膈法，用薄荷、生大黄、连翘、枳实、瓜蒌皮、栀子、黄芩、玄明粉、淡竹叶之类。

对斑色泽的辨证：古人对斑的颜色和部位非常重视，认为红赤者热，紫赤者热甚，黑者为胃烂，鲜红发出者吉。虽大亦不妨，但忌稠密成片。紫黑或杂黑色，偏身发黑者，似重反轻；心窝内发者，似轻反重。这都是前人之宝贵经验，在辨证上亦应很好地作为参考。

（三）医案

1. 温毒发腮

患者：欧某，女，22岁。

温毒内蕴，伤及气分，发为肿腮。经西医治疗5天未解，右颧腮及颌下，均肿高如盘，焮痛灼热，舌苔黄燥，脉浮数，咽喉隐痛，呼吸稍感困难。遂拟普济消毒饮加大黄连服 3 剂，热退肿消，病愈。

处方：马勃 12g，牛蒡子 15g，金银花 15g，连翘 15g，桔梗 10g，薄荷 10g，僵蚕 10g，大青叶 15g，玄参 12g，黄连 6g，黄芩 12g，陈皮 10g，甘草 6g，大黄 30g，芦根 120g，煎服。

2. 温毒发斑

（1）患者：谢某，女，19 岁，住大湾。

初诊：温毒内陷，伤及营分，发为紫斑，两颧呈现紫红，高热，神倦，齿龈出血，脉象浮数，右甚于左，舌绛苔微黄，治宜清宣解毒施治。

处方：桑叶 12g，菊花 10g，牡丹皮 10g，栀子 10g，淡竹叶 10g，紫草 15g，车前子 15g，连翘 10g。

复诊：服 2 剂，热清神爽。原方加大青叶 15g，茵陈 15g，嘱服 2 剂。

三诊：症状均减，但遍身斑点暴发，大便黏滞不畅，内热仍炽，治宜泄热清火，拟龙胆泻肝汤加味主之。加大黄、芒硝祛实火；紫花地丁、绿豆、苦杏仁助以消毒；紫雪丹除其阳邪，以防陷里。

处方：龙胆草 10g，栀子 10g，泽泻 10g，生地黄 12g，白芍 10g，车前子 12g，木通 10g，大黄 15g，芒硝 15g，紫花地丁 20g，苦杏仁 10g，甘草 5g，绿豆 30g，黄芩 10g，并加服紫雪丹，嘱服 2 剂。

四诊：遍身斑纹略退，症现咬牙，便秘，尿赤，乃火郁内炽，二阴不利之证。按上方加升麻 6g，玄参 12g，紫草 12g，嘱服 2 剂。

五诊：斑减退，余毒尚存，仍咬牙。此为肝经余热未尽，仍拟原方泻肝化斑，祛除余邪，嘱服 2 剂。

六诊：斑退未能尽除，余毒未清，仍以前法，拟普济消毒饮加紫草、牡丹皮、绿豆，服 3 剂，病收全功。

处方：黄芩 15g，黄连 10g，陈皮 10g，甘草 6g，玄参 12g，柴胡 10g，桔梗 10g，连翘 10g，板蓝根 25g，马勃 10g，牛蒡子 10g，薄荷 10g，升麻 5g，紫草 5g，僵蚕 10g，牡丹皮 10g，绿豆 30g，煎服。

按上方连服 2 剂，痊愈。

（2）患者：左某，男，5 岁。

初诊：患温毒发斑，经西医诊断为维生素 C 缺乏病，不治，嘱往外地治疗，患者遂来寻中医治疗。现临床表现为发热，遍身紫斑，口龈出血，其皮肤用手按之，即变色出血，脉象沉细而数，唯精神表现尚好。治宜活血解毒，拟五黄败毒饮加减主之。

处方：黄连 10g，黄芩 10g，黄柏 10g，生地黄 25g，犀角（现用水牛角代）6g，当归 10g，紫草 12g，栀子 10g，桃仁 15g，红花 15g，淡竹叶 6g，甘草 6g，灯心草 3g，水煎分 4 次服。

复诊：进 2 剂，热退，血外流减少，仍原方加丹参 10g，石膏 30g，芦荟 10g，知母 10g。

三诊：继服 2 剂，热退血止，时腹痛亦除，仍按原方继服 1 剂。

四诊：诸症大退，饮食大增，遂改用逐瘀活血法，拟血府逐瘀汤，服 1 剂，病愈。

处方：犀角（现用水牛角代）3g，紫草 10g，甘草 3g，大黄 10g，柴胡 6g，当归 10g，赤芍 6g，生地黄 20g，桔梗 10g，枳壳

6g，桃仁 12g，红花 10g，煎服。

3. 大头瘟毒

患者：张某，女，45 岁。

初诊：面部浮肿焮红，头部肿大如斗，糜烂浸淫，流黄黏水，瘙痒而痛，壮热不绝，午夜尤甚，口舌干燥，烦扰难眠，脉象滑数，舌苔黄腻质红。本证系湿邪夹毒，上壅阳络，脉络阻塞，肝胆火炽所致，治宜泻火解毒，拟普济消毒饮加减。

处方：马勃 12g，牛蒡子 15g，金银花 15g，连翘 12g，桔梗 10g，玄参 12g，荆芥 10g，薄荷 12g，大青叶 25g，黄芩 15g，黄连 12g，僵蚕 10g，陈皮 10g，大黄 15g，甘草 5g，淡竹叶 3g，芦根 120g。

复诊：服药 2 剂，未见显著收效，遂改拟防风通圣散，重用大黄、芒硝。外用三黄二香散敷患处。

内服：防风 10g，荆芥 10g，连翘 10g，麻黄 10g，薄荷 10g，川芎 10g，当归 10g，白芍 10g，白术 10g，栀子 10g，黄芩 15g，桔梗 10g，石膏 45g，滑石 30g，甘草 6g，大黄 25g，生姜 5 片，葱白 2 株，煎服（防风通圣散）。

外敷：黄连 30g，黄柏 30g，生大黄 45g，乳香 20g，没药 20g，共为细末，香油调敷（三黄二香散）。日外敷 3 次。

三诊：服 2 剂，脉见缓，舌如上，红肿火炽仍存，继服原方。

四诊：又服 3 剂，肿消热退，夜睡亦安，脉缓和，舌苔已退，病邪外解，尚有余热未尽，再拟生津泻火，以防伤耗胃津。

处方：生地黄 25g，黄芩 10g，黄连 10g，金银花 15g，天花粉 25g，浙贝母 10g，僵蚕 10g，茯神 10g，赤芍 10g，芦根 100g。

按上方又服 2 剂，痊愈。

4. 温毒败血

患者：欧某，男，23 岁。

初诊：面部、胸膈，以及双上肢发现青紫色，似如靛染，两手肿若木棒，头痛身热，脉洪数，舌苔黄腻，质赤。证系温毒内陷阻络，循环阻碍所致，拟清热解毒。

处方：白芷 15g，紫花地丁 20g，蒲公英 30g，夏枯草 30g，白矾 10g，草河车 15g。

复诊：服用 2 剂，诸症均减轻，脉舌同上，仍原方加减。

处方：白芷 15g，紫花地丁 25g，蒲公英 30g，夏枯草 30g，白矾 10g，金银花 60g，玄参 60g，当归 30g。

三诊：又服用 2 剂，脉已缓，舌苔渐变，青紫减退，唯两手肿未尽消，改拟人参败毒散加荆芥、防风、地榆。

处方：党参 10g，柴胡 10g，前胡 10g，羌活 10g，独活 10g，桔梗 10g，枳壳 10g，川芎 10g，荆芥 10g，防风 10g，地榆 30g。

按上方连服 3 剂，诸症消失，病得痊愈。

5. 温毒变牙疳

患者：项某，男，46 岁。

初诊：初发病，发热头痛，继而全身发现红色斑点，后即变为青紫，西医确诊为维生素 C 缺乏病，病情危重，未予治疗，遂来此诊治。诊其脉，右大于左，舌干燥，苔有半指厚，干黄如树皮状，舌尖红。大便已 11 天未解，小便短赤，大渴引饮，齿龈糜烂满口，牙齿动摇欲脱，吐有淡红色血水。根据以上情况，断为温毒性走马牙疳，急拟清凉败毒兼降肝火之剂。

处方：牛蒡子 12g，知母 10g，黄连 6g，鳖甲 20g，玄明粉 25g，麦冬 10g，大黄 15g，车前子 12g，甘草 10g，玄参 15g，羚羊角 5g，黄芩 10g，胡黄连 10g，芦荟 10g，天花粉 20g，生地黄 25g，金银花 15g，淡竹叶 10g，灯心草 6g，煎服。

复诊：服 2 剂，大便解燥屎数枚，余症均减，仍原方主之。

三诊：又服 2 剂，热退渴止，齿龈出血亦止，二便正常。继拟清凉解毒，服 3 剂收功。

处方：金银花 20g，玄参 20g，当归 12g，煎服。

十一、霍 乱

（一）病因

霍乱是一种上吐下泻同时并作的疾病，因其来势骤急，顷刻即挥霍缭乱，所以被称为霍乱。本病多发于夏秋之间，由于外感、内伤之因，如不洁饮食，或者邪恶污秽之毒直入中道，清浊混淆，乱于肠胃所致。参考古代文献及据临床所见，本病可分为寒霍乱、热霍乱、干霍乱。

（二）辨证治疗

1. 寒霍乱

症状：霍乱初起，忽然吐利交作，所吐之物，初为食物，继则混白如米泔，不甚臭，亦无后重感，形寒，腹部甚痛，手足不温，头汗出，面色㿠白，无热性证候。

舌象：舌苔水滑。

脉象：脉来沉小。

治疗：治宜温中祛寒，可用理中汤，甚则可用四逆汤。

理中汤：炙甘草、人参、白术、黑干姜，水煎分3次温服。

方解：人参补气益脾，白术健脾燥湿，甘草和中补脾，干姜温胃散寒。所以本方能治疗由于脾胃被寒邪所伤，发生呕吐、大便下利、腹痛、口不渴等中焦阳虚寒盛的证候。

四逆汤：干姜、生附子、炙甘草，水煎分2次服。

方解：用干姜、附子的大热来伸发阳气，祛散寒邪；又配以甘草，甘温益气补中，既助阳气伸发，又防大热上攒。所以本方对阴寒厥逆，身疼腹痛，下利清谷，恶寒，口不渴，以及太阳伤寒，头痛发热，身疼，而脉反沉的证候有较好疗效。

（1）倘若吐利不止，脉微欲绝，此为阳气欲脱，气阴亦伤，治宜回阳救逆，补益津气，可用四逆加人参汤。若转筋者，可和吴茱萸木瓜汤同用。

四逆加人参汤：加人参助阳气，补阴血，以复脉。

吴茱萸木瓜汤：吴茱萸、木瓜、食盐。

（2）吐利停止后，微有轻度发热、渴欲饮水、小腹不利等症，此因余邪稽留于体表，膀胱之气不化所致，可用五苓散，以化气利水和表。

五苓散：白术、猪苓、茯苓、泽泻、桂枝（也可用肉桂）。

方解：同伤寒。

（3）吐利止后，身体疼烦，可用小量桂枝汤调和营卫。本证用雷公散纳脐中，外用膏药贴之即愈，不愈再灸。

桂枝汤：同伤寒。

雷公散：肉桂、母丁香、硫黄、生香附、麝香，共为细末。外用膏药贴之即愈，不愈再灸。

（4）若病起于仓促之间，汤剂不及，可用霹雳散或蟾酥丸以救其疾。另用食盐填满脐中，大艾团灸之。

霹雳散：附子（浓甘草汤煎去毒）、吴茱萸（泡去第 1 次汁，盐水微炒）、丝瓜络（烧酒洗）、陈灶心土（烧酒 1 小杯吸干）、木瓜、丁香（蒸晒），共为极细末。外以醋、盐、藕肉，煎滚，瓦上炙存性，研。每病止需用半服，参汤下。

蟾酥丸：蟾酥（烧酒化）、朱砂（飞）、雄黄（飞）、茅山苍术（土炒焦）、丁香、猪牙皂、麝香，7 味各研极细末，蟾酥打丸，凤仙子大，朱砂为衣，放舌底化下，重者二三丸。

2. 热霍乱

症状：吐利并作，身热烦躁，腹中绞痛，吐泻物有热臭，头重或痛，吐利稍久，至目陷转筋。

舌象：苔黄腻。

脉象：脉来弦滑而数，如腹疼甚时，亦可脉伏若绝。

治疗：此证因暑湿停滞，以致寒热格拒于中焦所致，治宜辛开清解，可用藿香左金丸或连朴饮。

藿香左金丸：藿香、吴茱萸、黄连、郁金、枳壳、厚朴、制半夏、砂仁、猪苓、茯苓、车前子、六一散。

连朴饮：方见湿温。

（1）吐下脘痞烦渴，苔色白腻，外有恶寒症状，此为暑秽夹湿，蕴于中焦所致。治宜辛开苦泄，可用燃照汤、蚕矢汤之类。

燃照汤：滑石、淡豆豉（炒）、焦山栀、黄芩（酒炒）、佩兰、制厚朴、制半夏，水煎去渣，研入白豆蔻，温服。苔腻而厚浊者，去白豆蔻，加草果仁。

蚕矢汤：晚蚕沙、生薏苡仁、大豆黄卷、陈木瓜、黄连（姜汁炒）、制半夏、黄芩（酒炒）、通草、焦栀子、陈吴茱萸（泡淡），地浆或阴阳水煎，稍凉徐服。

（2）忽然吐下并作，吐利物尚未变米泔，微形寒而尚未发热，苔水滑，脉弦。可用姜半夏、灶心土、生姜、藿香叶，煎服。

本证配合针灸疗法：十二井、尺泽、委中放血，中脘、内关、足三里针之。热盛加曲池、合谷；转筋取承山、昆仑；呕吐不止刺金津、玉液；泻不止加天枢。

3. 干霍乱

症状：欲吐不吐，欲泻不泻，烦躁闷乱，腹中绞痛，痛甚如刀劈，甚则面色青惨，昏聩如迷，四肢厥冷，头汗如雨。

脉象：六脉细微沉伏。

治疗：此由宿食与寒气相转结，郁极不发，以致阴阳痞膈所致。当先吐其宿食，急用烧盐方探吐，待吐出后随服太乙玉枢丹，或用三物备急丸，或用厚朴汤。

烧盐方：食盐（烧），以热汤调饮，以指探吐，或用热童便调服更佳。

太乙玉枢丹：山慈菇、五倍子、千金子、红大戟、麝香、雄黄、朱砂，共为细末，糯米糊作锭子，阴干，口服。

三物备急丸：巴豆、干姜、大黄。

厚朴汤：厚朴、枳实、高良姜、朴硝、大黄、槟榔。

本证可用铜钱或铜瓢蘸香油，刮胸前、胁肋、两背、肩臂，向下刮之，刮时自轻而重。颈、额、腿部，用棉纱蘸香油擦之，大小腹软处，用食盐炒热布包，以手擦之。

针灸：十宣出血，针中脘、委中、合谷、内庭等穴。

（三）医案

1. 阴寒霍乱

患者：刘某，女，65岁，住萧县城内。

初诊：忽患霍乱，吐血，腹痛肢凉，诊其脉迟细，神识模糊，断为阴寒之证。急以三棱针刺曲池、委中，继则取中脘、足三里以回阳。复处以挽正回阳之剂。

处方：高丽参9g，白术9g，茯苓9g，甘草5g，肉桂5g，附子6g，炮姜3g，吴茱萸5g。

复诊：服后4小时许，腹部痛甚，汗出淋漓，逆冷益深，猝然昏厥。诊其脉，六脉全无，不语如尸，呼吸微绝，令猝中寒，并发而暴，难分经络，温补自解。

处方：高丽参30g，附子15g，浓煎徐徐灌之。

针灸：人中、百会两穴，1小时许，渐有呼吸，身体稍温。

三诊：按其脉，细如丝，舌淡无荣，苔白而润，四肢转温，人事亦清，吐泻、腹痛均减，当温补脾阳。

处方：高丽参9g，附子6g，姜炭9g，黄芪12g，炙甘草6g，当归身9g，茯神9g，柏子仁12g，大枣3枚。服后痊愈。

2. 霍乱转筋

患者：欧某，男，36岁，住萧城东关。

初诊：忽然吐泻不止，神志昏迷，手足转筋，病势垂危，急用三棱针针刺曲池、委中以致出血，复刺内关、足三里。按其脉，散大无边，两目上视，呼吸急促，鼻翼扇动，四肢厥冷，汗出，遂处以解肌和血剂。

处方：柴胡 6g，葛根 6g，当归 9g，川芎 6g，赤芍 6g，生地黄 12g，枳壳 9g，桃仁 24g，红花 15g，连翘 9g，煎服。

复诊：服后吐泻均止，四肢转温，但反见口渴，烦躁身热。遂改用竹叶石膏汤加石斛、钩藤、玉竹、沙参以养阴，服后即愈。

处方：淡竹叶 12g，石膏 30g，半夏 9g，人参 9g，甘草 6g，麦冬 12g，粳米 9g，石斛 9g，钩藤 9g，玉竹 9g，沙参 15g，水煎服。

3. 伤食吐泻

患者：黄某，男，57 岁，住萧县城内。

初诊：因过食荤酒，夜间忽患腹痛腹泻，汗出肢冷，神疲，面青，脉细如丝，以救急水服下，但即吐出。急取针刺内关、上脘、足三里。忽现口渴身热，舌干声嘶，烦扰不安，津液内竭，势将虚脱，急以救阴养液、救津防脱。

处方：石斛 9g，竹茹 9g，芦根 60g，焦山楂 12g，建神曲 12g，藿香 9g，山药 9g。

复诊：服后，吐泻均止，胸膈宽畅，仍以原方加减主之。

处方：石斛 9g，焦山楂 12g，建神曲 12g，藿香 9g，山药 9g，玉米 15g，白术 9g，麦芽 12g。服后而愈。

4. 吐泻后呃逆

患者：陈某，男，59 岁，住萧县陈腰庄。

初诊：忽患腹痛，继而吐泻不止，遂请当地西医治疗，治疗后吐泻止，而转呃逆。今诊其脉，虚而弦，舌质绛，苔黄浊，尿赤，腹痛，呃逆连发不绝。究其病因，系伤食而起，胃肠功能已经受损，由于多用荡涤药物，以致消化更弱。现证表现为虚中夹实，故攻补之法皆不可用，遂采用降逆和胃之法主之。

处方：陈皮9g，姜半夏9g，茯苓9g，甘草5g，竹茹9g，厚朴9g，吴茱萸9g，豆卷9g，薏苡仁12g，黄连6g。

复诊：上方服2剂后，症状大有好转，遂处以调理脾胃之参苓白术散，连用3剂，病得痊愈。

处方：人参、茯苓、炒白术、陈皮、炙甘草、山药、炒白扁豆、莲子肉、炒薏苡仁、桔梗、砂仁，共为细末，大枣煎汤送下。

5. 吐泻伤津

患者：吴某，女，42岁，住萧县城内。

初诊：忽患呕吐，下利清谷，神识模糊，手足厥冷，脉微欲绝。此证非用大温之药物，不能挽救欲绝之阳，遂急处以通脉四逆汤。

处方：干姜18g，附子12g，炙甘草9g，煎服。

复诊：连服2剂，脉续出，手足转温。由于津液过伤，口渴欲饮，遂处以四逆汤加人参，以生其津。

处方：炙甘草9g，干姜9g，附子12g，人参9g。药煎成后，入童便半杯。服后吐泻止，手足温和，口不渴，遂愈。

十二、疟　疾

（一）病因

疟疾是一种寒热往来，发作有时的病，有一日一发的，有间日一发的，也有三日一发的。其发作有一定的季节流行性，如《黄帝内经》说："夏伤于暑，秋必痎疟。"本病散见于各个季节，春季有风疟，秋季有寒疟，夏季有暑疟，长夏有湿疟等。此外，又有因地区关系而发生的病证，如岭南烟瘴之地多有瘴疟；疫区由于疫气的蔓延，则多有疫疟等。疟疾邪浅则一日一发，邪稍深则间日一发，邪再深则三日一发。移早是邪达于阳，移晏则是邪陷于阴。邪气轻而正气不虚的，则寒热相等，而发作有时；邪气重而正气怯弱的，则寒热模糊，势必混而不分。这就是临床常见的病情，可以作为治疗用药时的依据。

（二）辨证治疗

1. 普通疟疾

（1）无论一日发、间日发，或三日发，治疗上均以和解为主，可用小柴胡汤或清脾饮加减。

小柴胡汤：方见伤寒。

清脾饮加减：青皮、厚朴、柴胡、黄芩、半夏、甘草、茯苓、白术、草果、生姜。

方解：青皮、柴胡破滞而伐肝；半夏、厚朴行痰而平胃；茯苓用以渗湿；黄芩用以清热；草果辛热能散太阴之秋寒；阴痰而截疟，盖先祛其害脾者，而以白术、甘草调而补之。

（2）疟疾发作三五次后，可用截疟之法，如止疟丹或常山饮之类。

止疟丹：常山、草果仁、半夏曲、香附、青皮、六神曲，米饮煮糊为丸，朱砂为衣，大枣煎汤化送。

常山饮：常山（酒炒）、知母、贝母、草果（煨）、槟榔、乌梅、生姜、大枣，用水和酒各半同煎取汁，放外面露一晚，次日早晨太阳未出时空腹温服。

方解：用常山破除疟疾；槟榔下气破积，消食行痰；知母滋阴清热；草果温脾除寒；贝母助常山、槟榔除痰；乌梅生津清热；姜、枣调和营卫。因此，本方具有截疟除痰作用和截止疟疾发作的功用。由于常山专能除疟疾，所以用其作为方名。

（3）疟久不愈，脾胃已虚，可用六君子汤加柴胡补之，或用补截兼施的沈氏截疟饮。

六君子汤：人参、白术、茯苓、甘草、陈皮、半夏。

沈氏截疟饮（《沈氏尊生书》）：黄芪、人参、白术、茯苓、砂仁、草果、橘红、五味子、甘草、生姜、乌梅、大枣，水煎服。

（4）病久中气下陷，邪不得出，可用补中益气汤主之。

2. 风疟

感风而得，发于春夏，脉浮大，恶风自汗，烦躁头痛，治宜解散风邪，可用芎苏散。若热甚烦躁，自汗不解，可用桂枝黄芩汤。

芎苏散：紫苏叶、柴胡、半夏、黄芩、陈皮、枳壳、桔梗、川芎、葛根、甘草、生姜、大枣，水煎温服。

桂枝黄芩汤：即桂枝汤加黄芩。

3. 温疟

一般是先热后寒，热重而微寒，骨节烦疼，时呕吐汗出，口渴，或有咳嗽，脉弦数，苔黄。可用柴胡白虎汤，或蒿芩清胆汤，或白虎加桂枝汤。热多发于夜间者，可用青蒿鳖甲汤。

柴胡白虎汤：柴胡、石膏、黄芩、麦冬、淡竹叶、甘草。

蒿芩清胆汤：青蒿、淡竹叶、半夏、赤茯苓、黄芩、生枳壳、陈皮、碧玉散（包）。

白虎加桂枝汤：即白虎汤加桂枝。

青蒿鳖甲汤：青蒿、鳖甲、生地黄、知母、牡丹皮。

4. 寒疟

感寒而成，先寒而后热，寒重而热轻，发于秋冬，脉紧，无汗恶寒，可用柴胡桂姜汤。

柴胡桂姜汤：柴胡、桂枝、黄芩、干姜、煅牡蛎、甘草、天花粉，水煎服。

5. 牝疟

因寒邪伏于少阴所致，但寒而不热，振栗，面色惨白，病以时作，脉沉而迟。可用蜀漆散，或用雷氏宣阳透伏法。

蜀漆散：蜀漆（洗去腥）、云母（煅）、龙骨（煅）各等分。

雷氏宣阳透伏法：厚朴、槟榔、草果、炒黄芩、甘草、半夏、藿香、生姜。

6. 暑疟

感受暑邪而为寒热，脉虚，身热烦宽，寒轻热重，唇燥舌绛，渴喜凉饮，可用蒿芩清胆汤（方见本病温疟）。暑热化燥，可用柴胡白虎汤（即白虎汤加柴胡），或用甘寒生津，如生地黄、麦冬、知母、淡竹叶、牡丹皮、杏仁、天花粉、梨汁、甘蔗汁等药。

7. 湿疟

受湿而致，脉濡缓而浮，身痛，脘闷不饥，呕恶，舌苔白腻，喜热饮，大便或秘或溏。此为湿气结痹，宜化湿散疟，可用柴平煎（即小柴胡汤合平胃散），或用半夏、厚朴、白豆蔻、草果、薏苡仁、滑石、通草、茯苓等药。

8. 瘴疟

为岭南气候炎热，感受山岚溪涧之毒而成。其证乍寒乍热，迷闷发狂，须祛瘴涤痰，可用藿香正气散或平胃散加减。

9. 疫疟

因感时疫，夏秋之间，沿门合境。症见寒热多汗而渴，当辟秽除湿。初起时可用达原饮，或不换金正气散。若渴不引饮，汗出不彻，宜化湿清热，可用甘露消毒丹。若高热神昏，可用紫雪丹。

达原饮：常山、槟榔、知母、草果、厚朴、甘草、石菖蒲、黄芩、青皮，清水煎服。

方解：常山、草果、槟榔、厚朴都是涤荡痰涎的要药，无痰不成疟，故本方又善治疟疾；黄芩、知母清瘟疫之热；青皮、石菖蒲清上焦膜原气分；甘草和解中焦气分，并能调和诸药。膜原气清，中气调和，痰涎涤净，瘟疫或疟疾之邪再无地可容，自然消退。

不换金正气散：平胃散加半夏、藿香，亦可做成煎剂。

甘露消毒丹：滑石、茵陈、黄芩、石菖蒲、川贝母、木通、藿香、射干、连翘、薄荷、白豆蔻共为细末。

紫雪丹：方见风温。

10. 痰疟

因素有痰积，或夏季多食生冷引起。症见头痛而眩，痰多呕逆，寒热交作，脉象弦滑。治宜祛痰平疟，可用倪涵初治疟第一方。

倪涵初治疟第一方：茯苓、陈皮、半夏、甘草、柴胡、黄芩、青皮、槟榔、厚朴、苍术、生姜。

11. 食疟

因饮食停滞，感受外邪所致。症见寒已复热，热已复寒，寒热交并，噫气恶食，食则吐痰，胸满腹胀，脉滑有力。治宜清积祛邪，可用柴平汤。

12. 劳疟

疟疾久虚，尪羸气怯，因劳辄发，寒热模糊，最为难治。治宜补中益气汤加牛膝、鳖甲、何首乌，以补气截疟。

13. 疟母

疟久失调，痰夹瘀血聚于左胁之下，结为癥瘕。治宜活血通络，可用鳖甲煎丸，或小柴胡汤加鳖甲、莪术、桃仁。

组方：炙鳖甲、射干、黄芩、柴胡、鼠妇、干姜、大黄、桂枝、石韦（去毛）、厚朴、凌霄花、阿胶、白芍、牡丹皮、土鳖虫、葶苈子、人参、半夏、瞿麦、桃仁、蜂蜜、赤硝、蜣螂，共研细末为丸。

（三）医案

1. 疟转肿胀

患者：廉某，男，53 岁，住萧县廉庄。

初诊：患疟疾，热重寒轻，口渴下泻，服截疟药后，疟疾与泄泻皆止，腹中忽胀，小便短少。诊其脉，缓不及四，沉取有力，舌苔薄白，断为暑疟夹湿之证。究其腹胀原因，其证之邪本当向表分里而出，但误用截法，阻其出路，故欲达表而不能，湿欲下而不得，交阻于中，气机不行，而成肿胀，法当治表为先。

处方：木瓜 15g，青蒿 9g，藿香 9g，青皮 9g，厚朴 9g，杏仁 9g，槟榔 12g，煎服。

复诊：上药服后，每得一矢气，患者腹内即感松快，仍宜原方加减。

处方：木瓜 15g，青蒿 9g，藿香 9g，青皮 9g，厚朴 9g，杏仁 9g，槟榔 12g，莱菔子 12g，鸡内金 9g。

三诊：服 2 剂后，矢气更多，溺亦通快，其腹胀逐渐消失，遂宜以补中益气汤主之。

处方：黄芪 12g，人参 12g，白术 12g，当归 9g，陈皮 6g，甘草 6g，柴胡 3g，升麻 3g，生姜 3 片，大枣 3 枚，煎服。连服 3 剂，得以痊愈。

2. 疟邪乘入血室

患者：孟某，女，19 岁，住萧县陈庄。

初诊：患者偶感微恶寒而后发热，口渴有汗，连日三发，诊其脉，弦而数，舌苔黄腻。因夏伤于暑，加感秋风成疟，遂以辛散太阳之药主之。

处方：桂枝 9g，防风 9g，前胡 9g，淡豆豉 12g，甘草 6g，秦艽 9g，藿香 9g，煎服。

复诊：服后疟势未减，夜间有谵语。诊其脉，与上仿佛，但左部形似有力。《伤寒论》有云："昼日明了，暮则谵语，如见鬼状者，此为热入血室。"脉左胜于右，疑其血室受邪，即询其经期，言及昨日经来甚少，以后未行。显然此为热入血室之证，仍宜前方加减主之。

处方：桂枝 9g，前胡 9g，甘草 6g，秦艽 9g，藿香 9g，当归 9g，赤芍 6g，川芎 9g，柴胡 9g。

三诊：服后经水复来，点滴很少，谵语去，疟疾仍按时发作。诊其脉，左部转柔，他部弦滑。仍继以原方主之，嘱服 2 剂。

四诊：服后疟势渐衰，遂处以达原饮加减主之。

处方：厚朴 6g，槟榔 12g，草果 6g，藿香 9g，半夏 9g，柴胡 9g，甘草 6g，黄芩 9g，大枣 3 枚，清水煎服。

按上方连服 2 剂，疟邪遂解。

3. 寒疟温补治验

患者：李某，男，62 岁，住萧县梅村。

患者平素有虚寒证，大便常溏，忽患疟疾病，寒热交作，汗少，经治疗不效，来此就诊。诊其脉，紧而弦，舌苔薄白。因其先寒后热，隔日而来，遂断为寒疟。其体质本寒，加感秋凉而致病，宜以附子理中汤加味主之。

处方：附子12g，人参9g，白术9g，干姜9g，甘草9g，柴胡12g，草果9g，藿香9g，陈皮6g。

服2剂后，周身微汗，寒热渐轻。继服2剂，疟疾遂不复发。

4. 湿疟辛散得效

患者：刘某，女，41岁，住萧城。

因平素经常在水里作业，感受其湿，偶患疟疾，每日发作1次，已连续半月，服疟疾药物均不见效，注射奎宁亦未见功，来此就诊。按其脉，缓大有力，舌苔薄白，周身浮肿而疼，寒热无汗，连日发作，遂诊为湿疟。湿盛则肿，风能胜湿，宜以辛温散邪，处以羌活胜湿汤加味主之。

处方：羌活9g，独活9g，防风9g，川芎3g，藁本6g，蔓荆子6g，甘草6g，草果6g，厚朴6g，水煎服。连服3剂痊愈。

5. 温疟清凉得安

患者：张某，男，50岁，住萧县王庄。

初诊：长夏之季，偶患发热，每至下午即起高热，延医所治均未见效，来院就诊。诊其脉象，濡而弱，舌苔微燥而黄。根据以上症状，认为此证似属暑热，但每至高热之后，继有洒淅恶寒之象。《黄帝内经》有云："先热后寒，病以时作，名曰温疟。"本证最易伤阴，最忌温散，遂治宜清凉透邪之法主之。

处方：石膏60g，连翘9g，淡竹叶9g，淡豆豉12g，绿豆衣9g，芦根60g，煎服。

复诊：服药后，热势减少，但渴之症状未退，仍宜原方加味主之。

处方：石膏 60g，麦冬 12g，生地黄 12g，淡竹叶 9g，连翘 9g，淡豆豉 12g，绿豆衣 9g，芦根 60g。

照上方连服 2 剂，病得痊愈。

6. 肾发牝疟

患者：李某，女，59 岁，住萧县城内。

患者孤居生活，时有腰痛，每剧痛时，腰似刀截，并淋沥带下。时已初秋，气候仍炎热似夏，因晚坐于庭纳凉，加之渴而饮冷，阴邪遂乘虚而入，而陷于少阴。现有脉来沉小，恶寒而不恶热，肌肤有浮肿之象，面色萎黄，饮食少欲，不知其味，舌苔淡黄。根据以上症状，断此证为阴虚邪陷牝疟。

处方：熟地黄 24g，山药 12g，茯苓 9g，泽泻 9g，熟附子 5g，肉桂 5g，干姜 6g，苍术 9g。

上方连服 5 剂，诸恙安。

7. 脾发牝疟

患者：朱某，男，39 岁，住萧县白土。

患者素有寒湿旧患，忽然间日恶寒，按时发作，胸前痞闷，口不作干，脉缓而近迟，苔腻而白。此为有邪气伏藏于心肾之说，今见证皆属于脾，断为牝疟，系为脾发之证。

处方：苍术 12g，陈皮 9g，厚朴 9g，甘草 6g，半夏 12g，茯苓 12g，干姜 6g，草果 6g，白豆蔻 5g，砂仁 5g。

连服 3 剂，诸症均除，遂愈。

8. 牝疟温补得安

患者：刘某，男，44 岁，住铜山县马厂村。

患疟之后，左胁遗有所结疟母 1 块，已存 3 年。平素身无痛感，每及患病之时，即感左胁疼痛难忍，延医所治，曾服常山饮、鳖甲煎丸皆无效。近症变有眩晕，遗精，耳鸣，盗汗。经服补益之剂后，疟母渐渐转大，脉缓滞，两尺皆弱。因身体亏损，用消破之品难以治疗，遂用桂附八味丸加龙骨、龟甲、鳖甲、牡蛎，配成丸药。连服 2 剂，病得痊愈。

9. 久疟脾肾两虚

患者：王某，男，50 岁，住萧县城西关。

初诊：患间日疟，曾经缠绵有数月之久，忽然病情转重，出现面色萎黄，足跗浮肿，咳嗽，大便溏等症，而卧床不起。按诊脉象，关弦，重按无力，两尺部细小，舌苔白厚，中心微黄。由于延医失治，病程很长，其邪已深，此时脾肾大虚，已是正不胜邪之候。治宜双补脾肾，少佐柔肝之品。

处方：白术 30g，生姜 9g，黄芩 6g，附子 9g，茯苓 15g。

复诊：上方服 3 剂后，疟已不发，精神渐复，饮食增进，足跗尚有微肿，脉关部转缓，两尺仍弱。此乃肝木已平，脾未得复，肾寒未解之象，遂处以近效术附汤加味主之。

处方：白术 15g，附子 12g，生姜 3 片，大枣 4 枚。服用 2 剂，恢复健康。

十三、痢　疾

（一）病因

古人称痢疾为滞下、肠澼等。痢疾产生之主要原因有以下3个方面：一是外感风寒，引起泻痢；二是饮食生冷或不洁之物，停积于中，使脾胃之气不得宣达所致；三是暑湿之邪郁蒸为毒，蓄积肠胃而成。

（二）辨证治疗

1. 痢疾初起

多见四肢倦怠，或兼水泻，较重的常有恶寒发热，身疼头痛等表证。舌苔白滑，脉来浮数，治宜表里双解，可用人参败毒散，或用葛根芩连汤主之。

人参败毒散：人参、羌活、独活、柴胡、前胡、川芎、枳壳、桔梗、茯苓、甘草，研末，加生姜、薄荷，同煎温服。

方解：羌活、独活、柴胡、川芎能发汗解肌，除风寒，祛湿邪；前胡、枳壳能降气行痰；桔梗、茯苓能泄肺中邪热，渗湿除痰；甘草和中解表；人参扶正祛邪；生姜、薄荷帮助解表发汗。

葛根芩连汤：葛根、炙甘草、黄芩、黄连，水煎分 2 次温服。

方解：葛根升阳明清气，解肌表而止下利；黄芩、黄连清里热，止汗除喘；甘草调和胃气。本方能使表证解，里热清，胃气和，故喘、汗、自利皆止。

若下利身热不著，赤白带下，里急后重，仍湿滞肠胃，致使血凝气滞，治宜行气和血，可用芍药汤。苔白，腹中雷鸣，可加干姜；滞重腹满，可加厚朴；腹痛剧甚，可重用当归。

芍药汤：白芍、黄连、黄芩、当归、槟榔、木香、甘草、肉桂，水煎服。

方解：当归、白芍善能调血行血；槟榔、木香善能调气理气；黄芩、黄连性寒长于清热，味苦兼能燥湿；甘草专能调胃和中。湿解热除，中气得和，同时行血则下利脓血自愈，调气则里急后重可除。方中肉桂是热药，在寒凉剂中反佐少许热药，能起到诱导作用。服后若泻痢不减，此因积重，可再加大黄以攻下。

2. 初起内有积滞秽垢

腹痛拒按，苔黄，脉弦（即体弱脉实）。治宜通滞缓下，可用木香槟榔丸或枳实导滞丸。

木香槟榔丸：木香、槟榔、青皮、陈皮、炒枳壳、黄连（吴茱萸汤炒）、三棱、莪术、黄柏（炒）、大黄（酒炒）、香附、牵牛花，用芒硝水制成丸药。

方解：木香、香附能通利三焦，行气解郁；陈皮理上焦肺气；青皮疏下焦肝气；枳壳下气宽肠；槟榔、牵牛花是下气通利的猛药。所以诸药互相配合，就能解除因积滞阻塞、气结不行而导致的胸痞腹满和肛门重坠。再加上黄连、黄柏燥湿清热；三棱、莪术行气破血；大黄、芒硝清血分之热，除肠胃积滞。所以，本方是一个行气化滞的良方。

枳实导滞丸：大黄、炒枳实、炒六神曲、茯苓、黄芩、黄连、白术、泽泻，研细末为丸。

方解：方中用大黄、枳实攻逐积滞，黄芩、黄连清热燥湿，六神曲消食滞，白术健脾胃，茯苓、泽泻利湿健脾。所以本方有清利湿热，攘除积滞等功效。

3. 湿热痢

腹痛，里急后重，频频登厕，便不多，起厕则又里急欲便，小便短少，口渴喜热饮，脉实或洪大而滑，舌苔黄腻。治宜清热止痢，可用白头翁汤，或黄芩汤，或香连丸。

白头翁汤：白头翁、秦皮、黄连、黄柏，水煎分2次服。

方解：白头翁能清血分湿热；秦皮苦寒而涩，能清湿热而止后重；黄连清上焦之火，而除心烦口渴；黄柏泻下焦湿热，则赤白自清。所以，本方对热痢初起，下利脓血，心烦口渴，里急后重的证候最为适宜。

黄芩汤：黄芩、白芍、甘草、大枣。

方解：黄芩清半表半里之热；白芍敛阴；甘草和中；大枣健脾养液，救下利所伤的津液。

香连丸：黄连和吴茱萸同炒，去吴茱萸，再加木香，共研细末，醋糊为丸。

方解：黄连苦寒，燥湿清热，坚大肠而止痢；木香行气止痛，温调脾胃。恐黄连苦寒伤胃，所以用吴茱萸同炒，更用醋的酸敛，使止痢功效益显。

4. 寒湿痢

腹痛，口不渴，或喜热饮，小便清长，身不热，腹喜热手按摩，体重肢倦，食欲不振，脉迟缓无力，苔白腻而滑。治宜温中祛湿，可用胃苓汤，或用胃关煎。

胃苓汤：即平胃散合五苓散。

胃关煎：熟地黄、山药、白扁豆、炙甘草、吴茱萸、白术、干姜。

5. 久痢（即虚脱痢）

痢疾没有得到适当治疗，或饮食不知戒慎，日久不瘥，积年累月，排泄稀薄粪便，含有黏液，无里急后重，甚则引起身体极度虚弱，神疲体倦，脉虚无力。治宜健脾和胃，可用五味异功散。久痢便清，四肢厥冷者，可用附子理中汤。久痢滑脱不止者，可用桃花汤，或用真人养脏汤，痢甚脱肛者，可加升麻。

五味异功散：人参、白术、茯苓、炙甘草，陈皮。

附子理中汤：人参、白术、干姜、炙甘草、附子。

桃花汤：赤石脂、干姜、粳米。

方解：赤石脂固涩肠胃，干姜温中散寒，粳米养胃和中，诸药组合成温中涩肠剂，对虚寒性痢疾有良效。虚甚者还可酌量加入人参。若是热痢初起，切莫误用。

真人养脏汤：诃子、罂粟壳、肉豆蔻、木香、肉桂、炙甘草、当归、炒白术、人参、白芍，共研粗末，水煎食前温服。

方解：诃子、罂粟壳涩肠止脱，肉桂、肉豆蔻温中祛寒，木香调气，当归、白芍和血，人参、白术、甘草健脾补气。本方为调补气血，温中祛寒的收涩剂。凡脱肛久痢确属虚寒性者，及早煎服此方均可以痊愈。

6. 噤口痢

下利不纳饮食，或进食后即呕吐，此是痢疾中的一种重证，多由于脾胃湿热之毒，熏蒸清质，使胃口闭塞所致，亦有因胃气虚弱或宿食积滞所致。治宜苦辛通降，可用半夏泻心汤去人参、甘草，或用雷氏调中开噤法，或用救胃煎，或用开噤散。若痢久胃虚气逆，呕恶不纳，或饮入即呕，当以和养胃气为主，可用六君子汤加石菖蒲、陈仓米、姜汁，或以藕汁煮熟，稍加砂糖频服。

半夏泻心汤：半夏、黄连、黄芩、干姜、炙甘草、人参、大枣，水煎分3次温服。

方解：黄芩、黄连苦寒泄热而降阳，干姜、半夏辛温散痞而和阴，再加人参、炙甘草、大枣以补益被下药误伤的脾胃之气，使阴阳升降恢复正常，痞满呕逆都可痊愈。

雷氏调中开噤法：党参、黄连（姜汁炒）、法半夏、藿香、石莲肉、陈仓米。

救胃煎：生石膏、白芍、生地黄、黄芩、黄连、麦冬、桔梗、天花粉、枳壳、厚朴、杏仁、甘草。

开噤散：人参、黄连（姜汁炒）、石菖蒲、石莲子、茯苓、陈皮、陈仓米、冬瓜仁、荷叶蒂。

六君子汤：方见疟疾。

7. 休息痢

下利时作时止，迁延不愈，由于治之不当，或止涩太早，余毒未尽，或脾胃虚弱，营养不良所致。可用鸦魏丸，以白头翁煎汤送服，或用香连丸加茯苓、枳实。若缠绵不愈，寒热错杂，可用驻车丸、乌梅丸、至圣丸等。

鸦魏丸：鸦胆净肉、阿魏、雄黄、黄蜡，前3味研匀，黄蜡炼丸如梧桐子大，早晚各服七八粒。

香连丸：方同本病湿热痢。

驻车丸：黄连、当归、阿胶、炮姜炭，研成粗末，再用醋煮阿胶化成膏，与药末和匀为丸，如梧桐子大，每服三四十丸，米饮送下。

方解：当归、阿胶补血养阴，黄连清热坚肠，炮姜温脾和血，醋则酸敛止痢，所以本方适宜治疗久痢不止，阴虚发热的证候。

乌梅丸：乌梅、细辛、桂枝、人参、附子、黄柏、干姜、川椒、当归、黄连。乌梅先用醋浸1宿，去核，蒸熟，与另外9味药捣成泥加蜜为丸，如梧桐子大，每服10丸，用米饮汤送下。1日3次，也可加至每服20丸。

方解：用乌梅配川椒杀虫；虫得苦则安，所以用黄连、黄柏；而附子、干姜、细辛、桂枝温中散寒；人参补脾；当归补肝。诸药合成一个具有温中祛寒，杀虫平厥作用的方剂，治蛔厥有较好疗效。

至圣丸：厚朴、黄柏、当归各等分。

痢疾治疗总则：初痢宜通，久痢宜涩，赤多重用血药，白多重用气药。初起多属湿热，久病之后亦从寒化。但治疗本病时，始终应宜以照顾胃气为主。

痢疾的预后方面：脉见细小较微者易愈，脉已洪大浮数者病重。痢下呕吐不止，粮米不能进者甚危；痢下直流不禁，肛门如漏者难治。久痢不禁，脉弦劲，呕逆不止者多死。所下物呈暗红色，甚至如腐尘者，亦属不治。

（三）医案

1. 湿热痢（菌痢）

患者：李某，男，57岁。

患者平素肝火旺盛，夏令又感暑热，腹痛泻痢，继里急后重，绞肠剧痛，滞下脓血，红白兼有，日夜二三十次，肛门灼痛，经西医治疗不效，舌尖红，苔微黄，脉弦数。证属湿热下迫成痢，处芍药汤加减主之。

处方：当归60g，白芍90g，焦山楂45g，黄连6g，木香6g，槟榔15g，莱菔子10g，金银花3g，煎服。服2剂痊愈。

治疗湿热痢（菌痢）用下方收效亦速，此是临床验方：白芍30g，当归15g，黄连10g，黄芩10g，槟榔15g，木香6g，肉桂5g，红花10g，厚朴10g，枳壳6g，青皮10g，焦山楂30g，桃仁10g，香附15g，甘草6g。

加减：有脓加化橘红20g；有血加炒地榆25g；脓血全有上两味药皆用，另加酒大黄10g。

2. 风痢

患者：陈某，女，39岁。

初诊：小产后，偶患风痢，经公社医院治疗不效，脉象两关俱弦。未坠前，先有腹泻，后泻转便血，里急后重。本证为伏气所致，发之风痢，处以生化汤加减主之。

处方：当归25g，川芎10g，炮姜3g，炙甘草3g，荆芥炭5g，防风 10g，木香 5g，焦白芍 15g，败酱草 10g，黄酒、童便各半煎服。

复诊：服上药 3 剂，赤痢止，又转腹泻。痢属闭塞之证，泻是疏通之相，赤痢转泻，是将愈之机，仍拟原方加减。

处方：当归 25g，川芎 10g，炮姜 3g，炙甘草 3g，荆芥炭 5g，木香 5g，焦白芍 15g，大腹皮 15g，陈皮 6g，煎服。

按上方继服 3 剂，病瘥。

3. 噤口痢

患者：欧某，男，70 岁。

初诊：时已值秋季，忽患痢疾，延医久治，均未收效，来此就诊。脉缓小无神，痢下赤白，呕逆不入。证属脾胃虚弱，不能化湿消导，壅滞胃口，而成噤口痢。拟六君子汤加味。

处方：太子参 12g，白术 10g，茯苓 10g，炙甘草 6g，陈皮 6g，半夏 10g，焦山楂 15g，藿香 10g，石莲子 15g，陈仓米 15g，用灶心土澄清煎药。

复诊：呕逆止，仍不欲食，痢下无度，脉相较昨日乏力，仍是脾气虚陷之象。治病必求于本，非五皮淡渗之药能挽回，拟附子理中汤加黄芪、薏苡仁。

处方：党参 15g，白术 15g，附子 15g，炙甘草 10g，干姜 10g，黄芪 30g，薏苡仁 30g，煎服。

三诊：进 3 剂后，浮肿渐消，痢疾已止，仍按上方继服 3 剂，病愈。

4. 阴虚痢（五色痢）

患者：潘某，男，35 岁，住徐州。

初诊：患痢疾已有月余，经多医治疗，屡不获效，遂来此诊治。症见颜面憔悴，夜不能眠，不欲饮食，脉象细数，舌无苔，所下之痢，五色杂现，断为五色痢，属危候之证。根据病情判断，痢下五色，脓血稠黏，滑泄无度，多属阴虚。本证久痢伤肾，下焦不摄，即所谓阴虚痢之证，现虽见湿证，亦不可投其渗利。

处方：金银花 15g，白芍 15g，黄芩 12g，生地黄炭 15g，阿胶 10g，炒山药 15g，陈皮 10g，石莲子 15g，煎服。

复诊：上方服用 3 剂，诸症好转，仍口渴寐少，脉转小数无神，系气血津液两亏之候，仍拟上方加减。

处方：金银花炭 15g，白芍炭 15g，红参 12g，炙甘草 6g，生地黄炭 15g，阿胶 10g，首乌藤 10g，炒山药 15g。

三诊：上方又继服 4 剂，诸症均减。后以六君子汤加减，调治近 20 天，获得痊愈。

5. 赤痢温补获愈

患者：常某，男，68 岁。

初诊：患痢疾已月余，用西药氯霉素、呋喃唑酮等，不效，来此诊治。现腹痛即坠，坠则欲便，下利皆赤，脉右部缓而迟，左部细小而涩，舌无荣，苔薄白。本证为脾土虚寒，寒湿结聚，阴络之血得寒而凝，凝则气机不行，清气不升，里急后重，拟补中益气汤加味主之。

处方：黄芪 30g，太子参 15g，白术 10g，当归 10g，陈皮 6g，炙甘草 6g，柴胡 3g，升麻 3g，附子 10g，炮姜 10g，煎服。

复诊：服上方 3 剂，诸症均减，仍守原方，继服 4 剂，病得痊愈。

6. 冷痢呃逆

患者：马某，男，住马楼村。

初诊：下利腹痛，经公社医院治疗后，不但下利未止，反增呃逆。现颜面垢浊，面色苍白，呃逆频作，便白黏腻，里急后重，但腹无压痛，脉象细数，舌淡苔白，下肢厥冷。根据患者病情判断其主要因服凉药，中阳受损，故成为冷痢，并发呃逆。遂先拟生姜 30g，粳米 15g，煎服，急温其里，复处以理中救阳加降逆止呃以继服之，处 3 剂。

处方：党参 15g，白术 10g，干姜 10g，炙甘草 6g，广木香 5g，公丁香 5g，黄连 5g，姜汁炒更佳，煎服。

复诊：服 3 剂后，呃逆已停，下利亦止，已欲饮食，病将获愈，遂宜以异功散加味，补气养胃，又服 4 剂，收其痊愈。

处方：党参 15g（或人参 3g），白术 10g，茯苓 10g，炙甘草 6g，山药 10g，炒白扁豆 15g，陈皮 6g，煎服。

7. 休息痢

患者：王某，男，66 岁。

痢后便血，病已延绵半载未愈，脉弦小而涩，肛门虚坠，神疲倦怠，不欲饮食。本病为余湿未尽，内伤肝脾，而成休息痢。

处方：金银花 15g，白芍 18g，党参 15g，黄芪 15g，薏苡仁 30g，秦皮 12g，谷芽 10g，鲜荷叶半张为引，煎服。

本方拟金银花、白芍育血养肝，黄芪、党参补脾益气，薏苡仁渗湿，秦皮清余痢，谷芽醒胃，荷叶升清。

按上方连进 6 剂，病愈。

十四、泄　泻

（一）病因

"泄"为大便溏薄，时作时止；"泻"为大便直下，水去如注。两者在程度上虽有轻重，但辨别时不易强分，故泄泻成为临床上的一般通称。湿邪可致五泄：湿胜为濡泄；兼风为飧泄；兼热为溏泄；兼寒为鹜溏；久下不禁，湿胜风脱为滑泄。由上可知，泄泻病因虽多，但总不出风寒湿热外侵，以及脾胃内伤之故。而消化不良，水谷精华之气不能输布运化，则为泄泻之主要病机。

（二）辨证治疗

1. 暴泻

暴泻包括寒泻、湿泻、热泻、暑泻、伤食泻等。因为这些泄泻的发生，都比较急暴，所以总称为暴泻。

（1）寒泻。

症状：肠鸣切痛，喜按喜温，身冷不渴，小便清长，便多稀水，色白无臭，完谷不化，或为鸭溏，甚则厥逆。

舌象：苔色白润。

脉象：沉迟。

治疗：治宜温中祛寒，可用理中汤，重者加附子。

（2）湿泻。

症状：胸腹痞满，面色发黄，肢体重滞，大便多水，肠鸣辘辘，腹不痛。

脉象：濡细。

治疗：治宜温中分利，可用胃苓汤。兼发热形寒，可用藿香正气散。

（3）热泻。

症状：发热口渴，多引饮，小便短赤或涩痛，有时恶心呕吐，腹中痛一阵，泻一阵，肛门灼热，粪如黄糜，气味臭秽。

治疗：治宜解表清里，可用葛根芩连汤合芍药甘草汤。

芍药甘草汤：白芍、炙甘草。

方解：气血不和故腹痛。白芍酸收而苦泄，能行营气；炙甘草温散而甘缓，能和胃气。又痛为木盛克土，白芍能泻肝，甘草能缓肝和脾。

（4）暑泻。

症状：烦热口渴，面垢汗出，身热。

脉象：虚。

治疗：治宜清暑利湿，可用六一散合香连丸，或加戊己丸。

戊己丸：川黄连、吴茱萸、白芍各等分研细末，米煮为糊，和丸。

方解：凡是脾胃有湿热而引起的下利赤白或大便泄泻、米谷不化、腹痛等症，服后都能平安。

（5）伤食泻。

症状：嗳腐吞酸，胸腹饱闷，腹痛而泻，泻后痛减，泻下多稀粪，或夹凝结小块。如不能消化食物，则便臭秽难闻，尤多矢气。

舌象：苔黄。

脉象：滑。

治疗：轻则消导运化，可用平胃散加六神曲、山楂；重则行气导滞，可用木香槟榔丸。

平胃散：苍术、厚朴、陈皮、炙甘草、生姜、大枣。

方解：苍术能解表燥湿而健脾；厚朴能下气除湿而散满；陈皮能理气除痰而调胃；姜枣能调和营卫。所以本方有除湿消满的作用。

2. 久泻

久泻包括脾泄、肾泄、滑泄等。因为这些泄泻的病程较长，每每从久病得之，所以总称为久泻。

（1）脾泄。

症状：泄泻经久不愈。此多由于脾气虚弱，不能运化水谷所致。现食入易泻，便频粪稀，神倦腹胀，面色㿠白。

舌象：苔滞或板腻不化。

脉象：脉来缓小无力。

治疗：治宜补中健脾，可用本事八珍散。若脾气下陷，便频肛坠，可用升阳除湿汤加黄芪、党参。

本事八珍散：人参、茯苓、白术、甘草、黄芪、白扁豆、山药、粟米，水煎服。

升阳除湿汤：苍术、升麻、柴胡、羌活、防风、炒六神曲、泽泻、猪苓、陈皮、大麦芽、炙甘草，清水1盅，煎1盅，去渣，空腹时服。如胃寒肠鸣，加益智仁、半夏、生姜、大枣同煎服，非肠鸣不用。

（2）肾泄。

症状：每在五更天明腹痛洞泄二三次，所以又名为五更泻。由于久病及肾，或房劳过伤，故肾阳衰微，闭藏失职，每见下肢畏寒，所下粪便色白溏软，日久不愈。

舌象：苔白根腻。

脉象：脉弱或迟细。

治疗：治宜温补下元，收敛肾气，可将四神丸方改作汤剂，或配加益智仁、荜澄茄。

四神丸：补骨脂（酒浸 1 宿，炒）、吴茱萸（盐汤泡，炒）、肉豆蔻、五味子（炒），共研细末，用大枣和生姜同煎，然后去生姜，取枣肉和药末捣匀做成丸药，在临睡前以盐汤送下。

方解：补骨脂温中补命门之火；吴茱萸温脾胃，散里寒而燥湿；肉豆蔻行气消食，暖胃涩肠；五味子温肾涩精而固下元阳气；生姜温胃散寒；大枣补脾养胃。命门火衰，脾胃虚寒，每日五更天明时大便泄泻，饮食不健的证候，可以通过本方扶益命门火来温暖脾土、燥湿散寒，而达到止泻的效果。

（3）滑泄。

谷道不合或脱肛，乃元气下陷，大肠不行收令故也。治宜补气固肠，可用补中益气汤加诃子、肉豆蔻、五味子、乌梅为丸服。若滑泄久久不止，下气欲脱，可用真人养脏汤加附子，涩纳下焦。

（4）七情泄泻。

脾虚肝乘，痛泻脉弦，甚则呕逆。治宜培土泻木，可用痛泻要方合解肝煎。

痛泻要方：防风根、白术、陈皮、白芍，水煎服或作丸剂。

方解：芍药平肝泻木，白术补土健脾，陈皮理气健脾，防风疏风顺气。平肝使木不得克土，补脾使脾不受克，则腹痛自除，泄泻自止。

解肝煎：陈皮、半夏、厚朴、茯苓、紫苏叶、白芍、砂仁，水1盅，加生姜3~5片煎服。

泄泻治疗总则：暴泻多实，因寒宜温化，因湿宜分利，因暑热宜清，因食宜消导。久泻多虚，气虚宜温补，陷下宜升提。久泻、滑泻宜固涩。七情郁怒，宜肝脾同调。暴泻不能骤用补涩，久虚泻不能漫投分利。应因病制宜，随证施治。

（三）医案

1. 飧泄

患者：梁某，男，51岁。

立夏后，忽患腹痛泄泻，完谷不化。前医以伤食病处以五苓散加消食之品，治疗不效，来此诊治。诊其脉，两关一强一弱，气脉不紧，证非伤食，是属飧泄。此为春伤于风，夏生飧泄之候。治宜消食利湿，扶土泻木，处以理中汤加白芍、黄芩、葛根、防风主之。经服下方2剂而愈。

处方：党参15g，白术10g，炮姜10g，炙甘草6g，白芍30g，黄芩6g，葛根10g，防风10g，水煎分2次服。

针灸取穴：足三里、三阴交，平补平泻。

2. 洞泄兼证

患者：孙某，男，29岁。

患泄泻，经多医治疗不见收效。诊其脉，左寸弱而小，余皆弦缓，舌色少荣，苔白而薄，便直倾下无度，腹痛溺黄。根据症状表现发现，二便之象似属火，脉舌之象则不然。肾脉小甚，此为洞泄，属先天弱，伏气深陷之微。余部弦缓，腹痛连连，系木乘土位之候。溺黄即兼湿。究其病机为虚中夹实。治当补兼平肝渗湿，服下方 3 剂病瘥。

处方：白术 15g，党参 15g，菟丝子 20g，补骨脂 10g，防风 10g，白芍 30g，泽泻 10g，茯苓 10g，葛根 10g，木香 6g，鲜荷叶半张为引，水煎分 2 次服。

针灸：中脘、天枢，先泻后补。

3. 热泻阻络

患者：刘某，女，33 岁。

长夏之际，忽发热泄泻，曾用五苓散，服之颇效。值时，月经忽来，复加当归、白芍，服后其泻更甚，腹痛亦剧。诊其脉，右胜于左。此时，暑湿之邪在于气分，气机闭塞，邪不透化，经被其阻，遂以辛温化湿之法加延胡索、香附、木香、紫苏梗。连服 3 剂病愈。

处方：藿香 10g，白豆蔻 5g，六神曲 10g，厚朴 10g，陈皮 6g，苍术 10g，延胡索 10g，香附 10g，木香 6g，紫苏梗 10g，水煎服。

针灸：期门（泻）、气海（补）、足三里（补）。

4. 伤食作泻

患者：刘某，男，50 岁。

初诊：平素患有痰喘病症，因过食荤腻之物，忽患腹痛作泻。诊其脉，右关独沉，余弦紧，嗳气连作。证属膏粱之邪围结于中，脾气当升不升，致以作泻，肾气宜降不降，而致嗳气连作，遂处以六君子汤加味。

处方：党参 15g，白术 10g，茯苓 10g，炙甘草 10g，陈皮 6g，半夏 12g，木香 5g，焦山楂 20g，枳实 10g，炒莱菔子 10g，煎服。

复诊：服上方 3 剂，腹痛及嗳气止，唯泻未效，仍按原方加味主之。

处方：党参 12g，白术 10g，茯苓 10g，炙甘草 10g，陈皮 6g，半夏 12g，木香 5g，焦山楂 15g，枳实 10g，炒莱菔子 10g，苍术 15g，厚朴 12g。继服 2 剂，病愈。

针灸：足三里（泻）、上脘（补）。

5. 脾肾两虚

患者：陈某，女，33 岁。

平素体弱，忽患肠鸣腹泻，入夜更甚，曾经多医治疗一直未获效果。诊其脉，沉虚而涩，舌淡苔白。现有症状表现为头晕目眩，胸中痞满，面色苍白，寒从背起，肠鸣腹痛，昼轻夜重。证属脾肾两虚之候，处以辛温酸涩之法。3 剂主之，病瘥。

处方：党参 15g，白术 10g，炮姜 12g，炙甘草 6g，赤石脂 30g，补骨脂 10g，五味子 10g，禹余粮 30g，煎服。

6. 五更泻

患者：秦某，女，25 岁。

初诊：起初感腹部胀痛，继之则肠鸣，泄泻，恶心作呕，后转为五更泻。患者面色黄而肌瘦，四肢痿软无力，精神疲惫，耳鸣头晕，不欲饮食，脉濡而缓，舌苔薄白。究其病机，系脾肾两虚，肾虚而失去健闭功能，脾虚则难以运化，故致五更泻。治宜收涩，温脾肾止泻，拟四神丸合附子理中汤主之。

处方：煨肉豆蔻 10g，炒五味子 10g，补骨脂 15g，炒吴茱萸 10g，制附子 10g，炒白术 15g，党参 15g，炙甘草 6g，炮姜 10g，茯苓 3g。

复诊：服上方 3 剂，诸症均减，仍处原方 3 剂。

三诊：腹泻已止，辅以补养之品，以善其后。

处方：莲子 20g，山药 20g，芡实 15g，茯苓 10g，黄芪 30g，当归 10g，白芍 10g，桂枝 10g，加猪肚 1 具，洗净去油同煮服。继服 5 剂，即病瘥。

7. 鸡鸣泻

患者：王某，男，43 岁。

病史 1 年余，经反复治疗，时瘥时犯，一直未能治愈。现每拂晓前，腹痛肠鸣，随即泄泻，泻后则安，腹冷喜暖，时痛时泻，四肢逆冷，食少面黄，体倦神疲，舌淡苔白，脉象沉细。治宜温补脾肾，固肠止泻。拟理中汤合四神汤加味。

处方：党参 15g，炒白术 10g，炮姜 10g，炙甘草 6g，补骨脂 12g，吴茱萸 6g，煨肉豆蔻 12g，五味子 10g，乌梅 15g，陈皮 10g，益智仁 10g，草果 6g，生姜 3 片，大枣 5 枚。

按上方连服 10 剂，病愈。半年内病情稳定，未曾复发。

年老病久，气虚下泻不止者，可加党参、黄芪及升麻等益气升提之品；对久泻滑脱不止的病证，可酌情加入诃子、赤石脂、禹余粮、五倍子、罂粟壳、石榴皮等收涩药物。

8. 湿泻

患者：刘某，男，31 岁。

患者当天早上感到腹内隐痛，肠鸣如雷，继之泄泻如水，小便短少不黄，舌苔薄白，脉濡缓。本证为湿重阴邪，性偏于寒之湿泻。治宜温化渗利，拟胃苓汤加味主之。

处方：厚朴 10g，苍术 10g，陈皮 10g，甘草 6g，猪苓 10g，白术 10g，茯苓 10g，泽泻 10g，桂枝 10g，藿香 10g，煨肉豆蔻 10g，炮姜 10g，诃子 10g，车前子 12g。服 2 剂，泻止病愈。

泻下稀溏夹有痰沫者，系湿聚成饮，仍属湿泻，可用上方加半夏 10g。

9. 寒泻

患者：赵某，男，38 岁。

患者在外露宿着凉，寒邪直中肠胃，致使传化失职，水谷不能停留，发病急骤，泻下清谷，肠鸣切痛，舌苔薄白，脉象沉迟。治宜温散分利，拟藿香正气散加减主之。后 2 剂而愈。

处方：厚朴 10g，陈皮 10g，茯苓 10g，半夏 10g，藿香 10g，紫苏 10g，大腹皮 10g，广木香 6g，乌药 10g，炮姜 10g，甘草 6g，煎服。

出现恶寒发热，头痛者，可在上方加入荆芥 10g，防风 10g。对严重的泄泻不止，出现了四肢不温的情况，可暂用四逆汤逐寒回阳，然后再服上方。

十五、黄 疸

（一）病因

黄疸以外观病态而得名。身黄、目黄、溺黄，三者俱见，谓之黄疸。本病病因为湿浊郁蒸，且与脾胃有密切关系。至于其病机，大抵为脾失运化，湿遏于中，胆汁为湿所阻，浸淫肌肉，溢于皮肤。

由于本病性质不同，后人把它分为阳黄、阴黄两类。黄色鲜明如橘子色，伴有身热，口渴，腹满，心中懊侬等症状的称为阳黄，此属湿热。黄色晦暗，伴有脉迟，身凉，肢冷，腹胀，便溏等症状的名为阴黄，此属寒湿。

此外，由于致病原因不同，本病在临床上还有许多名称。如嗜酒而得者，谓之酒疸；内伤饮食而得者，谓之谷疸；房劳伤肾而得者，谓之女劳疸。另外，还有虚黄、急黄等。

（二）辨证治疗

1. 阳黄

病因：系由于阳明热盛，湿邪留滞，湿热郁蒸而成。

症状：身热口渴，心中懊憹，或胸中嘈杂似饥，但头汗出，小便不利，溺黄目黄，遍体发黄如橘子色。

舌象：苔黄腻。

脉象：脉滑数。

治疗：当以利湿清热为主，可用化疸汤加减主之。

化疸汤加减：茵陈、苍术、木通、山栀、茯苓、猪苓、泽泻、薏苡仁。

停滞加六神曲、麦芽、山楂。酒疸加葛根、苜蓿。女劳疸加当归、红花。血瘀加琥珀、牡丹皮、红花、红曲、蒲黄、桃仁、五灵脂、延胡索。

（1）小便不利，可用茵陈五苓散（方见湿温）。

（2）腹满便秘，或大便不爽，苔黄燥，此属里实，可用茵陈汤微利之。

茵陈汤：茵陈、栀子、大黄，水煎分3次服。

方解：茵陈既能发汗，又能利小便，使瘀结于足阳明胃经和足太阴脾经的湿热得其清泻，是治黄疸的要药，所以用它作为方名；再配合栀子，引导湿热从小便出；大黄引导湿热从大便出。所以，湿热性阳黄患者服本方后，可小便通利，颜色像皂荚水一样，经一宿后腹胀即减，黄疸也就逐渐消退了。

（3）瘀热结于里，腹满或痛，而无表证者，可用大黄硝石汤主之。

大黄硝石汤：大黄、黄柏、硝石、栀子。

（4）身黄发热，胸中烦闷，呕逆，渴不多饮，内无实积者，可用栀子柏皮汤加茵陈主之。

栀子柏皮汤：栀子、黄柏、炙甘草，分2次温服。

方解：这是因为湿热虽结不实，只需栀子、黄柏清热利湿，就能使病从小便而解。

（5）身热无汗恶寒，肢疼肤痒，小便不利，此为内蕴湿热，外夹表邪所致，可用麻黄连翘赤小豆汤逐湿解表。

麻黄连翘赤小豆汤：麻黄、连翘、杏仁、赤小豆、大枣、生梓白皮（切）、生姜、炙甘草。

2. 阴黄

病因：系由于脾胃中阳衰弱，寒湿阻滞所致。

症状：身不热，口不渴，即渴亦喜热饮，心中嘈杂，饥不欲食，小便不利或自利，身目为黄，而色泽晦暗。

舌象：苔白而润。

脉象：沉迟无力。

治疗：治宜温阳化湿，可用茵陈理中汤主之。

（1）怯寒腹痛，皮肤栗起，周身困顿无力者，是为寒湿更甚，可用茵陈附子干姜汤。

茵陈附子干姜汤：茵陈、附子（切）、干姜，水煎温服。

（2）身重而痛，四肢厥逆，甚则头汗出，脉沉而细，此属湿盛而中阳欲脱之。法当温中回阳，可用茵陈四逆汤。

茵陈四逆汤：茵陈、干姜、附子（切）、炙甘草，水煎分温服。

3. 酒疸

病因：此由平素嗜酒，湿热熏蒸所致。

症状：面目发黄，心中嘈杂，小便赤涩。

治疗：当用解酒毒，化湿热之法，可用茵陈玉露饮。

茵陈玉露饮：茵陈、玉竹、石斛、天花粉、葛花、栀子、陈皮、半夏、茯苓、萆薢、薏苡仁，煎汤代水。

若久延不愈，转成黑疸。遍体肿胀，面目青黑，大便紫暗，皮肤爪甲不仁。此证难治，可用沈氏黑疸汤，或可挽救。

沈氏黑疸汤：茵陈捣取汁，与天花粉冲和顿服之，必有黄水自小便中下，如不下再服。

4. 谷疸

病因：此由内伤饮食，脾胃不和，谷气不消，浊气下流所致。

症状：寒热不实，食即头眩，心中怫郁不安，胸脘痞满，四肢困倦，或心中怏怏，欲吐，小便短涩。

治疗：此证有寒热两类，可用和中茵陈汤随证加减。属热者，去木香、砂仁，加黄芩、天花粉；属寒者，加干姜。其他治法与阳黄、阴黄同。

和中茵陈汤：当归、茯苓、白术、陈皮、厚朴、木香、砂仁、苍术、山栀子、茵陈、萆薢、车前子、生谷芽、熟谷芽、生薏苡仁、熟薏苡仁，煎汤代水。

5. 女劳疸

病因：此由房劳伤肾，或瘀血不行，积于膀胱所致。

症状：身上黄，额上黑，膀胱急，少腹满，日晡寒热，甚则腹胀如水状。

治疗：若是由瘀结不行而致者，可用桃花化浊汤，通利下焦，兼祛瘀积；若是由肾虚而致者，可用加味四君子汤培补脾胃。

桃花化浊汤：桃仁、红花、牛膝、延胡索、当归尾、赤芍、丹参、茵陈、泽泻、车前子、降香、血余炭。

加味四君子汤：人参、茯苓、白术、甘草、黄芪、白芍、白扁豆、大枣、生姜。

6. 虚黄

病因：此由饥饱劳役，脾胃虚弱，中气大伤所致。

症状：面目淡黄，神疲困倦，四肢不举，眩晕心悸，小便自利。

治疗：治宜培补脾胃，健运中阳，可用补中益气汤或小建中汤。

小建中汤：芍药、桂枝、炙甘草、生姜、大枣、饴糖，水煎温服。

方解：饴糖甘温，是温补脾胃，止虚寒腹痛的药物；炙甘草、大枣助饴糖补脾胃之虚；桂枝、生姜温中通阳，散里寒；芍药敛阴和营。诸药相合，成为一个治疗阴阳气血均虚，里有虚寒而致腹部急痛的方剂。本方也适宜治疗虚劳患者感受风寒而不能用发表剂的证候。

7. 急黄

病因：此由脾胃素有积热，更加客气热毒上冲所致。

症状：来势骤急，突然发黄，心满气喘，命在须臾，往往猝不及防。

治疗：可用瓜蒂散引吐，继服茵陈泻黄汤。

瓜蒂散：甜瓜蒂（炒黄）、赤小豆共为细末，加淡豆豉，煎汤送服。

方解：本方为吐剂之主方。凡胸中湿浊痰饮停结之病，非汗下所能及者，必得酸苦涌吐之品以越之。方中瓜蒂极苦，赤小豆味酸，相须相益，可以除胸胃之实邪。

茵陈泻黄汤：茵陈、葛根、姜黄连、山栀、白术、茯苓、白芍、人参、木通、木香、生姜、大枣。

附：黄胖病（俗称脱力黄）

病因：大都由于脾胃虚弱，不仅有湿热，且兼虫积与食积为患。

症状：面色黄胖，微寒发热，口淡，怔忡，耳鸣，脚软。其有虫积者，或吐黄水，毛发焦稀，肌肤不泽，或好食生米、木炭之类。

治疗：大抵以健运脾胃为主，掺以杀虫消积，兼祛湿热的方法。方用三丰伐木丸、丹溪小温中丸、验方雷榧丸。

三丰伐木丸：苍术（米泔水浸 1 宿）、绿矾（姜煮）、五倍子（炒）、六神曲（炒为细末）、大枣（煮取肉）。丸如桐子大，每服八九十丸，白汤下（忌食荞麦、母猪肉）。

丹溪小温中丸：苍术（米汁浸 3 日，去粗皮）、香附（晒干）、针砂（醋炒）、川芎，共为细末，丸如梧桐子大，白汤下。

验方雷榧丸：雷丸、煅绿矾、榧子肉、苍术、厚朴、陈皮、甘草、槟榔，共研细末，水泛为丸，如绿豆大。

鉴别：与黄疸相鉴别。黄疸是遍身发黄，眼目亦黄，但没有肿的现象。黄胖病却是皮肤胖肿，且其色黄中带白，眼目不黄。故以此鉴别。

黄疸治疗原则：以健脾利湿为主，阳黄宜清热利湿，阴黄宜温化寒湿。兼表邪者，佐以发表；夹里实者，佐以导滞。

（三）医案

1. 湿热内蕴发黄

（1）患者：毛某，男，31岁，住萧县毛营村。

初起发热头晕，在徐州经西医治疗无效，待七八天后，眼睛发黄，继而全身黄如橘子色，口渴喜热饮，大便呈褐色，小便短赤，胸满，不思食，右胁疼痛拒按，脉滑数，舌苔滑腻。证属湿热熏蒸发黄，治宜利湿通经。

处方：茵陈15g，苍耳子9g，薄荷9g，木通9g，黄连3g，炒砂仁9g。除去砂仁，用元酒煎，加砂仁末冲服。按此方服2剂，立即痊愈，后未再发。

（2）患者：黄某，男，27岁。

初诊：平素饮食无节制，积于脾胃，脾失运输，蕴湿化热而成。病初起恶寒发热，继之胃脘疼痛，渐为加剧，面目及周身发黄。经治疗不效，来县医院住院治疗。现脉浮滑而数，舌苔黄燥，身热，脘中剧疼，右胁部㿏肿，遍身皆黄如橘色，面目巩膜尤其明显，大便已近4日未通，小便短黄。断为湿热内蕴，阳黄病证。治宜泻肝胆郁火，理脾胃湿热，并佐以定痛之品。

处方：茵陈60g，栀子9g，大黄9g，黄柏9g，连翘9g，赤芍9g，川楝子9g，延胡索9g，牡丹皮9g，滑石18g。

复诊：服用3剂，脉已缓，黄色渐退，胁肿渐消，仍有痛感，小便淡黄。仍拟原方加减。

处方：茵陈30g，栀子9g，大黄9g，黄柏9g，连翘9g，赤芍9g，川楝子9g，延胡索9g，牡丹皮6g，黄连6g，黄芩9g，枳实9g。

三诊：又服 3 剂，体温正常，胁痛消失，目身黄渐退，肝脾肿亦消，二便通利。

处方：茵陈 24g，栀子 9g，黄柏 9g，薏苡仁 18g，赤小豆 18g，泽泻 9g，白鲜皮 9g，茯苓 9g，龙胆草 9g，通草 3g。

连服 3 剂，诸症消失，停止用药。休养 5 天，未有变化，病愈出院。

2. 酒疸

患者：张某，男，44 岁，住萧县张庄村。

初诊：因过于嗜酒，忽患寒热，头目眩晕，继之则右胁、中脘部牵痛，小便赤红如血，1 天后即发现两眼巩膜发黄，遍身皮肤亦呈现褐色，曾经他处医治无效，来院治疗。诊其脉弦数，左寸关弦而有力，肤热，神疲倦怠，形容憔悴，遍身发黄，面色黝黑如烟色，时时谵语，右胁季肋处有肿块，胀痛拒按，频频嗳气，有时吐酸，食后更甚，大便不畅，小便黄赤。证属酒湿生热，肝气郁结。治宜清火解郁，祛湿，泻肝，和胃。方用加味丹参饮主之。

处方：瓜蒌 15g，李根皮 9g，白檀香 5g，丹参 15g，砂仁 3g，栀子 9g，黄连 6g，半夏 6g，茵陈 24g，越鞠丸 9g，延胡索 9g，川楝子 9g。

复诊：按上方连服 5 剂，右胁胀痛、逆气上冲及吐酸呕逆等症均减，自觉精神清爽，余症仍存，遂改用加减龙胆泻肝汤。

处方：龙胆草 9g，栀子 9g，黄芩 6g，柴胡 3g，茯苓 15g，泽泻 9g，大黄 9g，甘草 3g，厚朴 6g，茵陈 15g，夏枯草 9g，车前子 9g。

三诊：照上方又服 5 剂，右胁结块逐渐消失。按上方继服 5

剂，与加减丹参饮轮换服用，服用 20 余剂，诸症俱退，肿块全消，小便转为清白，身黄亦退，唯精神困倦，肢体乏力。继处以香砂六君子汤加味主之。连服 3 剂，收其全功。

处方：人参 12g，白术 9g，茯苓 9g，炙甘草 6g，陈皮 6g，半夏 6g，木香 5g，砂仁 5g，香橼 9g，加生姜 3 片，大枣 3 枚，煎服。

3. 谷疸

患者：刘某，男，31 岁。

病初起时，患者感有大便困难，因过于服用泻下之剂，致使脾胃受损，每进饮食后，便感觉腹胀下坠，双手捧腹，难以行步。后又投医治之，处以补中益气汤加味，服后虽腹胀略减，却转为目黄，遍身亦黄，小便浓赤。诊其脉缓弱，舌黏腻。此为谷气不消，胃中苦满，下气满如故，谓之谷疸。遂处以茵陈五苓散合栀子柏皮汤加味主之。

处方：黄芪 15g，青蒿 15g，猪苓 12g，白术 12g，泽泻 12g，茯苓 12g，栀子 6g，茵陈 15g，炙甘草 6g，黄柏 9g。

以上连服 3 剂，诸症减轻。后以原方加用当归、党参、连翘、龙胆草、柴胡、赤小豆等品，灵活出入加减，经调治 17 天后，病愈出院。

4. 女劳疸

患者：张某，男，34 岁，住萧县河湾。

初诊：患者壮年肾阳不举，腰软不能久坐，不欲饮食，两足厥冷。诊其脉沉弱，舌质呈黑色，肌肤与两手俱现黑色，精神疲惫。疸黑者属肾，肾气损则为女劳疸。此证实属肾脏伤残太甚所致，治宜清湿热，补肾脏之品主之。

处方：附子 3g，枸杞子 6g，炒黄柏 5g，菟丝子 9g，茯苓 9g，熟地黄 24g，牡蛎 24g，茵陈 9g，杜仲 9g，煎服。另用血余 12g，猪油 500g，熬至发枯，取油盛贮，凡食物中可放油者皆用之。

复诊：按上方服用 13 剂，肌肤黑色渐为阴黄色，精神渐爽，饮食增进，随又拟补养脾胃肾之品。

处方：高丽参 5g，沙苑子 9g，山药 9g，杜仲 9g，熟地黄 30g，茯苓 9g，白术 9g，茵陈 6g，枸杞子 6g，菟丝子 6g，续断 9g，泽泻 5g。

三诊：服 15 剂后，肌肤色变为花斑，证转为阴黄，神色、脉色俱转平善。继以附子、白术、赤小豆、麻黄、茵陈、山茱萸，研细末为丸，每日 3 次，至颜色转为正常后停服。

5. 黄疸肿胀

患者：邓某，男，54 岁，住萧县龙山子村。

初诊：患黄疸病已有月余，延医治疗，皆未收效。现面色黧黑，巩膜焦黄，头眩心悸，肚腹胀满，左胁下肝部肿大，隐疼拒按。按其脉缓而弦，舌淡白苔滑腻。证属湿热内郁，熏蒸发黄，治宜泻黄化湿。

处方：茵陈 15g，泽泻 9g，茯苓 9g，白芍 15g，柴胡 9g，枳实 9g，厚朴 6g，半夏 12g，萆薢 9g。

复诊：上药连服 5 剂，诸症均减，按原方继服 3 剂，随处以黑虎丸 1 料，服尽而愈。

处方：皂矾 3g，核桃 30g，大枣 60g，雄猪肉 120g，上药合在一起，捣成膏，再用面包好，置桑柴火上煨热，空腹 2 次食尽，若有恶心或者作呕反应，即加白糖解之。

6. 积热发黄

患者：吴某，女，27岁。

初诊：忽患腹痛呕吐之病，服西药治疗后呕吐停止，右侧腹部刺痛，两目巩膜及全身俱发黄色，四肢无力，食欲不振，小便黄赤。诊其脉，弦数沉取无力，舌苔薄白。证属肝脾积热而成阳黄，遂拟加味平胃散主之。

处方：苍术24g，厚朴9g，陈皮9g，枳壳6g，茵陈15g，木通9g，焦山楂9g，六神曲9g，桔梗6g，猪苓9g，泽泻6g，黄芩9g，甘草6g。

复诊：诸症均减，唯热不退，腹痛仍存，仍拟原方加味主之。

处方：苍术24g，厚朴9g，陈皮9g，枳壳6g，茵陈15g，木通9g，焦山楂9g，六神曲9g，桔梗6g，猪苓9g，泽泻6g，甘草6g，黄芩9g，砂仁6g，草豆蔻6g。

三诊：热已退，唯腹部感有肿胀，仍按原方加减主之。

处方：苍术24g，厚朴9g，陈皮9g，枳壳6g，茵陈15g，木通9g，焦山楂9g，六神曲9g，桔梗6g，猪苓9g，泽泻6g，大腹皮12g，甘草6g，砂仁6g，草豆蔻6g。

四诊：连服3剂，诸症消失，继处以退黄丸1料服之，痊愈出院。

处方：煅皂矾30g，砂锅片（铜钱大）1片，核桃仁60g，大枣（炒焦）20个，共为细末，炼蜜为丸，早晚各服1丸，白水送服。

7. 黄胖病

（1）患者：杨某，男，39岁，住萧县陈井涯村。

病初起时，胃脘疼痛，腹部感有鼓胀，面目巩膜均呈褐色，大便溏，小便短赤，腹部及周身皆现浮肿，心悸气短，时感头晕目眩，处以百中丸主之。

处方：苍术（糯米泔水浸透，晒干）、六神曲（炒黄）、皂矾（醋拌晒干，火煅为面），共为细末，醋和为丸，如梧桐子大，每饭后时许服之，日服 3 次，白水送下。

配合针灸疗法：①肝俞、脾俞、足三里；②胆俞、胃俞、阳陵泉；③章门、足三里、三阴交。轮换施针，平补平泻。

本证服百中丸兼针灸治疗共 46 天，皮肤转为红润，诸症消失，身体恢复正常。

（2）患者：吴某，女，35 岁。

初诊：病初起时，感有头晕目眩，心悸气短，面色苍白浮肿，爪甲口唇皆呈苍白色，腹部鼓胀而无压痛，巩膜黄，小便短赤，不欲饮食，月经亦异。诊其脉弦滑，舌净无苔，全身发黄并现浮肿。处以加味甘露饮主之。

处方：天冬 12g，麦冬 12g，生地黄 12g，熟地黄 12g，枇杷叶 9g，石斛 9g，炙甘草 9g，茵陈 12g，枳实 9g，芦荟 9g，胡黄连 9g，木通 12g。

复诊：上方连服 5 剂后，诸症均减，遂用三黑萎黄丸加减主之。

处方：黑豆 120g，黑糖 120g，皂矾 30g。先将黑豆与皂矾研为细末，将黑糖置于锅内，炼至滴水成珠时，再与前两味药面和为丸，如绿豆大，每服 1g 或 3g，每日服 3 次，饭后服，白水送下。

针灸：肝俞、脾俞、胆俞、胃仓、阳陵泉、章门、足三里、三阴交，轮换取穴。

经治疗 33 天后，痊愈出院。

十六、消　渴

（一）病因

本病病因：平素饮食不节，喜怒不慎，或耗神过度，或病后血衰，或多食膏粱厚味、饮酒无度，以致胃肠干涸，气不宣平，湿热之气浸淫燔灼，郁成燥热。在上则使胃中津液不能上荣，而为上消；在中则使所食之物随火而化，而为中消；在下则燥结不解移热于肾，而为下消。

（二）辨证治疗

消渴病的主要症状：口渴频饮，多尿，善食而瘦，患者身体初多肥胖，而病后多消瘦，疲倦无力，阴部皮肤多瘙痒，小便有甜味。病到晚期，多生痈疽。

1. 上消

舌上有赤裂，咽中发热，大渴引饮，食少，大便正常，小便清利或赤涩，此属热性。治宜甘寒濡润，可用人参白虎汤，或用二冬汤，或用外台消渴方。

人参白虎汤：石膏、知母、炙甘草、粳米、人参。

二冬汤：天冬、麦冬、天花粉、黄芩、知母、甘草、人参、荷叶。

外台消渴方：天花粉、麦冬、乌梅、小麦、鲜白茅根、鲜竹茹。

2. 中消

口渴多饮，食欲甚强，多食善饥，形反消瘦，自汗，小便频数。若脉证兼实象（便硬，能食，脉大，小便赤涩），治宜苦寒荡涤，可用调胃承气汤；若脉证兼虚象而口渴，治宜清滋，可用竹叶黄芪汤；若大便泄泻，宜健脾和胃，可用钱氏白术散。

竹叶黄芪汤：淡竹叶、生地黄、黄芪、麦冬、当归、川芎、炙甘草、炒黄芩、炒白芍、人参、石膏、灯心草、生姜，水煎温服。

钱氏白术散：人参、茯苓、白术、甘草、葛根、木香、藿香，水煎服。

3. 下消

初起小便不摄，尿中有沉淀物，继则烦躁渴饮，渐致面色黧黑，形瘦耳焦，小便浑浊，上浮之沫如麸皮，或如脂蜡状。此证多数皆为色欲过度，所以又叫肾消。宜以八仙长寿丸，或六味丸加知母、黄柏主之。如果是饮一溲一，小便清白，此为命火式微，可用金匮肾气丸。

八仙长寿丸：熟地黄、山茱萸、山药、牡丹皮、茯苓、泽泻、五味子、麦冬，研为细末，和地黄膏加炼蜜为丸，如梧桐子大，盐汤送下，冬季用酒送下。

六味丸：即上方去五味子、麦冬。

金匮肾气丸：熟地黄、山茱萸、怀山药、牡丹皮、茯苓、泽泻、附子、肉桂，共研细末，和蜜作丸，如桐子大，淡盐汤送下。

方解：熟地黄、山茱萸补益肾阴，摄精气；山药、茯苓健脾渗湿；泽泻泄肾中水邪；牡丹皮清肝胆相火；而肉桂、附子则补命门真火，引火归原。于是肾中真阴真阳皆得补益，然后阳蒸阴化，肾气充盈，而诸症自消。消渴一般通治法，可用近人陆氏经验方。如消渴病少愈，又宜用忍冬少佐甘草熬膏频饮，亦可预防痈疽。

消渴通治方（陆仲安）：生黄芪、党参、炒白术、杭白芍、山茱萸、川牛膝、法半夏、酒炒黄芩、茯苓、泽泻、木瓜、生姜、炙甘草，水煎服。

消渴治疗原则：上消宜润其肺，兼清其胃；中消宜清其胃，兼滋其肾；下消宜滋其肾，兼补其肺。如命火式微，蒸腾无权而患下消的，又宜用补火之法。

消渴禁忌：患有本病者，要戒绝房事及恼怒，要注意调摄饮食，切勿饮酒。全身瘙痒时切忌搔破，破则易成疮疡。以上必须引起注意。

消渴外方治疗：民间有用玉蜀黍须1握煎汤，数服而愈的；亦有用张锡纯氏服用猪胰子法，猪胰子1具，生切碎，用豆腐衣包裹生吞，每日3次，饭前用山药、何首乌煎汤送下，而治愈的。

（三）医案

1. 脾肾两虚消渴（下消）

患者：贾某，女，54岁，住萧县贾楼。

初诊：脾肾两虚，致使真阴消耗，午后有轻微寒热。经西医治疗后，寒热去，并随转为口渴频饮，尿多（一日夜达数十次之多），烦躁不眠，体倦肢疲，并消谷善饥，已年余。经西医诊断为糖尿病，注射各种药物均未收效，遂来院就诊。诊其脉，沉细微数，舌苔白浊，临床表现为大渴引饮，日夜饮十四五瓶水（暖瓶），小便频数，耳鸣眩晕，肌肤消瘦，颜面黧黑。此为脾肾两虚消渴病，治宜大补阴之剂，处以加味都气丸主之。

处方：熟地黄240g，山药180g，山茱萸120g，茯苓120g，牡丹皮90g，泽泻90g，五味子120g，肉桂9g，用水20碗，煎取10碗，乘渴时频饮。

复诊：以上方速服5剂，诸症皆除，脉象和缓，尚存有头晕目眩、耳鸣、耳聋等症，继服以六味地黄丸，每日3次，每次1丸，服用10余天，竟收全功。

2. 产后消渴

患者：延某，女，32岁，住萧县毛营村。

初诊：产后六七日，忽患发热，烦躁心热，口渴欲饮，饮不解渴。诊其脉洪数，右大于左，舌绛无苔，舌上赤裂，大渴引饮，咽如火烧，食欲减少，面红，耳赤，自汗出，小便清利。本证由于新产后，血虚化燥，心腹热移，热伤气化，不能生津所致。《黄帝内经》云："心移热于肺，传为膈消。"本证治疗应拟大量补血之品，以治其本，本固则肢荣，渴即消除，遂处以当归补血汤主之。

处方：西洋参12g，黄芪120g，当归30g，粳米30g，煎服。

复诊：服2剂以药代茶，速进5剂，热退渴减。按原方又继服4剂，诸症消失，病得痊愈。

3. 消中善食（遗案）

患者：刘某，男，44 岁，住萧县永堌寨。

患消渴病，大渴引饮，饮不解渴，消中善饥，日食六七次，每次食量皆倍之于常人，每及食后即嗜卧于榻，似昏睡之状，并时觉心中作酸作甜之感，入睡则梦交泄精，有时竟数日不饮，有时则引饮不辍，自言平素劳心过度所致。曾延医治疗半年余，均不收效。现脉六部皆洪滑而数，右关部特甚，两尺洪滑，按之皆少神，全身瘦削，面色苍白，声浊而多滞。证属肾气不足，湿痰夹阴火犯溢于中之候。即处以加味导痰丸，服后诸症均减。遂改用六君子汤合左金枳实汤为丸剂服用。最后又以六味丸加减，去生地黄，加蒺藜、鱼鳔胶等。经调治两月余病愈。

4. 下消

患者：孙某，男，40 岁，住萧县梧桐村。

初诊：患消渴病，病初起时，全身疲惫，精神不振，行走背弓，身体日渐消瘦，延医久治，均不收效。来此就诊，脉象濡细，舌无苔。表现为精疲体倦，四肢酸软，形容憔悴，行步困难，口渴引饮，饮不解渴，大便干燥，小便浑浊。究其病机，系肾亏伤肺，为子母同病，由于生气无从，上下俱衰，则阴阳难济。治当双补其肺肾。

处方：党参 12g，黄芪 12g，龟甲 12g，熟地黄 15g，紫河车 9g，金樱子 9g，阿胶 9g，杜仲 9g，五味子 9g，黄柏 6g，小蓟炭 6g，升麻 3g。

复诊：服 2 剂后，体力略感恢复，精神转佳，尿亦转清，仍拟以原方，继服 3 剂。

三诊：诸症均消，微感腰部酸痛，停药转针灸治疗。

取穴：肝俞、膀胱俞、三焦俞、肾俞等穴。采用先补后泻手法，针5次，腰痛止，病得痊愈。

5. 消中善饥（中消）

患者：徐某，女，53岁，住永塯村。

患消渴病，善饮好饥，日夜饮水五六十斤，日夜食六七餐，每次食斤余。脉象细数，舌绛而干，唇燥舌裂，肌肉消瘦，精神疲惫。处以玉液粥主之。

处方：生山药120g，茯苓120g。第1汁用水2碗，煮取半碗。第2汁用水2碗，煎取1碗。令患者渴时恣意饮用，不拘次数，日夜4剂。

上方连服4日，病势减轻，饮水大减，遂改日服1剂。用此方连服16日痊愈。

6. 上消

患者：韩某，女，49岁，住萧县后毛场村。

患消渴已40余日，大渴引饮，小便浑浊不利，饮一溲一，烦躁不安，精神困惫，四肢乏力，脉象细数，舌绛而干，口唇燥裂。处以薯蓣丸加减主之。

处方：薯蓣24g，茯苓24g，天花粉15g，瞿麦9g，附子1g，水煎温服。连服5剂，病痊愈。

7. 下消见证

患者：陈某，男，55岁，住萧县靳场村。

患消渴1年余，延医久治，均未得效，脉沉细无力，饮不解渴，小便如膏汁，颜面黧黑，身体瘦削，舌质绛，中黄而干。渴而多饮，为上消；消谷善饥，为中消；口渴少饮，小便如膏为下消。故该病证属下消，遂拟茯苓汤主之。

处方：茯苓 60g，熟地黄 240g，天花粉 60g。

按上方日服 1 剂，连服 2~3 剂，痊愈。

十七、痉 病

（一）病因

因本病表现为筋脉牵引，身体强直，所以名"痉"。本病发生的原因：六淫之邪，都能病痉。因有因寒、因风的不同，故分为刚痉和柔痉。另外误汗伤津、误下伤阴、疮家发汗、产后亡血等，也可致痉。而这些痉病，都是见于筋脉与血液有损。筋脉拘急，则必反张；血液枯燥，则必痉挛。所以痉之为病，原因虽多，而阴血虚少，筋脉不得濡养，是为病理变化的关键所在。

（二）辨证治疗

1. 刚痉

由表邪而起，发热，恶寒，无汗，头痛项背强直，四肢搐搦，可用葛根汤主之。

葛根汤：葛根、麻黄、生姜、桂枝、白芍、炙甘草、大枣。

方解：本方即是桂枝汤加葛根、麻黄。方中葛根疏阳明而清肌表，则内之呕利，外之口噤肤热，皆可除；麻黄疏肺气而通皮毛，则内之喘满，外之无汗，亦可得解；再加桂枝汤清病之来路，与麻黄、葛根相合成方，则表里上下均得贯通。

2. 柔痉

发热汗出，不恶寒，可予瓜蒌桂枝汤。如汗多表虚，用桂枝加附子汤。

瓜蒌桂枝汤：瓜蒌、桂枝、芍药、甘草、生姜、大枣。

方解：瓜蒌苦寒入阴，清热生津，柔润筋脉。桂枝汤能调和营卫，疏泄风邪，促使经气通畅，则风邪自解，筋不燥，则痉亦遂愈。

桂枝加附子汤：桂枝、白芍、甘草、生姜、大枣、附子。

方解：本方即桂枝汤加附子。桂枝汤调和营卫，附子复阳固表，阳回腠密，则漏汗自止，恶风自罢，表固汗止，则津液自回，津回则小便自利，四肢拘急自伸。

3. 里实

腹满口噤，卧不着席，脚挛急，必齘齿，大便硬，可予大承气汤。假若痉病，产后恶露不尽，少腹鞭急，宜用桃仁承气汤。

桃仁承气汤（张仲景）：桃仁（去皮尖）、大黄、桂枝、芒硝、甘草。

方解：大黄、芒硝泻结祛热；桃仁破瘀行血；桂枝既解表证风寒，又能温通脉中瘀血；甘草和中调胃，还能帮助桂枝解表。因此，4 药相合，成为一个破瘀行血，清除下焦蓄血的良方。

4. 风热痰壅而发

人事不省，或手足搐搦，或但右手足动摇，治宜祛风导痰汤。属于热痰者，加贝母、瓜蒌；火盛者，加山栀子、天花粉；口噤便闭，加大黄；血虚筋急，加当归、生地黄；舒筋加秦艽、川续断、钩藤；活血加丹参、红花、牛膝。

导痰汤：制半夏、陈皮、茯苓、甘草、龙胆草、枳实、羌活、防风、白术、姜汁、竹沥。

5. 汗下太过（或痈疽溃疡）

身体角弓反张，手足挛搐，多是气血大亏，阴液不营筋脉所致。治宜八珍汤加枸杞子、川续断、钩藤、桂枝以柔筋脉，甚不可纯作风治。

八珍汤：方见中风。

6. 产后出血过多

筋无血养，挛急发痉，以桂枝汤合补血汤治之。若因产后腠理疏松，风邪兼虚袭伤筋脉，遽尔发痉，脉浮者可用举轻古拜散。

举轻古拜散：荆芥穗，炒黑为末，酒淋大黄豆卷，净汁调下。

痉病治疗原则：本病有轻重不同的表现，治法当以养阴清络，调和气血为主。如邪甚的，兼治其邪；邪微的，急当滋养营阴。阴液充于经络，则拘挛搐急自解。

痉病临证重危辨认：口张目呆，昏昧无知，难治；戴眼自折，遗尿，必死；手足瘈疭，汗出如油如珠，不治。

（三）医案

1. 风邪乘虚发痉

患者：李某，女，19岁。

患者身形瘦小，平素体弱多病，月事后忽然发痉病，猝然口噤，两手挛缩，角弓反张，按其脉弦缓，舌苔薄白。证属月经出血过多，风邪乘虚而入。随针刺人中、合谷、承山，先泻后补。痉挛停止后，处以四物汤加味主之。

处方：当归 15g，生地黄 15g，白芍 10g，川芎 6g，炮姜 10g，荆芥 10g，防风 10g，附子 3g。连服 4 剂而愈。

2. 刚痉

患者：许某，男，24 岁，住冯楼村。

忽患寒热头痛，继而口噤咬牙，全身抽搐，角弓反张，痉挛无汗，诊其脉浮，舌尖红苔薄白。证属无汗刚痉。急针取十二井穴出血，继取合谷（补）、复溜（泻）。行针后痉止，寒热头痛仍存，遂处以桂枝汤加葛根主之。

处方：桂枝 10g，白芍 10g，炙甘草 6g，葛根 20g，生姜 10g，大枣 5 枚。服后汗出病愈。

3. 柔痉

患者：蹼某，男，22 岁。

恶寒发热，头痛身痛，忽然发痉，神识昏迷，四肢拘挛，角弓反张，两目天吊。急针取支沟（泻）、百会（补）、四关（泻）。抢救后，神识少清，脉弦，自汗，断为柔痉。遂处桂枝汤加味。服后痉愈。

处方：桂枝 10g，白芍 10g，炙甘草 6g，川芎 6g，防风 10g，生姜 5 片，大枣 4 枚。

4. 肝风内动痉挛

患者：毛某，女，35 岁。

初诊：平素生活多爱生气，又兼家事操劳过度，心悸，自汗，全身痉挛不止，诊其脉，弦细无力。证属劳伤亡气，素禀肝血不足，肝风内动。《黄帝内经》有云："治风先治血，血行风自灭。"遂处炙甘草汤加味。

处方：炙甘草 10g，桂枝 6g，太子参 12g，生姜 10g，阿胶 15g，熟地黄 25g，麦冬 10g，火麻仁 10g，当归 10g，黄芪 15g，白芍 10g，钩藤 10g，酸枣仁 15g，僵蚕 10g，大枣 4 枚，煎服。

复诊：服上方 2 剂痉止，继处以人参养荣汤加味，连服 3 剂病瘥。

处方：太子参 12g，炒白术 10g，黄芪 15g，炙甘草 10g，陈皮 10g，肉桂 6g，当归 10g，熟地黄 12g，五味子 5g，茯苓 6g，远志 6g，白芍 15g，阿胶 12g，麦冬 10g，生姜 3 片，大枣 4 枚，煎服。

5. 误补成痉

患者：沈某，女，18 岁。

初诊：初因热病，阴液受伤，加之治疗不当，误投以温补，服后导致成痉病。现脉弦细，舌绛而干，肌热面赤，唇青甲紫，角弓反张，头痛项强，耳聋，口渴，肢挛腰硬，神识模糊，腹胀便秘，小便不禁。证属热盛伤津，经脉失养。《黄帝内经》云："热淫于内，治以咸寒，佐以甘苦。"遂拟白虎汤合调胃承气汤，急下治阴。

处方：生石膏 120g，知母 12g，芦根 45g，大黄 10g，芒硝 12g，白茅根 100g，甘草 6g，玄参 15g，生地黄 25g，麦冬 20g，煎服。

复诊：服药 2 剂，汗出便解，热退神清，减去调胃承气汤，拟白虎汤加味，连进 3 剂，病瘥。

处方：生石膏 100g，知母 12g，芦根 60g，玄参 15g，生地黄 20g，麦冬 15g，白茅根 45g，水煎服。服用 3 剂病愈。

6. 痰火闭窍成痉

患者：谢某，男，44 岁。

初诊：突然昏倒，人事不省，四肢拘挛，急针十二井出血，继取合谷、内关。约 40 分钟渐为苏醒，神识仍然模糊，不能言语，脉浮滑而数，舌苔灰黑。此因阳明热盛，心液亏损，致使痰火闭于心窍，遂拟清营汤并加以泄热和佐以涤痰开窍之品主之。

处方：犀角（现用水牛角代）10g，生地黄 15g，玄参 15g，淡竹叶 6g，麦冬 12g，丹参 10g，黄连 6g，金银花 12g，连翘 12g，大黄 10g，生石膏 45g，知母 10g，天南星 6g，石菖蒲 6g。

复诊：服上药 2 剂，已能说话。继按照原方又服 2 剂，病瘥。

7. 闭窍不语发痉

患者：杨某，男，25 岁。

在劳动中忽然跌倒，不省人事，醒后全身痉挛，不能说话，脉象缓不及四，舌苔薄白。本证由于心肾受损，影响肝魂不守，胆火上冲，窍络闭塞所致，遂拟泻火平肝、开窍通络之剂，服 1 剂，病得痉愈。

处方：姜半夏 12g，陈皮 10g，茯苓 12g，甘草 6g，枳实 10g，竹茹 10g，白芍 12g，桑白皮 10g，麦冬 10g，皂角 6g，细辛 3g，生姜 3 片，煎服。

针灸：取百会、神门，先泻后补。

十八、破　伤　风

（一）病因

破伤风是因外伤受邪引起发痉的疾病。它的典型表现是神志清楚，有持续性或发作性的肌肉痉挛。另外，临床上的一些其他表现为牙关紧闭，口撮唇紧，身体强直，角弓反张。

本病发生原因：受到创伤以后，风邪从创口侵入经络，渐转入里。在临床上，如观患者疮口周围燥起白痂，疮不甚肿或疮口平而流汁，牙关微紧，不似寻常活动，此便是破伤风的先兆，应宜及早治疗。

（二）辨证治疗

本病初起，见寒热间作，牙关微紧，继则口噤目斜，身体强直，角弓反张，肢体疼痛。本病当分风邪在表、在里，或在半表半里，以施汗、下、和三法。

1. 风邪在表

寒热拘急，口噤咬牙。宜服千里奔散主之，次以蜈蚣星风散频服，追尽臭汗，或用羌活防风汤主之。

千里奔散：用行远路骡蹄心，阴阳瓦煅存性，研细，黄酒冲服。

蜈蚣星风散：蜈蚣、江鳔、天南星、防风，共研细末，黄酒调服，1日2服。

羌活防风汤：羌活、防风、川芎、藁本、当归、白芍、地榆、细辛。

2. 邪已入里

惊恐抽搐，大便秘结。宜用江鳔丸下之，或用大芎黄汤。

江鳔丸：天麻、雄黄、蜈蚣、江鳔、僵蚕（炒）、野鸽粪（炒），共研细末，分作2份，1份泛丸如梧桐子大，朱砂为衣，1份与巴豆霜泛丸，如梧桐子大。每用朱砂药20丸加巴豆霜药1丸，白滚水送下，至便利为度。

大芎黄汤：川芎、大黄、黄芩、羌活，水煎服，以利为度。

3. 邪在半表半里

无汗，宜服羌麻汤汗之。若头汗多而身无汗，则不可发汗，宜服榆丁散和之。

羌麻汤：羌活、麻黄、川芎、防风、枳壳（麸炒）、白茯苓、煅石膏、黄芩、细辛、甘菊花、蔓荆子、前胡、甘草、白芷、薄荷、生姜，煎服。

榆丁散：防风、地榆、紫花地丁、马齿苋，共研细末，温米汤调下。

（1）发表之后，身热不退，宜服小川芎汤。

小川芎汤：川芎、黄芩、甘草，水煎温服。

（2）攻里之后，里热不清，宜服瓜石汤。

瓜石汤：瓜蒌仁、滑石、苍术（米泔水浸炒）、天南星、赤芍、陈皮、白芷、黄柏、黄芩、黄连、甘草、生姜，水3盅煎至1盅，服之。

（3）另玉真散一方，为破伤风通治之剂，不论初起，或已经发痉，都可应用，同时亦可外敷，疗效很好。

玉真散：白芷、天南星、白附子、天麻、羌活、防风，共为细末，唾津调，浓敷伤处。如破伤风初起，角弓反张，牙关紧闭，热童便调服亦妙。

4. 其他

（1）外治法：一两日内可用灸法，令汗出后，风邪方解。配合针灸治疗可取百会、风府、风池、大椎、筋缩、肺俞、膈俞、肝俞、胃俞、下关、颊车、承山、合谷、曲池、手三里、太冲、阳陵泉、命门。以上各穴，可轮流使用，每次用穴不可太少，应长时间留针，时间可留24～48小时，亦可配合温针或灸。若日数已多，可用羊尾油煮微热，绢包熨破伤处，时常换熨，拔尽风邪，未尽可继之。

（2）备用方剂：柴胡、黄芩、人参、半夏、甘草、生姜、大枣、荆芥、防风、羌活（小柴胡汤）。天麻、天南星（天麻散）。川乌、天南星、半夏、天麻（元戎方）。以木瓜、吴茱萸两味为主，辅以防风、全蝎、僵蚕、蝉蜕、天麻、天南星、细辛、桂枝、朱砂、猪胆汁等（横汤）。大便秘结加巴豆霜；小孩惊搐过多，佐以珍珠粉、钩藤；身体虚弱加黄芪、当归等补剂。天麻、防风、白芍、荆芥、生天南星、桂枝、细辛各等分，共为细末，葱姜汤送下（祛风搐搦散）。净蝉蜕、天南星、天麻、全蝎（带尾）、僵蚕、朱砂（冲服），上药除朱砂外，用水煎服，黄酒为引，先服朱砂，后服汤剂（五虎追风散）。

危重难治恶候：时醒时昏，痉搐时发时止，口噤不开，语声不出，汗出如油，面色青黑，眼小目瞪，腹满自利，口燥咽干，舌卷囊缩。

注意事项：应将患者置于光线较暗处，设法避除一切声音的刺激，以免引起搐搦。伤口注意清洁，防止污秽。

单方治验：槐树枝，削1抱，把槐树枝架于立砖之上，用猛火烧之，两旁放碗取槐油。将槐油、红糖、元酒混合搅匀，服之立效。

（三）医案

1. 失血过多破伤风

患者：李某，男，22岁，住萧县毛营村。

因刨树误伤腿部，受重伤，流血过多，患破伤风病。现牙关紧闭，口噤不开，颈项强直，口眼㖞斜，肢体迟缓，脉紧无汗。

针灸：急针取足三里、风府。

处方：乌梢蛇（醋炙）1条，地龙（醋炙）5条，天南星（炮醋炙）24g，共研细末，面糊为丸，如绿豆大，每服5～7丸，生姜酒下，继食稀葱白粥，取汗，2日后得汗愈。

2. 疮毒中风

患者：刘某，男，37岁，住徐州市。

脚肿生疮，每食荤腻之品则感心中不安，忽然中风汗出，口噤、颈项强直，四肢抽搐，神识不清，面似褐色，急以小续命汤主之，服2剂痊愈。

处方：防风12g，桂枝9g，麻黄9g，杏仁9g，川芎9g，白芍

（酒炒）9g，人参9g，甘草（炙）9g，黄芩（酒炒）9g，防己9g，附子6g，羌活18g，生姜3片，大枣3枚，煎服。

3. 风袭疮口中风

患者：马某，男，40岁，住萧县马庄村。

由于风袭疮口，患破伤风，牙关紧急，角弓反张，神识模糊，脉弦紧，舌无所见。

针灸：急针取风府、颊车、合谷，先泻后补，留针8小时。

处方：全蝎9g，蜈蚣2条，僵蚕9g，蝉蜕30g，天南星9g，天麻9g，朱砂（冲服）3g。2剂痊愈。

4. 风邪袭血

患者：郭某，女，44岁，住萧县毛营村。

初诊：风袭伤口，侵入血分，初感四肢麻木，似虫爬之状，继而牙关紧急，颈项强直，腰背反张，四肢抽搐，脉浮紧，面红耳赤，唇绛破裂。处以追风和血之品主之。

针灸：急针取风府、长强、颊车、合谷，平补平泻。

处方：天麻9g，天南星9g，当归9g，白芍9g，红花9g，白矾9g，大黄9g，血竭9g，土鳖虫7个，童便1杯，用童便和黄酒加少量水同煎。

复诊：上症减轻，唯搐仍不止，继处以五味止痉散主之。

处方：天南星9g，羌活15g，天麻15g，白附子15g，钩藤12g，僵蚕12g，全蝎7g，水煎服，每2小时服1次。

三诊：服药后，痉挛抽搐消失，但汗未得出。

处方：荆芥6g，麻黄6g，薏苡仁12g，甘草6g，水煎服。服后汗出，诸症皆除。

十九、厥 证

（一）病因

本病是因气逆而阴阳失调的一种疾患，表现为较轻的为头目昏冒，四肢厥冷，重则不省人事。其致病病因多为外感六淫、内伤七情，或因痰、食、蛔虫等，这些都能影响到人体阴阳偏盛，而形成厥逆。由于本病的病因不同，所以在临床表现上亦是多种多样，一般可分为寒厥、热厥、痰厥、食厥、气厥、尸厥、蛔厥等。

（二）辨证治疗

1. 寒厥

病因：此由内脏虚寒，阳气不能达于四肢所致。

症状：四肢厥冷，倦卧不渴，面青溺白。

脉象：沉细而迟。

治疗：治宜温经散寒，轻则用理中汤，重则用四逆汤。

2. 热厥

病因：此为内脏蕴热，阳气郁而不伸所致。

症状：病初起时，身热头痛，继则壮热烦渴，大便秘结，小便短涩，四肢厥冷。

脉象：滑数。

治疗：热微厥亦微，宜四逆汤，以宣通郁阳；热深厥亦深，宜大承气汤，以急下存阴，如腑气未实，可用白虎汤以清之。

3. 痰厥

症状：突然气急痰鸣，吐液肢冷，不省人事。

脉象：沉滑。

治疗：可用导痰汤，以化其痰。

4. 食厥

病因：酒醉或饱后感受风寒，或者恼怒，食填胸中，胃气不行，骤然厥逆。

症状：昏迷不醒，胸脘窒满。

治疗：治宜先煎姜盐汤探吐，吐后，再以和平消导之法。可用二陈汤加枳实、厚朴、山楂、六神曲、麦芽等，以健脾理气。

二陈汤：半夏、陈皮、茯苓、炙甘草、生姜，加乌梅同煎。

方解：半夏能燥湿化痰，陈皮能利气降痰，茯苓能渗湿化痰，甘草能补脾和中，生姜和胃，乌梅生津。所以本方治疗痰饮为病，咳嗽胀满，呕吐恶心，头眩心悸等症，效果都是很好的。

5. 气厥

病因：暴怒伤气，由于血积胸中不散，气逆阻塞不行所致。

症状：猝然而仆，四肢厥冷，胸痛喘满，口无涎沫。

治疗：治宜顺气调肝，可用四磨汤，或乌药顺气散之类。

四磨汤：人参、槟榔、沉香、乌药各等分，磨浓汁后和水煎三四沸温服。

方解：槟榔、沉香都能降气，配合乌药调顺逆气，使喘息满闷得舒，又恐三药伤气，所以再加人参，使不致损耗正气。体实气足的人，用枳壳代替人参，可以增强治逆气的作用。

乌药顺气散：乌药、陈皮、麻黄（去节根）、川芎、白芷、桔梗、炒枳壳、僵蚕、炮姜、炙甘草、生姜、大枣。

方解：本方用乌药通调逆气，麻黄、桔梗宣通肺气，川芎、白芷和血气而散风。气逆就会生痰，所以陈皮、枳壳理气行痰，僵蚕散结化痰而消风。炮干姜温经通阳，甘草和中泻火，每加姜枣调和营卫。因此本方不仅能调顺逆气，并且有消风化痰的作用，所以能治中气，也可以治疗中风。

6. 尸厥

病因：感受秽浊不正之气。

症状：忽然肢冷，口噤，昏晕，或谵语狂言。

治疗：可用苏和香丸，以姜汁调灌。

苏和香丸：苏和香油（入安息香膏内）、熏陆香（即乳香别研）、冰片、青木香、丁香、犀角（现用水牛角代）、白术、沉香、香附（炒）、麝香（别研）、安息香（用无灰酒熬膏）（原书还有檀香、荜茇、诃子）。将安息香和蜜，与药末和匀，制成丸药，如弹子大，用朱砂为衣，每服1丸，开水送下。

方解：苏和香、安息香通六腑而透窍开闭，麝香、冰片辟秽恶而走窜经络，犀角（现用水牛角代）凉心解毒，香附理肝，乳香宣肺，木香醒脾，沉香镇肾，荜茇下气化痰，丁香温胃，白术健脾，朱砂镇心安神。诸药合用，于是痰去窍开，秽息可除，气机通畅，则神志清醒。此方尤妙在用诃子，防止诸香过窜消散真气，故稍加收涩之味，因而是个开闭的良方。

7. 蛔厥

病因：多由胃寒蛔虫攻胃所致。

症状：心腹疼不可忍，或吐涎沫，或吐蛔虫，发有休止。

治疗：治宜安胃，可用乌梅丸。

（三）医案

1. 痰厥

患者：纵某，女，30 岁。

偶发厥，痰涎壅盛，口噤昏聩，四肢冷如冰，痰声噜噜，以稀涎散灌之，吐痰碗许，遂刺人中、百会、合谷、涌泉。脉浮滑，沉取无。经抢救 4 个小时后渐醒，人事尚未清爽，脉渐起，遂拟二陈汤加贝母、黄连、黄芩、香附主之。连服 3 剂病瘥。

处方：姜半夏 12g，陈皮 10g，茯苓 12g，甘草 12g，川贝母 10g，黄连 6g，香附 10g，黄芩 10g，生姜 3 片，煎服。

2. 食厥

患者：万某，女，55 岁。

初诊：因殴斗过怒发厥，呕吐痰涎，口噤昏聩，脉右大于左。证属气滞食厥，急针刺颊车、合谷两穴，继以平胃散加味主之。

处方：苍术 12g，陈皮 10g，厚朴 10g，甘草 6g，茯苓 10g，半夏 10g，广木香 5g，生姜 3 片，大枣 3 枚，煎服。

复诊：服 1 剂，已苏醒，继处以六君子汤加味。

处方：太子参 12g，白术 10g，茯苓 10g，甘草 6g，陈皮 10g，半夏10g，广木香5g，生姜3片，大枣3枚，煎服。

按上方连服3剂，病愈。

3. 热厥

患者：孟某，女，20岁。

病初起时，四肢厥逆，时时恶寒，肤冷如冰，面容惨淡，却内实烦满，脉沉伏，证属热厥。

处方：黄芩10g，黄连6g，柴胡10g，枳壳6g，厚朴6g，大黄10g，乌梅4个，青皮6g，槟榔10g，细辛2g。

服后厥回，通身皆热，继处以清凉平热之品主之，遂愈。

4. 血虚致厥

患者：毛某，女，35岁。

初诊：忽患四肢厥逆，昏迷不省人事，脉微欲绝，投以四逆汤主之。

复诊：服上药无效，症如上，细诊其脉，非是微脉，却是细脉。脉微属阳虚，脉细属血虚。究其四逆汤所以投之不效的原因为四逆汤系主回阳，而不治血虚之厥。细询其致病原因，答因月经后，洗衣着凉所致。故此证属寒袭血分，遂拟当归四逆汤主之。连服2剂，病愈。

处方：当归20g，桂枝15g，白芍15g，细辛3g，木通6g，甘草6g，生姜3片，大枣3枚。

5. 虚厥

患者：毛某，男，76岁。

初诊：因躬身蹲地，修理家具，起立时突然昏仆于地，家人扶卧在床上，急以米汤灌之。顷刻，上呕吐痰沫，下则大便洞泄，病势甚为危急。来此就诊时，面色苍白，唇青，舌质淡红，苔薄白，呼吸气短，大便不禁，右脉弱，左候细如丝，往来不序续，重按则散，四肢厥冷，鼻准凉，唯头额部尚温。探究病因，因年老阳气过衰，加之平素操劳过度，致使元气下陷，真阳不固，成为虚脱。所幸头汗未出，治当固守真阳，望其转机，急拟桂附理中汤温补之。

处方：野党参 15g，炮姜 12g，炙甘草 6g，炮附子 12g，肉桂 6g，生姜 5 片，大枣 5 枚，白术 15g，水煎分 3 次服，每隔 2 小时服用 1 次。

复诊：上药连进 2 剂，六脉缓和，四肢转温，大便止，能起坐于床，精神转安，略能进食。继处以附子理中汤加味主之，服 2 剂病瘥。

处方：党参 15g，炒白术 10g，炙甘草 6g，干姜 10g，附子 12g，山药 20g，生姜 3 片，大枣 4 枚，煎服。

6. 气厥

患者：毛某，女，27 岁。

患者平素肝火旺盛，阴虚，常常因小事而动怒。近日因家事口角，怒气上逆，致成昏厥，当时针取合谷、人中，诊脉右部弦细，左脉沉伏，四肢厥冷，神昏不知人事。经针灸时许，神志转醒，继拟疏肝行气之品主之，1 剂病愈。

处方：金铃子 15g，胖大海 12g，小蓟 12g，木瓜 6g，枳实 6g，柴胡 10g，延胡索 10g，栀子 10g，牡丹皮 10g，郁金 12g，炙甘草 6g，煎服。

二十、痿病

（一）病因

四肢痿弱无力，举动不能，若痿废之不用，名为痿证，亦称痿躄。其发病多由火邪温热久羁，血脉筋骨、肌肉皮毛受灼所致。故认为痿证多由肺胃二经为病所致，因肺为娇脏，肺虚则高源化绝而水涸，水涸则不能濡筋骨。《黄帝内经》认为，肺热叶焦，则生痿躄。而阳明为宗筋之长，阳明虚则宗筋纵，宗筋纵则不能束筋骨以利关节，即所谓治痿独取阳明。本病与痹病有些症状相类似，但两者是有区别的，其区别在于：痹病周身肢节疼痛，痿病则手足痿软，并不疼痛。因而它们在治法上也就各有不同。

（二）辨证治疗

1. 肺阴不足

病因：肺热叶焦而成痿证，因火热之邪，灼伤肺液，津液不能输布全身，肌肉筋骨失其濡养所致。

症状：两足痿弱，不能行走，皮毛焦枯不泽。

脉象：细数。

治疗：治宜甘寒清上，可用沙参、麦冬、玉竹、杏仁、石斛、百合、天花粉、山栀子、薏苡仁、知母、黄柏、络石藤之类。

2. 肝肾阴虚

病因：因房劳色欲过度，致下焦肝肾阴虚火旺，燔灼筋骨。

症状：两足痿软，腰脊不能举，行走困难，自觉两足有热感。

脉象：两尺虚弱。

治疗：足热枯痿，宜填精益髓，可用六味地黄丸加牛骨髓、猪骨髓、鹿筋胶、羊肉胶、枸杞子、青盐等，或用滋阴大补丸，或用虎潜丸，或用金刚丸等。

六味地黄丸：熟地黄、山茱萸、山药、牡丹皮、茯苓、泽泻，研为细末，和地黄膏加炼蜜为丸，如梧桐子大，盐汤下。

方解：熟地黄滋阴补肾，生血生精；山茱萸温肝逐风，摄精秘气；牡丹皮泻君相之浮火，凉血退蒸；山药清虚热于肺脾，补脾固肾；茯苓渗湿热，而温肾交心；泽泻泻膀胱水邪，而聪耳明目。本方六经备治，而功专肾肝，寒燥不偏，而补兼气血。

滋阴大补丸：熟地黄、山药、山茱萸、茯苓、牛膝、杜仲、五味子、巴戟天、小茴香、肉苁蓉、远志、石菖蒲、枸杞子、大枣，研细末，和蜜为丸，如梧桐子大，日2服。

虎潜丸：虎骨（代，酥炙）、牛膝（酒蒸）、陈皮、白芍（炒）、熟地黄、锁阳、当归、知母（盐酒炒）、黄柏（盐酒炒）、龟甲（酥炙）、干姜，共研细末，用羯羊肉熬烂，捣和药末作丸，如梧桐子大，每天服五六十丸，盐汤送下。

方解：用知母、黄柏、熟地黄、龟甲滋阴壮水而泻火；当归、白芍、牛膝养血补肝而强筋，虎骨（代）健骨；锁阳益精润燥；陈皮利气；干姜通阳；羊肉大补精血。于是精血受益，肝肾得补，而筋骨自然强健，脚痿也就恢复了。

金刚丸：萆薢、肉苁蓉、菟丝子、杜仲（或加木瓜、牛膝，为加味金刚丸）。

3. 血虚

病因：由于产后出血过多，或其他原因失血，以致血虚不能荣津。

症状：面色㿠白无华，手足痿弱，不能行动。

脉象：涩弱。

治疗：以补血为主，可用四物汤加苍术、牛膝、黄柏。如阴血虚弱不能荣筋，筋缓不能自收，可用补血荣筋丸。

四物汤：熟地黄、白芍、川芎、当归。

补血荣筋丸：肉苁蓉、菟丝子、天麻、牛膝、鹿茸、熟地黄、木瓜、五味子，为细末蜜丸。

4. 气虚

病因：饮食不节，饥饱失调，或远行劳力过度，致使脾胃气伤，无从运化精微输送至四肢。

症状：气短，精神萎靡，两足痿弱，手足不能举。

脉象：沉细或大而无力。

治疗：脾虚中气下陷，宜补中升气，可用补中益气汤。胃气虚食减者，宜健脾，可用藿香养胃汤。

补中益气汤：方见中风。

藿香养胃汤：人参、白术、茯苓、甘草、薏苡仁、藿香、半夏曲、乌药、六神曲、砂仁、荜澄茄、生姜、大枣，水煎服。

5. 湿热

病因：因久居湿地，或酒肉不节，湿热相搏，致使筋弛骨痿。

症状：两足痿软，热如火焚，或有肿痛，或足趾顽痒。

脉象：濡缓或濡数。

治疗：宜以祛湿热为主，可用清燥汤加减。如阴虚湿热成痿，两足奇热难受，可用虎潜丸加减，或用加味二妙丸。

清燥汤：黄芪、白术、陈皮、泽泻、人参、茯苓、升麻、炙甘草、猪苓、炒六神曲、麦冬、当归身、生地黄、黄连、炒黄柏、苍术、柴胡、五味子，共研粗末，煎服。

方解：黄芪、人参、白术、炙甘草、茯苓补脾益肺，麦冬、五味子保肺生津，黄连、黄柏燥湿清热，生地黄、当归滋养阴血，陈皮、炒六神曲、苍术健脾燥湿，再加升麻、柴胡以升清阳，泽泻、猪苓以降浊阴，使温热从小便而出。上药合成了一个具有清除湿热，滋润燥金（肺）作用的，能够治疗痿证且值得推崇的方剂。

虎潜丸：方同本病肝肾阴虚证。

加味二妙丸：防己、当归、萆薢、秦艽、黄柏、龟甲、牛膝、苍术，水煎服。

6. 血瘀

病因：产后恶露留于腰胯，或跌打损伤。

症状：积血不消，阻碍血液循环，以致四肢痿软。

治疗：法当活血祛瘀，可用四物汤加桃仁、红花、莪术、穿山甲（代）之类。

7. 湿痰

症状：四肢痿软，腰膝麻木或肿。

脉象：滑。

治疗：治宜燥湿化痰，可用二术二陈汤加竹沥、姜汁。

二术二陈汤：二陈汤加苍术、白术，水煎服。

8. 食滞中焦

病因：食滞中焦，脾气不得运于四肢。

症状：四肢发软，恶食。

脉象：弦滑。

治疗：宜清导化滞，可用木香槟榔丸加山楂、六神曲、木瓜。

9. 气血两虚

（1）久病，气血两虚，筋骨痿软可用十全大补汤（方见中风）主之。

（2）瘦人病痿，脉涩或大，多血虚有火，可用二妙四物汤主之。

二妙四物汤：苍术、黄柏、熟地黄、当归、川芎、白芍。

（3）肥人病痿，脉滑或沉，多气虚有痰，可用二妙六君汤主之。

二妙六君汤：苍术、黄柏、人参、白术、茯苓、甘草、陈半夏。

（三）医案

1. 下痿

（1）患者：张某，男，44岁。

患下肢痿废不仁，已经3年不能起床，延医治皆未得效。诊其脉，大而无力。证属营卫两虚之候，拟十全大补汤加味主之，每日早服，处以八味丸加味配制丸药，晚服。如此治疗3个月，步履如常，病得痊愈。

处方：党参15g，炒白术10g，茯苓10g，甘草6g，当归12g，熟地黄15g，川芎6g，白芍12g，黄芪15g，肉桂6g，秦艽6g，附子6g（十全大补汤加味）。熟地黄、山药、山茱萸、牡丹皮、茯苓、泽泻、杜仲、远志、萆薢、虎骨（代）、龟甲、知母、黄柏，制成蜜丸，每晚酒送服12g（八味丸加味）。

（2）患者：陈某，男，49岁。

两腿痿弱，不能站立，继之半身不遂，脉细数，舌苔光滑，胃纳尚佳。此为肺热叶焦，则成痿躄。《灵枢》云："犯其雨湿之地，则为痿。"治当养阴益肺，滋枯润燥活络为治。

处方：沙参15g，鳖甲15g，牛膝12g，生地黄15g，白芍15g，忍冬藤12g，百合15g，天冬12g，丝瓜络10g，甘草5g。按上方服4~5剂，症状消失病愈。

针灸：取行间、阳陵泉、足三里、三阴交、环跳、申脉、昆仑，轮换针灸。

2. 四肢痿

患者：葛某，男，39岁。

初诊：患脊柱及四肢痿废不仁，已经年余。经多处救治，均无效果，遂来此就诊。现脉沉细无力，此属督脉及宗筋病证。治痿独取阳明，因阳明为宗筋之会，阳明虚则宗筋失养，宗筋失养则无以束其筋骨，利其机关。本病所起病因为久卧于风湿之所，虚邪袭人，以致筋脉失司。治当除风湿，理筋脉，兼养宗筋。

处方：当归 15g，党参 12g，白术 10g，牛膝 12g，鹿角胶 12g，片姜黄 12g，茯苓 10g，木瓜 15g，桑寄生 12g，威灵仙 12g，川芎 6g，桑枝 10g。

复诊：上方连服 15 剂，肢体已能活动，仍以原方加减主之。

处方：当归 15g，党参 12g，白术 10g，牛膝 12g，茯苓 10g，桑寄生 12g，杜仲 12g，玉竹 12g，枸杞子 20g，虎骨（代）10g，桑枝 10g。

按上方继服 20 剂，行走如常，病愈。

3. 营虚肢痿

患者：张某，女，48 岁。

四肢痿弱，步履艰难，已经半年，经多处医治无效，来此就诊。现脉涩而弱，此属营虚之候。天癸将绝，系太冲脉衰，冲为血海，乘于阳明，阳明虚则冲脉不荣，而宗筋弛纵，无以束筋骨、利关节。本证宜调补营血，以实其经。

处方：党参 15g，枸杞子 15g，茯苓 10g，牛膝 10g，熟地黄 12g，当归 12g，杜仲 12g，山药 15g，炒木瓜 15g，生姜 3 片，大枣 4 枚，煎服。

4. 肺热痿躄

患者：刘某，男，52 岁。

初诊：患下肢痿躄不仁已半年余，脉象细数，舌心干红。胃热则消谷易饥，肺热则痿躄，热气熏于胸中，内热不已，其阴伤甚。治当以甘寒之剂。

处方：生地黄 15g，知母 10g，茯神 10g，酸枣仁 15g，麦冬 15g，滑石 15g，合欢花 3g，沙参 15g，百合 45g，煎服。

复诊：肺热叶焦，则生痿躄。经服清心肺退热之品后，患者已能起坐，但夜不能寐，此属心肾不交，阴虚阳亢。当以清金利水，取坎填离为治。

处方：生地黄 15g，天冬 12g，麦冬 12g，酸枣仁 12g，山药 15g，玄参 12g，太子参 10g，百合 30g，另加虎潜丸 10g，白水送下。

三诊：上方又服 6 剂，阴虚未复，夜寐不安，热退未清，仍宜养阴。腹中微痛，属中虚，拟补脾阴，兼清心肺之热。

处方：沙参 15g，太子参 15g，山药 15g，麦冬 12g，酸枣仁 12g，薏苡仁 25g，茯神 10g，白芍 12g，茯苓 10g，百合 15g，甘草 6g，另以归脾丸 10g，送服。

按上方继服 6 剂，诸症消退。

5. 足痿

患者：王某，男，30 岁。

患者患两足痿躄，不能着地，已有 3 个月，经治疗不效。诊其脉细数，舌苔白滑，断为寒湿伤肾，肾主腰脚。前后以 3 个方剂连服 23 剂，病得痊愈。

（1）大乌头汤：大乌头 12g，麻黄 6g，酒白芍 10g，炙黄芪 15g，五味子 5g，蚕沙 6g，松节 10g，防风 6g，秦艽 10g，杜仲 12g，泽兰叶 10g。服 6 剂。

（2）局方五积散：红参 10g，白芍 10g，当归 10g，川芎 5g，肉桂 2g，桔梗 5g，白芷 5g，半夏 5g，茯苓 10g，干姜 5g，麻黄 5g，苍术 5g，枳壳 5g，厚朴 5g，炙甘草 3g，陈皮 5g。服 9 剂。

（3）景岳三气饮：紫油桂 2g，附子 10g，熟地黄 15g，牛膝 10g，枸杞子 15g，杜仲 12g，细辛 2g，炙甘草 3g。服 8 剂。

二十一、痹 病

（一）病因

痹证是一种筋骨肌肉发生挛痛、重着、酸麻的疾病。其发病主要由风、寒、湿三气乘虚侵袭所致，而三气又有偏重偏轻的不同。《黄帝内经》有云："风气胜者为行痹，寒气胜者为痛痹，湿气胜者为着痹。"因此本病又可分为行痹、痛痹、着痹。

痹病多发于皮肤筋骨之间，如果迁延日久，或者再受到风、寒、湿三气的侵犯，那么就容易渗入到脏腑中。痹病在皮肤之间的易治；入脏的则有危险；流连于筋骨之间而痛久者，亦不易于痊愈。本病在临床上必须争取早期治疗。

（二）辨证治疗

1. 行痹

身体沉重，走注疼痛，痛无定处，有时痛处发热。初起如夹有表证，可用河间防风汤，寒重加桂枝，热重加黄芩，有汗加茯苓、薏苡仁，无汗加防风或加麻黄。

河间防风汤：防风、当归、茯苓、杏仁、黄芩、秦艽、葛根、羌活、桂枝、甘草、生姜，酒半盏，水煎食后服。

（1）若上半身症状较重，可用乌药顺气散主之。

乌药顺气散：方见厥证。

（2）若下半身症状较重，可用虎骨散主之。

虎骨散（《沈氏尊生书》）：虎骨（代）、白花散、天麻、防风、牛膝、僵蚕、当归、乳香、肉桂、炙甘草、全蝎、麝香，共为细末，温酒调下。

（3）若痛久不已，用补散兼施之法，往往获效，如黄芪、威灵仙、当归、秦艽等药。

2. 痛痹

《黄帝内经》称"寒气胜者为痛痹"，然在临床上所遇到的痛痹，时有偏寒、偏热两种，而其病因、症状和治法，均各有分别。

（1）偏于寒重。

症状：形寒身重，痛势颇剧，或骤然痛而不可忍。

舌象：苔白。

脉象：脉紧。

治疗：如痛有定处，可用加减五积散；历节挛痛，可用疏风活血汤；痛势剧烈，可用五灵散或用小活络丹（比常量加半，用酒煎服颇效）。

加减五积散：茯苓、半夏、陈皮、甘草、麻黄、白芷、川芎、当归、干姜、桔梗、赤芍、苍术、厚朴。

疏风活血汤：当归、川芎、威灵仙、白芷、防己、黄柏、苍术、天南星、羌活、桂枝、红花、生姜，水煎服。

五灵散：五灵脂、川乌、没药、乳香，共为细末，姜汤和酒送下。

小活络丹：川乌头、草乌头、胆南星、地龙、乳香、没药，各取净细末，胆南星烊化为丸，蜡护，每服 1 丸，温酒送下。

方解：二乌辛热，祛经络中寒湿；胆南星辛燥，能化顽痰；乳香、没药消瘀血而调气；借地龙为引，直达经络中痰湿死血结聚之处；用酒送服，是取其善行善散之功。血虚者可用四物汤送服。

（2）偏于热重。

痛处不喜温暖，得凉始舒，有时痛如火灼。但在这个证型中，又有偏于阴虚及湿热两种。

1）阴虚类型。

症状：足心灼热，形瘦。

舌象：舌质红绛。

脉象：脉数。

治疗：可用潜行散加龟甲、鳖甲、干地黄、牡丹皮、木香等。

潜行散：黄柏（酒浸），焙干为末，姜汁和酒调服。

2）湿热类型。

症状：身体着重，始有寒热，继则肢体疼痛，不能行动。

舌象：苔厚腻，或淡或黄。

治疗：可用加味经验二妙丸为主。如湿重加厚朴、生姜、薏苡仁、茯苓；热重加黄芩、白芍、竹茹、桑枝等药。

3. 着痹

重着而不移，或肿痛，或酸痛，或麻木不仁，延久失治则肌肉顽硬，关节变形，落成废疾。初起时应以祛湿活络为主，可用除湿蠲痹汤加蚕沙、防己、薏苡仁等药。如病发肌肉麻木不仁，可用川芎茯苓汤；如病经日久，可用补中益气汤加附子、羌活、苍术、黄柏，或用黄芪五物汤治之。老鹳草膏治疗麻木很有效果，长期服用，即能逐渐好转。

除湿蠲痹汤：苍术、白术、茯苓、羌活、泽泻、陈皮、甘草、姜汁、竹沥，水煎服。

补中益气汤：方见中风。

黄芪五物汤：黄芪、白芍、生姜、桂枝、大枣，水煎温服。

老鹳草膏：药店有成品出售。

4. 风寒湿三气合而成痹

风寒湿三气合而成痹者，可用蠲痹汤加减治疗。如兼有血虚，可用独活寄生汤；气血两虚，可用三痹汤。

蠲痹汤（严氏方）：炙黄芪、当归（酒洗）、赤芍（酒炒）、羌活、防风、片姜黄（酒炒）、炙甘草、生姜、大枣，煎服。

方解：辛能散寒，风能胜湿，防风、羌活除湿而疏风。气通则活血，血活则风散，黄芪、炙甘草补气而实卫，当归、芍药活血而和营，姜黄理血中之气，能入手足而祛寒湿。

蠲痹汤（《医学心悟》）：羌活、独活、秦艽、肉桂心、甘草、当归、川芎、海风藤、桑枝、乳香、木香。

独活寄生汤：独活、桑寄生、杜仲、牛膝、细辛、秦艽、茯苓、肉桂心、防风、川芎、人参、甘草、当归、白芍、熟地黄、生姜，水煎服。

方解：独活、细辛通血脉，偕秦艽、防风疏经升阳以祛风。桑寄生益气血、祛风湿，偕杜仲、牛膝健骨强筋而固下。川芎、当归、白芍、熟地黄可以活血而补阴，人参、肉桂心、茯苓、甘草可以益气而补阳。辛温以散之，甘温以补之，故本方可使血气足而风湿除，肝肾强而痹痛愈。

独活寄生汤（孙思邈方）：独活、桑寄生、秦艽、防风、细辛、川芎、当归、熟地黄、白芍、肉桂、茯苓、杜仲、牛膝、人参、甘草，水煎分3次服。

方解：独活、细辛入足少阴肾经，能温通血脉，配合秦艽、防风来疏通经络，升发阳气而祛风邪。桑寄生益气而祛风湿，配合杜仲、牛膝来强筋骨而固肝肾。熟地黄、当归、白芍、川芎活血养血，人参、肉桂、茯苓、甘草益气补阳。所以本方既能祛邪，又能补正，对肝肾阴虚有热，被风寒湿乘虚而入所造成的腰膝疼痛、脚腿冷痹无力、屈伸不便的顽固痹证，有能使其屈伸自如的良好效果。

三痹汤（喻嘉言方）：人参、黄芪、茯苓、甘草、当归、川芎、白芍、生地黄、杜仲、川牛膝、续断、肉桂心、细辛、秦艽、独活、防风、生姜、大枣。

方解：本方用人参、黄芪、四物汤以补益，防风、秦艽以胜湿，肉桂心以胜寒，细辛、独活以通肾气。凡治三气袭虚而成痹患者，宜准诸此。

痹病治疗法则：如治行痹，当以散风为主，佐以除寒祛湿，再掺以补血之品。治痛痹，当以散寒为主，佐以疏风燥湿，再掺以补火之品。治着痹，当以燥湿为主，佐以祛寒散风，再掺以补脾之品。

配合针灸如下。

行痹：风门、大椎、曲池、合谷、足三里、阳陵泉、三阴交、复溜等。

痛痹：除按上法取穴外，还可以以痛为腧，或用艾绒烧针尾。

着痹：除针刺外可用熨法，如太乙神针及艾条灸等。

（三）医案

1. 痛痹

（1）患者：刘某，男，23岁。

遍身疼痛，尻髀皆肿，足膝挛急，步履艰难，脉弦实，舌苔厚腻。证属寒伤荣血，筋脉为之引急，断为痛痹。治当温燥发散，遂拟乌药顺气散加味。

处方：乌药12g，橘红10g，麻黄6g，川芎6g，白芷6g，桔梗6g，枳壳6g，僵蚕6g，炮姜6g，炙甘草6g，桂枝12g，白术10g。

按上方连服7剂，病愈。

（2）患者：刘某，男，39岁。

初诊：患腰痛已两月余，双足不能履地，痛楚呻吟，昼夜不安，脉弦细而数，舌质红，苔薄白，坐骨至足骨剧痛。此为寒盛则痛。

处方：制川乌12g，制草乌12g，松节15g，煎服。服后饮酒以助药力。

复诊：服后4小时许，微汗，身有麻感，诸症均减，随更方主之。

处方：白芍30～100g，甘草4～25g，独活3～12g，桑寄生3～12g，何首乌6～25g。

三诊：服2剂，痛减轻，能扶床行走，仍原方加味。

处方：白芍 30 ~ 100g，甘草 4 ~ 25g，独活 3 ~ 12g，桑寄生 3 ~ 12g，何首乌 25g，川续断 10 ~ 30g，当归 10 ~ 30g。

按上方共服 7 剂，病愈。

2. 周痹

患者：秦某，男，29 岁。

初诊：患痛风，肿痛甚剧，手足节骱，面青肌瘦，大小腿皆瘦削，疼痛之处有灼热，不欲食，脉弦数，舌苔白。本证由于患者素禀体质较弱，风寒乘虚而入筋脉，以致营卫不行，故使肢体肢节肿痛而热。本证治疗当以养血舒筋为主，佐以渗湿润燥，待痛止，再拟大补阴血之品，以实其下元。

处方：苍术 10g，五加皮 10g，蚕沙 10g，苍耳子 10g，黄柏 10g，当归 10g，红花 10g，薏苡仁 15g，羌活 10g，防风 10g，秦艽 10g，紫荆皮 10g。

复诊：按上方连服 12 剂，筋渐感舒，肿见消，痛亦减轻，遂易方主之。

处方：生地黄 15g，龟甲 25g，牛膝 10g，当归 12g，苍术 10g，黄柏 10g，苍耳子 10g，秦艽 10g，薏苡仁 25g，海桐皮 12g。

三诊：按上方连服 15 剂，诸症全减退，唯下元存虚疲之象，复处以培补之品为丸剂，服 1 料病愈。

处方：仙茅 60g，党参 45g，鹿角胶 45g，虎骨（代）45g，枸杞子 45g，牛膝 45g，熟地黄 60g，茯苓 45g，黄柏 45g，苍耳子 45g，蚕沙 45g，肉桂心 30g，秦艽 45g，泽泻 30g，共为细末，炼蜜为丸，如梧桐子大，早晚各服 10g。

3. 风痹

（1）患者：杨某，男，35 岁。

初诊：患痛风，膝部热而足冷，所痛之处皆肿，昼轻夜重，每剧痛时颠顶处亦痛如刺，遍身燥热不安，小便赤涩，口不作渴，脉沉细而数。

处方：黄芪20g，白术10g，附子3g，独活10g，细辛3g，防己10g。

复诊：服药5剂，诸症均减，唯肿痛不去，并兼有阳痿不举。

处方：乌头30g，全蝎30g，穿山甲（代）18g，黄柏18g，防己45g，麝香1g，生黑豆100g，用茵陈汤泛丸，白水送下，每日3次，每服10g，服2料病愈。

针灸：取内关、支沟、阳陵泉、足三里，皆用泻法。

（2）患者：刘某，女，40岁。

初诊：患腰部痹痛，腰不能伸，卧榻不起已半年余，延医久治均未见效。现脉洪数而弦，左关甚，舌苔厚腻，大便秘结。本病因患者久病体衰，精血亏损，加之肝肺火炽，血不能养筋，致使腰部痹痛。《黄帝内经》认为，虚则补其母，实则泻其子。为平其肝，当先补其肾阴，泻其心火，使肝火平息，筋络舒和，痹痛之证即可消失。

处方：熟地黄30g，茯苓12g，栀子10g，木通10g，车前子12g，火麻仁10g，竹茹18g，灯心草3g。

复诊：诸症均减，仍原方加桑白皮12g，牛膝20g，连服5剂，诸症均除病愈。

4. 热痹

患者：白某，男，40岁。

忽患腿痛，不能步行，继之四肢皆痛，阳事萎缩，舌苔白，舌质绛，脉象弦细数，证属热痹。

处方：黄连 10g，黄芩 12g，黄柏 12g，犀角（现用水牛角代）6g，生地黄 30g，石膏 100g。

连服 6 剂，诸症均减，已能起床慢移，继处以虎潜丸，早晚各服 10g，连服半月痊愈。

5. 关节痹痛

患者：闫某，39 岁。

初诊：患关节肿痛已经年余，屡治不效。临床现午后发热，面色青黄，饮食少纳，肌肉瘦削，精神困倦，脉象弦细，舌苔薄白。本病系风湿侵袭，湿结关节，血行停滞，致使肿痛。

处方：白芍 30～100g，甘草 4～25g，独活 3～12g，何首乌 6～20g。

复诊：肿痛均减，精神感爽，仍原方加川续断 45g，当归 45g。连服 9 剂，诸症消失，病得痊愈。

6. 足痹

患者：刘某，男，19 岁。

初诊：初起恶寒发热，继而两足剧痛，不能站立，经多处治疗近 4 个月，未能收效。现脉虚弦，舌尖红，舌苔薄白，此为风、寒、湿三气搏结为病，湿气过盛，而致痹病，治当渗湿舒筋。

处方：忍冬藤 30g，薏苡仁 30g，蒺藜 12g，木瓜 15g，生地黄 20g，豨莶草 15g，当归 12g，蚕沙 10g，海桐皮 12g，松节 10g，地骨皮 10g，泽兰 6g。

复诊：疼痛减轻，仍拟原方加减。

处方：忍冬藤 30g，木瓜 15g，杜仲 15g，生地黄 15g，天竺根 10g，地龙 12g，栀子 10g，赤芍 10g，连翘 10g，白芷 6g。嘱服 3 剂。

三诊：诸症大减，脉象转缓，精神亦爽，能起床慢行，继拟下方。

处方：薏苡仁 30g，连翘 10g，茜草 10g，桑寄生 12g，海桐皮 15g，蚕沙 10g，当归 12g，枸杞子 12g，泽泻 6g，鲜白茅根 100g。

按上方又服 3 剂，病愈。

7. 历节风

患者：许某，男，34 岁。

初诊：患全身关节疼痛，游走不定，足跖红肿，不能履步，手指胳膊皆不能屈伸，经治不效，来此诊治。现脉弦微数，苔白厚腻。本证系湿邪内蕴，气血凝滞，经络阻闭所致。

处方：黄柏 10g，知母 10g，熟地黄 15g，龟甲 25g，苍耳子 10g，玄参 12g，牡丹皮 10g，白芍 15g，黑豆 30g，石膏 60g，芦根 100g。

复诊：服 2 剂，无明显效果，遂处以桑枝 20g，生石膏 100g，地骨皮 12g，苍术 12g，苍耳子 10g，紫草 12g，蒺藜 10g，煎服。

三诊：又服 3 剂，诸痛减轻，以原方加生石膏至 150g，又继服 12 剂，痛消病除。

8. 鹤膝风

患者：黄某，男，41 岁，住路庄村。

初诊：头痛发热，周身疼痛，继之疼痛集于膝部，疼甚剧，卧床不得起，两脚及两腿皆消瘦，膝部肿大，形如鹤膝。本证由风寒湿下侵而致，治当祛风利湿。

处方：桂枝 10g，苍术 15g，木瓜 18g，牛膝 12g，生黄芪 30g，石斛 12g，金银花（后入）10g，远志 10g，茯苓 10g，泽泻 10g，白术 10g，猪苓 10g，木通 10g。

复诊：服上方 4 剂，疼肿减轻，遂易方主之。

处方：熟地黄 30g，肉桂 6g，炮姜 6g，当归 12g，鹿角胶 10g，麻黄 5g，川牛膝 12g，乌梅 10g，白芥子 10g，羌活 10g，桂枝 10g，炙甘草 6g。

服 3 剂，痛减肿消，与上方轮换服用，共服用 16 剂，病得痊愈。

二十二、麻 木

（一）病因

麻木是肢体或局部失去感觉，重着不知的疾患。本病麻者为轻，木者较重。麻是肌肤不仁，但犹觉气微流行；木则痛痒不知，真气不能运及。故麻木在程度上，有轻重之分。本病发病原因各有不同，有因风伤卫气，寒伤营血，湿伤肌肉，以及气虚受风，或气滞闭着，或营血亏虚，或死血、湿痰等。

（二）辨证治疗

1. 气虚失运

病因：气虚失运，中阳不振所致。

症状：手足麻木，倦怠少食，大便溏薄。

脉象：浮濡或弱。

治疗：治宜培补中气，可用四君子汤，或补中益气汤主之。

四君子汤：人参、白术、茯苓、甘草、加生姜、大枣，煎服。

方解：人参滋胃，大补气血为君；白术健脾补气，为臣；茯苓渗湿以扶脾，为佐；甘草和中以养胃，为使。四物均为甘温之品，扶助中宫，展布津液，不偏不倚，故有君子之称。

补中益气汤：方见中风。

2. 卫气行阴

病因：卫气行阴，不能统运于外所致。

症状：湿身麻木，闭目则甚，开目渐退，昼轻夜甚。

脉象：软而弦数。

治疗：治宜强健脾气，使卫阳畅运于外，故麻木自愈，可用和中升阳汤主之。

和中升阳汤：人参、炙黄芪、白术、当归、升麻、炙甘草、柴胡、白芍（酒炒）、草豆蔻（炒）、陈皮、茯苓、生甘草、苍术（炒）、黄柏（酒炒）、泽泻、佛耳草。

3. 血虚液燥

病因：血虚液燥，卫气不能随之运行所致。

症状：肢体掣强麻木，伸缩不利，在肩背或在腰腿，着有定处。

脉象：涩而缓。

治疗：治宜滋阴润燥，可用四物汤加何首乌、木瓜、枸杞子、秦艽等味。若病在手臂，以桑枝煎汤代水；病在两足，加入牛膝；虚甚者，重用黄芪、熟地黄。

四物汤：当归（酒炒）、川芎、熟地黄（酒蒸）、白芍，水煎服。

方解：熟地黄滋阴补血，当归和血生血，白芍敛阴养血，川芎调和气血，合起来就成为调血养血的良方。

4. 气滞闭着

病因：气滞闭着所致。

症状：肢体酸麻沉重，得按摩则舒。

脉象：脉现浮涩。

治疗：治宜理气通络，如羌防行痹汤、大活络丹、小活络丹。

羌防行痹汤：羌活、防风、秦艽、川续断、威灵仙、全当归、明乳香、净没药、杜红花，先用桑枝、青松针煎汤代水。

大活络丹：白花蛇、威灵仙、乌梢蛇、竹节香附、草乌、天麻（煨）、全蝎、何首乌（黑豆水泡）、龟甲（炙）、麻黄、贯众、炙甘草、羌活、肉桂、乌药、黄连、熟地黄、大黄（酒蒸）、木香、沉香、藿香、细辛、赤芍、没药（去油）、乳香（去油）、丁香、僵蚕、天南星（姜制）、青皮、骨碎补、豆蔻、安息香、黑附子（制）、黄芩、玄参、香附（酒浸焙）、白术、防风、葛根、虎胫骨（代）、当归、血竭、地龙、犀角（现用水牛角代）、麝香、松脂、牛黄、冰片、人参。共49味研细末，蜜和为丸，如龙眼核大，金箔为衣，蜡封固，每服1丸，黄酒送下。

小活络丹：川乌（炮）、草乌（炮）、胆南星、地龙（洗焙干）、乳香（去油）、没药（另研），研极细末，酒煮面粉为丸，如梧桐子大，每服20丸，冷酒送下。

方解：二乌辛热，祛经络中寒湿；胆南星辛燥能化顽痰；乳香、没药消瘀血而调气；借地龙为引，直达经络中痰湿死血结聚之处。用酒送服，是取其善行善散，血虚者可用四物汤送服。

5. 死血湿痰

病因：此由死血、湿痰瘀塞经络，阳气不运所致。

症状：麻木不仁，或者掐之不痛。

脉象：脉涩或弦缓而滑。

治疗：死血，法当祛瘀通络，可用身痛逐瘀汤加赤芍、桃仁、红花，甚者加蒲黄、苏木。如络瘀内伤而从热化，法当泄热化瘀，可用清宣瘀血汤，或用桃仁控涎丹之类，切忌辛散燥裂等药。若其脉弦缓而滑，此属湿痰，治当祛湿逐痰，可用二陈汤为主，加苍术、天麻、胆南星、白芥子、竹沥、姜汁等。

身痛逐瘀汤：全当归、桃仁、络石藤、片姜黄、红花、川芎、怀牛膝、五灵脂（酒炒）、虎头蕉、秦艽、炙甘草。

清宣瘀血汤：活水芦笋、鲜枇杷叶、旋覆花、茜草、青葱管、广郁金。

桃仁控涎丹：桃仁泥、煨甘遂、制大戟、白芥子，用姜汁、竹沥捣糊为丸，如梧桐子大，每服 7～10 丸。

二陈汤：方见厥证。

（三）医案

1. 湿痰麻木

患者：刘某，男，44 岁。

患者素有湿痰证，时发痰喘，并有长期麻木感，渐觉肢体麻木，诊脉象为濡滑而微，舌苔薄白。拟六君子汤加减主之，每日 1 剂，服 18 剂病愈。

处方：黄芪 15g，太子参 15g，白术 10g，茯苓 10g，炙甘草 10g，半夏 12g，当归 12g，巴戟天 12g，生姜 3 片，大枣 3 枚，煎服。

2. 气虚麻木

患者：王某，男，59 岁。

初诊：患者上肢麻木，头眩晕，经常发作，忽从头右侧麻至舌尖，言语謇涩，两目发红，龈浮牙痛。本证致因，系厥阳上逆，鼓动痰火入窍入络，轻者为麻木，重则口眼㖞斜、手足不遂。本证治疗当滋阴镇阳以息风。

处方：熟地黄 15g，钩藤 10g，石斛 10g，枸杞子 15g，茯神 10g，白芍 10g，牡蛎 10g，磁石 10g，羚羊角 3g，菊花 6g。

复诊：服 10 剂，症减，仍原方加减，上方去磁石，加桑叶 12g，黑芝麻 12g。

三诊：上方服 4 剂，麻木、头晕均大减，仍原方加减。

处方：熟地黄 20g，石斛 10g，枸杞子 15g，高丽参 10g，桑椹子 12g，阿胶 10g，茯神 10g，白芍 10g，牡蛎 10g，黑芝麻 10g，桑叶 10g。

按上方服 10 剂，病愈。

3. 血虚麻木

患者：谢某，女，39 岁。

患者肢体掣弦，全身麻木，伸缩不利，游走不定，脉缓而涩，舌苔薄白。证属血虚液燥，卫气不能随之运行所致。治宜滋阴润燥，处以黄芪五物汤加减。按此方连服 6 剂痊愈。

处方：黄芪 60g，桂枝 12g，白芍 12g，没药 10g，红花 10g，茜草 15g，木瓜 15g，川续断 15g，薏苡仁 25g，甘草 5g，木通 5g，煎服。

4. 四肢麻木

患者：刘某，女，54 岁。

　　手足麻木，倦怠少食，脉象浮濡。证属气虚失运，中阳不振。拟补中益气汤加味，连服 5 剂病愈。

　　处方：黄芪 15g，党参 12g，白术 10g，当归 12g，陈皮 10g，甘草 6g，柴胡 3g，升麻 3g，川续断 15g，木瓜 15g，薏苡仁 25g，煎服。

二十三、脚　气

（一）病因

本病以其病从脚起，故得此名，又因其并与气血壅滞不通，故又称壅疾。引起本病的原因有两种：一为外因，地卑多湿，常处湿中，则湿伤于下。二为内因，如长食膻乳，或饮酒太过，脾胃有伤，不能运化，因而水湿下注。虽有二因，但终为湿气所患。

（二）辨证治疗

此病初起，人多不觉，仅感两脚软弱，不便行动，或肿或不肿，或顽痹，或迟缓，或挛急。及其既发，或头痛壮热，状类伤寒，或少腹不仁，或上气喘急，或昏聩呕逆，症状不一。因其脚气肿与不肿，而有干湿之分。浮肿者为湿脚气，不肿者为干脚气。

1. 湿脚气

症状：两胫肿痛，顽痹不仁，或溃破流水，或壮热头痛，脉濡细。

治疗：以疏通其下，可用鸡鸣散主之。如下注生疮，浸淫流水，用沈氏脚气汤，以分利其湿，或用防己汤。

鸡鸣散：紫苏叶、吴茱萸、桔梗、生姜、木瓜、陈皮、槟榔，用水 3 大碗，慢火煎至 1 碗半，药渣 2 碗煎至 1 碗，二汁相合，至次日鸡鸣时作 2 次冷服，冬季可略温。

方解：用生姜、吴茱萸散寒，陈皮、槟榔祛湿，更用紫苏叶行气和血，木瓜舒筋通络，桔梗宣畅三焦，使肌肤之邪从微汗而解，久著之湿从大便而出，因此本方治湿性脚气有良效。至于服药规定在鸡鸣时，主要是取空腹药力易行。

沈氏脚气汤：萆薢、茯苓、桑枝、苍术、薏苡仁、牛膝、秦艽、泽泻。

防己汤：防己、苍术、大腹皮、木瓜、茯苓、厚朴、橘叶，水煎服。

2. 干脚气

症状：两胫不肿，顽痹疼痛，或挛急，或弛缓。

治疗：可服四物汤加牛膝、木瓜、苍术、黄柏、肉桂、泽泻之类，以和营利湿。

四物汤：方见麻木。

3. 脚气的变证

（1）湿脚气自下侵上，渐入少腹，痹着不仁，此为肾虚阳弱，可服肾气丸，以助阳利水。

肾气丸：方见消渴。

（2）湿气循经上冲于肺，肺气不降，上气喘满，甚则不得平卧，可服桑白皮汤，以泻肺行水。

桑白皮汤：炙桑白皮、陈皮、葶苈子、杏仁，共为细末，水煎。生姜5片，大枣3枚，入末，再沸温服，当利一二行，肿气下即瘥，三五日服1次。

（3）湿气上冲心胃，令人心胸烦闷，呕吐气急，甚至脉绝不出则死，此即脚气冲心之候，最为危险，急用吴茱萸汤以下气除湿泄毒，或用杉木节汤亦可。

吴茱萸汤：吴茱萸、木瓜、槟榔（鸡心者佳），水煎，入淡竹叶，以快为度。一法咬咀，水1中盏半，生姜5片，煎1盏，去渣，温服无时。

杉木节汤：杉木节、橘叶、槟榔（连皮）、童便，同煮取1.5L，分两次服。

（4）脚气冲心，烦喘闷乱，头痛，口干，坐卧不安，宜用犀角散，以清泻之。

犀角散：犀角（现用水牛角代）、枳壳（去瓤麸炒）、沉香、紫苏叶、槟榔、麦冬（去心）、茯苓（去皮）、木香、防风、石膏（研细）。上咬咀，水1盏半，煎至1盏，去渣，入淡竹沥，更煎一二沸，温服。

（5）水湿上攻脾肾，由脚肿逐渐成胀满，宜用茯苓汤，以分消。

茯苓汤：茯苓、防己、桑白皮、陈皮、旋覆花、杏仁、麻黄（去根节）、白术、紫苏，水煮黑豆汁盅半，煎药，加生姜。

（6）干湿脚气已愈，均可服四斤丸善后，以防愈后复发。

四斤丸：牛膝、木瓜、肉苁蓉、天麻，酒浸1日，晒干为末，用浸酒熬膏，丸如桐子大，酒下30丸。

（三）医案

1. 湿脚气

患者：蒋某，男，30 岁，住萧县蒋新楼。

患脚气肿痛，发则两足如柱，溃流黄水，顽痹不仁，有时头痛。六脉沉缓，沉为里湿，缓为风。证属风湿毒，即脚湿气，治当疏通其下，遂处以鸡鸣散主之。连服 2 剂，痊愈。

处方：紫苏叶 15g，槟榔 60g，冬瓜仁 30g，吴茱萸 9g，桔梗 15g，生姜 15g，木瓜 30g，以上药物加水 2 碗，煎 2 次，二汁混合煎至 1 碗，分 2 次服，在五更鸡鸣时冷服用。

2. 风湿脚气

患者：刘某，男，32 岁，住萧县毛营村。

初诊：两足肿胀，麻木不仁，按之坚硬，肢体亦现微肿。脉弦而微滑，舌苔白腻。证属风湿浸入脾脏，治疗当急疏泄。

处方：大腹皮 9g，苍术 15g，陈皮 9g，香附 9g，五加皮 9g，猪苓 9g，茯苓皮 15g，薏苡仁 24g，泽泻 9g，防己 9g，水煎服。

复诊：服 2 剂后，诸症大减，遂改服牡蛎泽泻散主之。

处方：煅牡蛎 21g，葶苈子 15g，商陆根 21g，蜀漆 12g，海藻 15g，泽泻 15g，天花粉 15g，共研细末，每日早晚服 9g，白水送下，服尽而愈。

3. 脚气冲心

患者：刘某，男，28 岁，住萧县刘套。

初诊：两足肿胀疼痛，继之腹痛，腹满呕吐。诊其脉，弦细而数。此为厥阴之邪，逆攻阳明，证属脚气冲心，治当除湿泄毒。

处方：犀角（现用水牛角代）6g，槟榔 6g，茯苓 15g，枳实 9g，杏仁 9g，冬瓜仁 9g，姜半夏 12g，木通 9g，木瓜 15g，煎服。

复诊：服 2 剂，诸症均减，仍以原方加减主之。

处方：木瓜 30g，冬瓜仁 9g，姜半夏 15g，枳实 9g，茯苓 12g，竹茹 9g，枇杷叶 9g，水煎服。连服 2 剂，痊愈。

4. 寒湿脚气

患者：石某，男，52 岁，住萧县王庄。

患者以捕鱼为业，平素常在水中，久坐湿地，偶患脚跟肿痛，难以步履，脉沉弦微滑，舌苔白腻。遂处以二妙丸主之，每日早晚服，白水送下。并教以外治之法，用干泥块，如砖大一块，挖槽似足跟状，用炭火将泥块烧红，待红时去火，即以好醋大碗沃之，待其渗干之后，即将足跟临于所挖槽内，初略悬之熏之，渐渐接近，可 1 次做 3 个，轮换熏用。在熏用时，下肢骨节有痠麻之感，且有微汗，心中顿时感到舒服。用丸服以及熏之法，接连 5 日，痊愈，后未再发。

5. 干脚气

（1）患者：刘某，男，40 岁，住萧县毛营村。

患干脚气，两胫不肿，顽痹疼痛，挛急，足趾缝间痒不可言，每到夏季则复发。脉缓微弦，舌苔薄白。遂处以十全大补汤加味主之。连服 3 剂，痊愈。

处方：人参 9g，白术 9g，茯苓 9g，炙甘草 9g，当归 9g，熟地黄 9g，白芍 6g，川芎 5g，肉桂 5g，黄芪 15g，木瓜 24g，牛膝 12g，生姜 3 片，大枣 3 枚，煎服。

（2）患者：祁某，女，44 岁，住萧县祁山窝。

患干脚气，足胫不肿，行路迟缓，时觉疼痛、酸软，足趾缝微肿、痒不可忍。脉缓，苔薄白。遂处以四物汤加味主之。连服 6 剂而愈。

处方：当归 12g，生地黄 12g，白芍（酒炒）9g，川芎 6g，牛膝 9g，木瓜 24g，苍术 12g，黄柏 9g，泽泻 9g，煎服。

二十四、虚 劳

（一）病因

气血空虚谓之虚，久虚不复谓之损，久损不复谓之劳。《难经》有"上损从阳，下损从阴"之说。临床上则将其总称为虚劳。禀赋怯弱，七情失常，饮食失节，劳逸不均，酒色过度，或酒后失调，或误服药饵，造成体内气血虚损，均为虚劳之成因。

（二）辨证治疗

古人对本病的分类：

五劳：心劳、肝劳、脾劳、肺劳、肾劳。

六极：筋极、骨极、血极、肉极、精极、气极。

七伤：阴寒、阴萎、里急、精漏、精少、精清、溺数。

本病病情的发展：

上损及下：损肺、损心（盗汗）、损胃（食减）、损肝（郁怒）、损肾（淋漏）。过胃则不治（上损从阳）。

下损及上：损肾（遗浊经闭）、损肝（胁痛）、损脾（胀泻）、损心（惊悸不寐）、损肺（喘嗽）。过脾则不治（下损从阴）。

本病治疗重要环节：一般着重补脾或补肾，如肺伤补脾，肝虚补肾，子母并愈，其虚最易恢复。但脾胃为精气生化之源，故治虚劳以能食为主。

本病的辨证情况：以辨其阴阳气血最为关键。《黄帝内经》有"阳虚生外寒，阴虚生内热"之说。凡怯寒少气，自汗喘乏，食减无味，呕胀飧泄等，皆是阳虚症状。若怔忡盗汗，咯血吐衄，经闭骨蒸等，都为阴虚症状。

1. 阳虚

病因：忧思郁结，营卫失和，脾肺亏损所致。

症状：阳虚气弱，倦怠懒动，动则气喘，表热自汗，身体酸痛，甚则目眩，肢酸，膝下清冷。

脉象：脉大无力。

治疗：治宜扶阳固卫。方用拯阳理劳汤、黄芪建中汤、人参养荣汤。

拯阳理劳汤：人参、黄芪、炙甘草、白术、陈皮、肉桂、当归、五味子，水煎服。恶寒甚者，加附子；泄泻加升麻、柴胡、诃子肉；夏月咳嗽减肉桂，加麦冬、五味子；冬季咳嗽，不减肉桂，加五味子、干姜。

黄芪建中汤：黄芪、桂枝、生姜、白芍、炙甘草、大枣、人参，入饴糖，微溶。

人参养荣汤：白芍、当归、肉桂、炙甘草、陈皮、人参、炒白术、黄芪、酒蒸熟地黄、五味子、茯苓、炒远志（去心），共研细末，加生姜、大枣同煮。

方解：用熟地黄、当归、白芍以补血，人参、黄芪、茯苓、白术、甘草、陈皮以补气，同时五味子配人参、黄芪能补肺，远志能养心，肉桂能引导诸药生血。而熟地黄补肾，当归、白芍养肝，白术、甘草补脾。于是五脏俱补，气血并生，诸症自除。

2. 阴虚

病因：精血消耗，髓液枯竭，肝肾受伐，阴虚火动。

症状：骨蒸潮热，怔忡盗汗，咯血吐衄，咳嗽痰多，心烦短气，口干不寐，颧赤唇红，或遗精崩漏，经闭，饮食减少。

脉象：脉数无力。

治疗：济阴安营，可用拯阴理劳汤，或滋阴降火汤，或六味地黄丸。心烦不寐者，可用酸枣仁汤。

拯阴理劳汤：人参、麦冬、五味子、当归、白芍、生地黄、龟甲、女贞子、薏苡仁、橘红、牡丹皮、莲子、百合、炙甘草，水煎服。汗出不眠加酸枣仁，有痰加桑白皮、贝母，湿痰加茯苓、半夏，咯血加阿胶，骨蒸加地骨皮。

滋阴降火汤：熟地黄、黄柏、知母、龟甲、猪脊髓（上5味即大补阴丸），白芍、当归、天冬、麦冬、炙甘草、砂仁，水煎服。

六味地黄丸（或改汤剂）：方见痿病。

酸枣仁汤：酸枣仁、炙甘草、知母、茯苓、川芎，水煎服。

3. 气虚

（1）倦怠懒言，动则劳甚，治宜补气和中，可用黄芪建中汤加人参主之。

（2）脾胃气虚，面黄，食少气弱，可用四君子汤主之。

（3）兼气滞加陈皮，兼痰加半夏、陈皮，兼肌热、口渴、泄泻，可用七味白术散（方见消渴）主之。

4. 血虚

内热骨蒸，颊赤头痛，治宜补虚养血，可用四物汤主之。气燥血热，加知母、黄柏；兼发热，加地骨皮、牡丹皮；血分热甚，口燥咽干，用四物汤加黄芩、黄连；血分有寒，面白脉弱，可用四物汤加肉桂、附子主之。

四物汤：方见麻木。

5. 其他虚证

（1）气血两虚，宜兼补气血，可用十全大补汤（方见中风）主之。

（2）形体虚弱，怔忡健忘，虚烦不寐者，可用天王补心丹主之。

天王补心丹：柏子仁（炒研去油）、酸枣仁（炒）、天冬（炒）、麦冬（炒）、当归身、五味子（炒）、生地黄、人参、玄参、丹参、桔梗、远志、茯苓，共研细末，蜜丸弹子大，朱砂为衣，临卧用灯心汤送下1丸（一方无五味子，有石菖蒲）。

方解：生地黄、玄参补水以制火；丹参、当归补心血；人参、茯苓补心气；天冬、麦冬清上炎之火；五味子收敛心气；远志、柏子仁、酸枣仁清心安神；朱砂入心，泻火安神；桔梗载药上行。于是心血渐足，虚火平息，自然神志安宁，怔忡、健忘均除，而能熟睡。

（3）肺损身热气短，咳嗽咯血，可用益气补肺汤或百花膏主之。

益气补肺汤：阿胶（蛤粉炒）、地骨皮、天冬、麦冬、人参、贝母、茯苓、五味子、百合、薏苡仁、糯米，水煎服。

百花膏：百合（蒸焙）、款冬花各等分，研细末，蜜丸如龙眼大。每服 1 丸，食后细细嚼，生姜汤或热汤送下，噙化尤佳。切忌房事及助火之物。

（4）肾虚真阴久亏，水竭于下，火炎于上，身热腰痛，咽干口燥，甚则咳嗽咯血，可用六味地黄汤，或参茸汤主之。

六味地黄汤：方见痿病。

参茸汤：人参、鹿茸、附子、当归、菟丝子、杜仲、山茱萸、补骨脂、肉苁蓉、金樱子、核桃仁，水煎服。

（5）劳嗽可用六味地黄汤加五味子。

（6）虚火上浮宜引火归原，可用六味地黄汤加肉桂。

（7）火刑肺金，可用生脉地黄汤，或滋阴降火汤主之。

生脉地黄汤：六味地黄汤加人参、麦冬、五味子，水煎服。人参易沙参更佳。

滋阴降火汤：方见本病之阴虚。

（8）肝虚身热胁痛，头眩耳鸣，筋节弛纵，可用补肝汤主之。

补肝汤：四物汤加酸枣仁、炙甘草、木瓜，水煎服。

（9）脾虚食少身热，四肢倦怠，可用行健汤主之。

行健汤：黄芪、人参、茯苓、当归、白术、白芍、青蒿梗、甘草、木香、陈皮、砂仁、料豆、大枣、生姜，水煎服。

（三）医案

1. 阴虚成劳

患者：罗某，男，25 岁，住萧县三座楼村。

初诊：初起时，发热，肌肉消瘦，四肢困倦，不思饮食，嗜卧，盗汗，肠鸣，大便溏。诊其脉，浮数，按之无力。治当宜补元气，滋养百脉，遂处以小建中汤加西洋参、当归主之。

处方：白芍18g，桂枝12g，当归身9g，西洋参6g，炙甘草9g，生姜3片，大枣3枚。

针灸：中脘、气海、足三里。灸中脘引清气上行，肥腠理；灸气海以生发阳气，滋营百脉，养肌肉；足三里乃胃之合穴，灸此处以助胃气撤上热，下于阴分。

复诊：配合针灸，加之服用甘温药物养其中气，并令家人予米粥食之，固其胃气。服3剂后，症减，精神渐爽。于是嘱家属让患者安卧静处，戒绝房事，每隔1日针灸1次（针灸以上穴位，轮换），每日服药1剂。调养两月余，诸症全除，身体复健。

2. 劳心过度致成虚劳

患者：吴某，男，22岁，住萧县梁店村。

初诊：患者由于平素好酒爱赌，致使营气先伤，心阳下陷，肾阴不主涵养。临床症状为咳嗽咯血，咽干口燥，夜多遗精，自汗，腰痛不能屈伸，脉象弦细而数。本病由于患者平素生活无制，营气被伤，使心肾不交，水火不能既济所致，遂以加味生脉散主之。

处方：人参9g，麦冬15g，五味子6g，地骨皮12g，阿胶珠9g，炙桑白皮9g，紫菀9g。

复诊：上方连服3剂，咳嗽减轻，咯血已止，遗精自汗仍存，即改用双补阴阳之剂。

处方：熟地黄30g，山药12g，山茱萸12g，枸杞子12g，二仙胶18g，菟丝子12g，沙苑子9g，覆盆子9g，茯苓9g，牡丹皮6g，泽泻6g，五味子9g。

三诊：连服 10 剂，诸症均减，精神渐复，遂将上方改成丸剂，嘱早晚均服，如此调养 40 多日，病得痊愈。

3. 骨蒸潮热

患者：刘某，女，19 岁，萧县梅村中学学生。

初诊：肌肤甲错，午后潮热，口渴不已，月经已四五个月未见，脉弦数，右甚于左，舌绛无苔，证属骨蒸潮热。

处方：生鳖甲 24g，青蒿 9g，黄芩 9g，银柴胡 12g，牡丹皮 9g，知母 9g，地骨皮 15g。

复诊：服 6 剂后，热退神爽，遂改大黄䗪虫丸服之，日服 2 次，连服近 20 天，经通病愈。

4. 惊伤肝肾成劳

患者：石某，男，25 岁，住萧县王典。

初诊：咽阻心热，腰膝软弱无力，滑精自遗，脉弦实，沉取无力。本证系惊恐伤及肝肾，下虚，阳气冲逆而上所致。治当镇逆和阳，加以填下之品。

处方：白芍 18g，桂枝 12g，牡蛎 24g，生龙骨 12g，茯神 9g，大枣 5 枚。

复诊：服 3 剂，诸症均减退，仍以原方加味主之。

处方：白芍 18g，桂枝 12g，牡蛎 24g，龙骨 12g，茯神 9g，山药 12g，莲子 12g，芡实 12g，熟地黄 15g，大枣 5 枚，水煎服。

三诊：又服 3 剂，遗精已止，脉象缓和，遂处以制肝安土之剂主之。

处方：生地黄 12g，白芍 12g，麦冬 12g，阿胶 12g，女贞子 9g，牡丹皮 9g，炙甘草 9g，牡蛎 24g。

按上方连服 5 剂，病得痊愈。

5. 阳陷入阴成劳

患者：刘某，女，17 岁，住萧县姜场。

初诊：形容憔悴，肌肤甲错，颊红耳赤，午后恶寒发热，脉弦而数，舌绛苔少。证属虚劳，多由伏邪血瘀而成，不独阴亏，而为阳陷入阴，治当滋肾生肝。

处方：熟地黄 24g，鳖甲 18g，山药 9g，白芍 12g，牡丹皮 9g，柴胡 9g，茯苓 9g，炙甘草 9g。

复诊：服 2 剂，热渐减，脉数未退，时感头痛，喉中痰滞不清，仍拟原方加减。

处方：熟地黄 12g，鳖甲 18g，牡丹皮 9g，茯苓 9g，牛膝 9g，青蒿 9g，炙甘草 6g，小麦 1 把。

三诊：又服 2 剂，体热虽不甚，脉仍细数，遂改服养阴之品。

处方：熟地黄 24g，山药 12g，山茱萸 12g，紫河车 9g，牡丹皮 6g，牛膝 9g，杜仲 9g，茯苓 9g，泽泻 6g，五味子 5g。

四诊：服 2 剂，内热减退，脉象转缓，即以上方改为丸剂，早晚均服，连服 2 料，病愈。

6. 劳损

患者：刘某，男，24 岁，住萧县毛营村。

初诊：患者腹中常痛，大便不实，身微热，口舌糜烂。脉左寸关部搏指，乃心肝阳亢之象；右脉小紧，乃脾胃虚寒。身感微热，系虚阳外越；口舌糜烂，系虚火上炎，津液消灼。证属劳损，治当温中为主，稍佐清上之品。脾土厚，则火敛，金旺则水生。

处方：党参 15g，白术 12g，茯苓 12g，炙甘草 6g，炮姜 6g，麦冬 12g，五味子 6g，灯心草 3g。

复诊：服 2 剂，诸症均减，唯食少，腹痛未退，此为木旺土衰。

处方：党参 15g，白术 12g，茯苓 12g，炙甘草 9g，陈皮 9g，山药 12g，白扁豆 12g，莲肉 12g，黑芝麻 9g，砂仁 5g，粳米 15g，生姜 3 片，大枣 2 枚。嘱服 3 剂。

三诊：饮食渐增，腹痛已除，脉象渐缓，即改服丸药。

处方：熟地黄、菟丝子、牛膝、白芍、龟甲、枸杞子、山药、五味子、当归、杜仲、牡丹皮、黄柏、茯苓、鹿角胶、山茱萸、天冬、紫河车，上药共为细末。

紫河车煮烂，捣和为丸，每服 12g，早晚各 1 次，调理月余，病得痊愈。

7. 经闭成劳

患者：胡某，女，23 岁，住萧县城内。

初起时恶寒发热，咳嗽，月事不来，饮食减少，形容憔悴，体弱瘦削，口干，不寐，脉细数。二阳之病发心脾，有不得隐曲，在女子则为不月。二阳指阳明胃，胃虚则饮食减少，食少则血无由生。心主血，脾统血，患者情志不遂，常为忧思烦扰，精血被耗，脉枯竭。本证治当滋化其源，遂处两方早晚分服，经调理连服月余，诸症均除，经通病愈。

归脾汤加减：人参 9g，白术 9g，茯神 9g，酸枣仁 9g，龙眼肉 9g，当归 9g，炙黄芪 12g，远志 5g，木香 5g，炙甘草 5g，柏子仁 12g，加生姜 3 片，大枣 2 枚（早服）。

都气丸加减：熟地黄 24g，山茱萸 12g，山药 12g，牡丹皮 9g，茯苓 9g，泽泻 9g，五味子 6g，栀子 9g，白芍 9g，酸枣仁 12g，贝母 9g，水煎服（晚服）。

8. 肺劳

患者：王某，男，55 岁，住萧县毛营村。

初诊：患者初发病时，感胸部作痛，咳嗽，吐稠黄痰，潮热自汗，食欲减退，精神疲惫，脉浮弦而数，右甚于左，舌苔白厚腻。证属肺气虚弱，肾阴亏损。治当清金镇咳祛痰。

处方：沙参 12g，麦冬 12g，百合 9g，百部 9g，紫菀 7g，款冬花 7g，半夏 5g，桔梗 5g，白前 5g，陈皮 5g，炙甘草 5g，大枣 3 枚。

复诊：连服 2 剂，咳已略减，胸痛稍瘥。

处方：党参 12g，阿胶珠 9g，紫菀 9g，茯苓 9g，款冬花 7g，桔梗 7g，知母 6g，贝母 5g，五味子 5g，炙甘草 5g，水煎服。

三诊：服 3 剂，咳嗽大减，胸痛、潮热、自汗等症均消失，食欲增加，精神渐爽，脉缓和。

处方：沙参 12g，百合 9g，百部 9g，枇杷叶（去毛）9g，冬虫夏草 6g，银杏 6g，地骨皮 5g，五味子 5g，蛤蚧 1 对。

上方连服 12 剂，诸症全消，病愈。

9. 肾虚多尿

患者：董某，女，25 岁，住萧县冯山头村。

初诊：患者腰脊及下肢酸疼无力，面色苍白，食欲不振，四肢皆冷，经期不准，多年不孕，多尿遗溺。证属肾阳虚弱，封蛰不固，命门火衰，摄纳无权。

处方：海螵蛸 15g，桑螵蛸 15g，附子 9g，枸杞子 15g，鹿角霜 15g，菟丝子 15g，覆盆子 9g，补骨脂 9g，核桃仁 24g。

复诊：服 5 剂，尿量减少，遗尿亦瘥，唯腰脊疼痛，仍按原方加味主之。

处方：海螵蛸 15g，桑螵蛸 15g，附子 9g，枸杞子 15g，鹿角霜 15g，菟丝子 15g，覆盆子 9g，补骨脂 9g，核桃仁 24g，金毛狗脊 15g，川续断 9g，山茱萸 15g，益智仁 6g，芡实 24g，五味子 6g，水煎服。

按上方连服 20 剂，病得痊愈。

10. 心阳虚，舌不收

患者：李某，男，40 岁，住萧县毛新庄。

恶寒战栗，舌伸唇外，不能缩入，舌渐由紫变黑，逐渐肿大僵硬，鼻息急促，昏不知人，脉象沉微。心气通于舌，心气和则舌伸缩自如。本证系心阳不足，寒气凝滞所致。

处方：干姜 9g，川椒 5g，肉桂 5g，浓煎灌服。服后舌渐蠕动而缩小，移时复原。连服 1 剂，诸症全失，病愈。

11. 肺气虚

患者：罗某，男，25 岁。

初诊：患者时寒时热，短气自汗，平素易于感冒，精神不振，困倦，舌色淡，脉软无力。本证因肺气不足，致皮毛固，所以短气自汗；因营卫俱虚，卫阳虚则形寒，营阴亏则潮热，腠理不密，所以容易感冒。本证应益气固表，处以补肺汤加味主之。

处方：黄芪 25g，太子参 12g，熟地黄 15g，五味子 10g，紫菀 10g，桑白皮 10g，牡蛎 25g，龙骨 15g，麻黄根 10g，浮小麦

45g，大枣7枚，煎服。

复诊：上药服7剂，自感症状减轻，精神渐爽，自汗已止，脉象亦有起色。有时感到潮热，出汗，遂易黄芪鳖甲散主之。

处方：黄芪25g，鳖甲25g，太子参15g，生地黄12g，白芍12g，天冬12g，秦艽10g，半夏10g，茯苓10g，桑白皮10g，紫菀10g，肉桂5g，桔梗6g，柴胡6g，知母6g，炙甘草6g，地骨皮12g，生姜3片，煎服。

上方又服7剂，诸症消失。

12. 脾气虚

患者：吴某，27岁。

初诊：患者食欲不振，食少，倦怠乏力，经常大便溏薄，面色萎黄，舌淡苔薄，脉软弱。本证因脾运不健，致饮食衰少和便溏。由于脾虚不能生化精微，气血来源不足，四肢筋脉失养，致神疲倦怠乏力，面色不荣。治当益气健脾，处以参苓白术散主之。

处方：太子参15g，炒白术10g，茯苓10g，炙甘草6g，山药15g，炒白扁豆12g，炒莲子肉12g，薏苡仁20g，砂仁5g，陈皮6g，桔梗6g，煎服。

复诊：上药连服8剂，饮食较前增加，精神好转，大便已经成型，遂拟资生丸，嘱患者早晚各服12g。

处方：太子参15g，炒白术10g，茯苓10g，炙甘草6g，陈皮10g，山药12g，莲子12g，芡实12g，薏苡仁20g，白扁豆12g，六神曲10g，山楂10g，麦芽10g，厚朴10g，豆蔻仁10g，藿香10g，泽泻10g，桔梗10g，黄连6g，共研细末，炼蜜为丸，早晚各服10g。

按上方连服 2 剂，诸症全除，病获痊愈。

13. 心血虚

患者：刘某，女，37 岁。

初诊：患心血虚证已近 1 年，因子女较多，平素生活操劳过度。现心悸怔忡，健忘，经常失眠多梦，面色憔悴，舌色淡，脉细并结。本证系心血不足，血虚气少所致。治当养血安神，处以归脾汤加味主之。

处方：黄芪 25g，党参 12g，炒白术 10g，茯神 12g，当归 12g，龙眼肉 10g，远志 10g，炒酸枣仁 15g，木香 5g，柏子仁 15g，炙甘草 6g，合欢皮 15g，珍珠母 45g，生姜 3 片，大枣 5 枚，煎服。

复诊：上药连服 12 剂，心悸减轻，失眠多梦亦大为好转，仍原方主之。

三诊：又服 6 剂，诸症较前又有好转，脉象仍有结象，易炙甘草汤主之。

处方：炙甘草 15g，党参 12g，桂枝 10g，阿胶 10g，生地黄 12g，麦冬 10g，火麻仁 10g，生姜 3 片，大枣 4 枚，煎服。

四诊：服上方 10 剂，脉结已除，诸症全解，面色转红，为巩固疗效，嘱患者继服 5 剂。

14. 肝血虚

患者：冯某，女，33 岁。

初诊：患者半年来惊惕，时感头眩晕，目眩耳鸣，每月经至时涩少色淡，面色憔悴不华，舌质淡，脉细涩。本证系血虚不能养肝，虚阳上扰致眩晕耳鸣而惊惕。因肝血不足，冲任空虚，故月经涩少。治当补血养肝。

处方：当归15g，白芍15g，何首乌30g，枸杞子12g，菟丝子12g，菊花12g，熟地黄15g，川芎6g，远志10g，柏子仁15g，丹参20g，红花10g，合欢皮15g，珍珠母30g，煎服。

复诊：上药服用7剂，诸症均为减轻，脉也有起色，易人参养荣汤加减主之。

处方：党参12g，白术10g，茯苓10g，炙甘草6g，当归12g，白芍12g，熟地黄12g，陈皮6g，五味子10g，远志10g，炙黄芪15g，肉桂6g，鹿角胶10g，煎服。

三诊：人参养荣汤补益气血，加鹿角胶补精血，上方服6剂，惊惕、眩晕、耳鸣已经基本消失，月经亦多，精神已爽。遂继拟5剂，以期病愈。

15. 脾阳虚

患者：欧某，男，34岁。

初诊：患者大便溏泄，已有8个月之久，食油腻之物更甚，有时完谷不化，纳差怯寒，倦怠，少气懒言，每便前肠鸣腹痛，舌淡苔白，脉象虚弱。本证系脾胃气虚，发为气虚中寒，脾阳不振之象。阴寒偏盛，清阳不展，寒凝气滞致肠鸣腹痛、大便溏泄及完谷不化等症。因本证为中阳虚衰，治当温脾益气，补中助阳。

处方：黄芪15g，党参12g，白术10g，当归12g，陈皮6g，肉桂6g，熟附子6g，干姜6g，五味子10g，炙甘草6g，乌梅12g。

复诊：服药10剂，诸症减轻，饮食增加，腹痛减，大便已渐成型，仍按前方加山药25g，乌药10g。

三诊：又服5剂，寒除，腹痛又减，完谷不化亦除，精神渐爽，仍上方加味主之。

处方：黄芪 15g，党参 12g，白术 10g，山药 25g，陈皮 6g，乌梅 15g，五味子 10g，炮姜 6g，熟附子 5g，当归 10g，肉桂 6g，诃子肉 12g，肉豆蔻 12g，炙甘草 6g。

四诊：服 5 剂，诸症均除，为巩固疗效，嘱按原方再服 5 剂。

16. 肾阳虚

患者：魏某，男，37 岁。

初诊：患者患肾阳虚病证已年余，平素恶寒，五更泻，下利清谷，经常腰脊酸痛，平时多尿，舌质淡，苔白，脉象沉迟。本证因肾阳虚命门火衰，不能蒸化，火不生土，致成五更泻。治当温补命门，益肾助阳，处以右归丸加味。

处方：熟地黄 25g，山药 12g，山茱萸 12g，枸杞子 15g，菟丝子 15g，杜仲 15g，党参 12g，当归 10g，肉桂 6g，附子 6g，鹿角 15g，龟甲 25g。

复诊：上药服 10 剂，恶寒减轻，肢渐转温，小便减少，泄泻已能在起床后解。按原方继服 10 剂。

三诊：又服 10 剂后，恶寒肢冷除，腰酸痛大减，多尿亦大为减少，唯早晨泄泻仍作，易四神丸合理中丸加味。

处方：大力参 10g，白术 10g，炮姜 10g，炙甘草 6g，五味子 10g，补骨脂 12g，煨肉豆蔻 12g，吴茱萸 10g，乌梅 15g，山药 25g，益智仁 10g，五倍子 10g，罂粟壳 10g。

四诊：上药服 6 剂，泄泻已除，余症均除，为巩固疗效，嘱拟继服原方 5 剂，以善其后。

17. 肺阴虚

患者：周某，女，39 岁。

初诊：患者去年初冬患咳嗽，一直未愈。现临床表现为干咳，咽喉发干，咯血，失音，舌光少津，脉象细数。本证由于肺阴亏耗，清肃之令不行，致干咳；津伤不能上承，致咽燥发干；肺络损伤，致咯血；金破不鸣，致成失音。治当养阴补肺。

处方：太子参12g，麦冬15g，五味子10g，当归10g，白芍10g，生地黄15g，牡丹皮10g，薏苡仁25g，莲子12g，陈皮10g，炙甘草6g，仙鹤草15g，阿胶10g，桑白皮10g，川贝母10g，白及10g，三七（冲服）3g。

复诊：服10剂，咳嗽减轻，咯血止，唯湿痰较多。原方加入半夏10g，茯苓10g，减去仙鹤草、阿胶、白及、三七。

三诊：又服10剂，诸症均除，唯失音未能全复，易百合固金汤加味。

处方：百合25g，生地黄15g，熟地黄15g，麦冬12g，当归12g，白芍12g，玄参12g，川贝母10g，桔梗6g，甘草6g，木蝴蝶10g，煎服。

四诊：继服6剂，诸症均除，病愈药停。

18. 心阴虚

患者：柳某，女，46岁。

初诊：烦躁失眠、盗汗已有4个月。现舌破，舌红少津，脉象细数。本证系阴血不能养心，心火亢盛致烦躁失眠、舌破。汗为心之液，阴虚火劫，津液外泄导致盗汗。阴虚有火，所以脉见细数。治当滋阴养心，先拟当归六黄汤加味主之。

处方：当归15g，黄芪25g，生地黄12g，熟地黄12g，黄连6g，黄芩10g，黄柏10g，煅龙骨15g，煅牡蛎25g，浮小麦30g，大枣6枚，麻黄根10g，水煎服。

复诊：服6剂，盗汗止，烦躁亦减，仍失眠，易方如下。

处方：党参15g，当归12g，生地黄12g，天冬12g，麦冬12g，玄参12g，丹参15g，柏子仁15g，酸枣仁15g，五味子10g，茯神10g，远志10g，桔梗10g，朱砂（分2次冲服）3g。

三诊：服5剂，诸症均除，失眠大有好转。为望痊愈，仍拟原方5剂，继服。

19. 脾阴虚

患者：沈某，女，47岁。

初诊：近两月来，口干唇燥，不思饮食，精神烦躁不适，大便经常燥结，舌干少津，脉象细数。本证系脾胃虚弱，饮食减少，不能化生精微，阴液来源渐竭，致虚火扰动，灼伤脾胃之阴。治当养阴和胃，拟养胃汤加味主之。

处方：沙参25g，生地黄12g，麦冬12g，山药15g，玉竹12g，鲜石斛12g，白扁豆12g，陈皮6g，郁李仁10g，柏子仁12g，火麻仁10g，炒谷芽10g，甘草6g。

复诊：上药服5剂，诸症均减，大便已不干燥。拟上方减去郁李仁、柏子仁、火麻仁。继服6剂，诸症均除，病愈。

20. 肝阴虚

患者：郑某，女，38岁。

因子女多，平素操劳过度，近1个月经常急躁易怒，头痛，眩晕，耳鸣，心烦不宁，舌干红，脉弦细数。本证因肝脏阴血不足，阴虚不能制阳，虚阳上亢，上扰清空所致头痛、耳鸣诸症。肝火内炽，所以易怒，此为阴虚火旺之证。治当滋阴养肝，拟补肝汤加味主之。

处方：当归 15g，白芍 15g，熟地黄 15g，生地黄 15g，川芎 6g，酸枣仁 12g，麦冬 12g，木瓜 25g，甘草 6g，枸杞子 20g，桑椹子 20g，黄精 20g。

按上方连服 12 剂，诸症均除，病愈。

21. 肾阴虚

患者：秦某，男，28 岁。

初诊：患遗精病已半年，诸治不效。现遗精腰酸，咽痛颧红，潮热，耳鸣眩晕，两足痿弱，舌绛少津，脉沉弦细。本证因肾脏真阴不足，水不济火，相火妄动，致耳鸣眩晕；精关不固，致遗精腰酸；虚火上炎，使咽痛颧红；阴不恋阳，致潮热。本证治疗应补肾益精，滋阴潜阳。

处方：熟地黄 25g，山药 12g，山茱萸 12g，党参 12g，当归 10g，枸杞子 15g，杜仲 12g，天冬 12g，麦冬 12g，紫河车 10g，茯苓 10g，牛膝 10g，黄柏 10g，炙甘草 6g。

复诊：上药服 10 剂，诸症均减，仍精关不固，有遗精现象。遂拟上方加莲须 12g，芡实 12g，菟丝子 12g，金樱子 12g。

三诊：又服 10 剂，遗精已基本控制，余症又均减轻，仍拟原方。

四诊：诸症消失，上方去芡实、莲须、金樱子、菟丝子，继服 10 剂，以善其后。

二十五、痨瘵

（一）病因

痨瘵是痨疾的恶化，即气血两败。本病发病原因除酒色劳倦、七情饮食等内伤外，尚有外来因素。痨瘵还是一个能够传染的疾病。

（二）辨证治疗

根据文献及临床体会，可将本病症状归纳为发热、饮食欠佳、羸瘦、盗汗、脉细数、月经失常、咳嗽、痰中有血、短气、面颊潮红、胸疼、音哑等。但实际上，上述症状常常错综复杂出现。而治疗亦应本着整体疗法的特点，予以辨证施治。

1. 发热

（1）骨蒸劳热，日晡加甚，治宜滋阴清热，可用柴胡清骨散主之。

柴胡清骨散：秦艽、知母、炙甘草、胡黄连、鳖甲、青蒿、柴胡、地骨皮、韭白、猪骨脊髓、猪胆汁、童便，水煎服。

（2）劳热倦怠，咳嗽咽干，自汗食少，治宜兼顾其气，可用黄芪鳖甲汤主之。

黄芪鳖甲散：黄芪、鳖甲、天冬、地骨皮、秦艽、茯苓、柴胡、紫菀、半夏、知母、生地黄、白芍、桑白皮、炙甘草、人参、桔梗、肉桂，加生姜为引。

方解：鳖甲、天冬、白芍、生地黄、知母可以滋阴补肾，泻肝肺之火；黄芪、人参、肉桂、茯苓、炙甘草可以益气固卫，补脾肺之虚；再加桑白皮、桔梗，泄肺中之热；半夏、紫菀祛痰止嗽；秦艽、地骨皮清虚热，除骨蒸；柴胡解肌热，升清阳。所以本方是一个治疗虚劳烦热之良方。

（3）热微体弱，治宜甘温补养，可服十全大补汤。若表皮发热，可加柴胡、胡黄连；骨内蒸热，可加青蒿、鳖甲。

十全大补汤：方见中风。

2. 咳嗽

（1）若虚劳干咳，久咳无痰，治宜滋水润肺，可服琼玉膏。

琼玉膏：生地黄、人参、茯苓、白蜜。先将生地黄捣汁，人参、茯苓研细末，与蜜和匀，装瓷器中封好，隔水煮成膏，沉香、琥珀，研细末，和匀收膏。每次用开水冲服两汤匙。

方解：生地黄滋肾壮水，白蜜养肺润燥，两药配合，有金水相生的优点，比单独使用的效果要加倍。人参、茯苓则能益气补脾，脾健则能帮助肺虚恢复，也正是补土生金之意。所以本方对于肺虚阴伤，干咳不已的证候，有相当疗效，但必须常服。

（2）若咳时有血，虚劳肺痿，治宜宁嗽保肺，可服用紫菀散。

紫菀散：紫菀、知母、阿胶、川贝母、人参、桔梗、茯苓、甘草、五味子,水煎服。

（3）若久咳肺伤,痰血不尽,可服白及丸。

白及丸:炙百部、炙穿山甲片（代）、煅牡蛎、白及各等分。

3. 咯血

（1）若肺痨咯血,身热不退,治宜清营止血,可予犀角地黄汤主之,血不止加十灰丸。

犀角地黄汤:方见湿温。

十灰丸:大蓟、小蓟、侧柏叶、薄荷、茜草根、白茅根、山栀、大黄、牡丹皮、棕榈各等分。

（2）若肺痨咯血色紫暗,呈块状,属于瘀血者,治宜化瘀止血,可用花蕊石散主之。

花蕊石散:花蕊石（煅透）,研极细末,童便1盅,煎服调末服。

4. 盗汗

（1）阴虚盗汗,可用当归六黄汤主之。

当归六黄汤:当归、黄芪、生地黄、熟地黄、黄芩、黄连、黄柏,水煎服。

（2）阳虚自汗,可用玉屏风散主之。

玉屏风散:防风、白术、黄芪,为细末,每次酒调服。

5. 月经失常

女子虚损,月经衍期,甚至经水断绝,治宜滋其化源,兼调奇脉,可服用益母胜金丹。

益母胜金丹:熟地黄、当归、白术、香附、茺蔚子、白芍、丹参、川芎、益母草。

6. 音哑

肺痨失音，乃真阴枯涸，虚阳上泛的危症，多属难起，治宜滋其化源，以六味丸滋肾水，而以治标法佐之，予通煎方，或吹以柳华散。

六味丸：方见消渴。

通煎方：白蜜、川贝母（去心为末）、款冬花（去梗为末）。上药和匀，饭上蒸熟，不拘时候，开水点服。

柳华散：青黛、炒蒲黄、炒黄柏、人中白、冰片、硼砂，共为细末吹喉。

又有金匮獭肝散，治痨瘵、传尸等病，亦可随证酌用。总的来说，本病的治疗应和虚劳、失血、咳嗽几篇联系起来，上述疾病在临床处方上有很多互为贯通的地方，可以彼此参酌损益，加减变通，以谋允当。

金匮獭肝散：獭肝 1 具，炙干末之，水服方寸匙，日 3 服。

（三）医案

1. 痨瘵

（1）患者：沈某，女，17 岁。

初诊：病初起，日晡潮热，咳嗽无痰，有时痰中带血，气短，颊红，身体逐渐羸瘦，盗汗，月经失常，继之月经断绝，病已半年，按其脉象细数。断为痨瘵，本病治当滋阴清热。

处方：柴胡 9g，鳖甲 24g，黄芩 9g，青蒿 9g，地骨皮 24g，秦艽 9g，知母 9g，紫菀 9g，阿胶珠 9g，牡丹皮 9g，桑白皮 9g，水煎服。

针灸：取穴内关、三阴交。

内关清心胸郁热，从水道下行，配三阴交滋阴养血，交济坎离，为虚劳阴虚之要法。下焦阴精亏，则上焦三阳独亢，而骨蒸、盗汗、咳嗽、经闭之症作。内关清上，三阴交滋下，一以和阳，一以固阴，使阴阳和合，则热退蒸减。

复诊：服5剂，施针2次，热渐退，诸症减，脉少缓，仍拟原方主之。

针灸：鱼际、太溪。君以太溪补水中之土，臣以鱼际泻金中之火。

三诊：又服5剂，施针2次，诸症大减，遂改拟新加四物汤主之。

处方：当归9g，川芎6g，熟地黄15g，白芍9g，香附15g，茯神9g，地骨皮15g，鳖甲15g，青蒿9g，水煎服。

针灸：以上四穴轮流取穴。

四诊：服5剂，脉缓，诸症均减，唯经未通，仍拟原方主之。

针灸：交信、中极。

五诊：又服药5剂，一切均好，脉象和缓，月经仍未通行，遂改为益母胜金丹服之，早晚各服1次，并配合针灸施治。近40天，经通，病得痊愈。

（2）患者：武某，女，27岁，住萧县高庄。

初诊：初起午后潮热，咳嗽无痰，形体羸瘦，面容憔悴，自汗，饮食减少，月经闭止，脉细数，舌绛苔少，证属骨蒸虚劳。

处方：黄芪15g，鳖甲15g，麦冬15g，柴胡9g，秦艽9g，地骨皮12g，茯苓9g，生地黄9g，白芍9g，紫菀9g，半夏9g，炙甘草9g，人参6g，桑白皮9g，桂枝6g，桔梗6g，知母5g，煎服。

针灸：足三里、三阴交。

足三里升阳益胃，三阴交滋阴健脾，一以振阳气，一以和阴血，合而舒筋健脾，阴阳相配为虚劳之要法。

复诊：服5剂，诸症均减，咳嗽，自汗皆除，仍拟原方主之。

针灸：合谷、足三里。

两穴皆属阳明，一手一足，上下相应。合谷为大肠经原穴，能升能降，能宣能通，足三里为土中真土，补之益气升清，泻之通阳降浊，两穴相合，阴阳并调。

按上方连服27剂，配合针13次，病得痊愈。

2. 肺痨

（1）患者：王某，女，19岁，住萧县王山窝。

初诊：月经已5个月不来，饮食减少，面色萎黄，四肢无力，午后发热，少腹时痛，咳嗽，盗汗，脉沉弦。经徐州市第二医院检查，确诊为肺结核。即按中医肺痨治疗，遂处以黄芪鳖甲汤主之。

处方：黄芪15g，鳖甲24g，麦冬15g，五味子6g，紫菀9g，白芍9g，当归9g，桔梗9g，地骨皮15g，沙参9g，川贝母9g，炙甘草6g，水煎服。

复诊：连服9剂，发热减轻，咳嗽亦减，盗汗已止，仍以原方加减主之。

处方：鳖甲24g，麦冬12g，五味子5g，紫菀9g，白芍9g，当归9g，桔梗9g，地骨皮12g，沙参9g，川贝母6g，炙甘草6g，水煎服。

三诊：又服 20 剂，诸症均除，经水已通。经检查，结核病灶已经钙化，病得痊愈。

（2）患者：王某，男，39 岁。

初诊：患者初发病时，感胸部作痛，咳嗽，吐稠黄痰，潮热自汗，食欲减退，精神疲惫，舌白苔厚腻，脉浮弦而数，右甚于左。证属肺气虚弱，肾阴亏损，系肺痨，治当清金镇咳祛痰。

处方：沙参 20g，麦冬 12g，百合 15g，百部 30g，紫菀 10g，款冬花 10g，半夏 10g，桔梗 6g，白前 6g，陈皮 6g，炙甘草 6g，大枣 4 枚。

复诊：服药 10 剂，咳嗽减轻，胸痛也减，仍守原方。

三诊：继服 10 剂，诸症又减。

处方：党参 15g，阿胶 10g，百部 30g，紫菀 10g，款冬花 10g，桔梗 6g，知母 6g，贝母 10g，五味子 6g，炙甘草 6g。

四诊：服 10 剂，咳嗽基本消失，胸痛、潮热、自汗等症均消失。食欲增进，精神渐爽，脉转和缓。

处方：沙参 20g，百合 15g，百部 30g，紫菀 12g，枇杷叶 10g，冬虫夏草 10g，银杏 10g，地骨皮 10g，五味子 6g，蛤蚧 10 对，煎服。

五诊：又服 15 剂，诸症基本消失，停药。

（3）患者：武某，女，27 岁。

初诊：初起午后潮热，咳嗽无痰，形体羸瘦，面容憔悴，自汗，饮食减少，月经闭止，舌绛苔少，脉细数。证系肺之气阴不复。气阴亏耗，清肃之令不行，肺气上逆为咳；虚火内蒸为热，阴虚内热致午后潮热。肺虚耗气则病及于脾，脾胃气虚，生化无常，致饮食减少。治当滋阴退热，除蒸敛汗。

处方：黄芪 15g，鳖甲 15g，麦冬 15g，秦艽 10g，柴胡 10g，生地黄 12g，白芍 12g，百部 30g，紫菀 12g，地骨皮 12g，桑白皮 10g，半夏 10g，茯苓 10g，太子参 10g，桔梗 6g，知母 6g，黄芩 10g，炙甘草 6g。

复诊：服 15 剂，诸症减轻，仍按原方。

三诊：又服 15 剂，自汗皆除，仍按原方。

四诊：服 15 剂，月经已通，嘱自配月华丸，早晚各服 10g。

3. 骨蒸痨咳

患者：徐某，女，21 岁，住萧县王楼村。

初诊：患者闭经已 4 个月，傍晚发热，两颧发红，咳嗽频仍，面色萎黄，四肢倦怠，盗汗，脉沉细数，证属骨蒸痨咳。

处方：当归 9g，白芍 9g，柴胡 5g，地骨皮 12g，青蒿 9g，鳖甲 15g，青皮 9g，秦艽 9g，制半夏 5g，紫菀 9g，知母 6g，炙甘草 6g。

复诊：服 3 剂，诸症均减，盗汗止，咳嗽大减，仍以原方主之。又服 5 剂，痊愈。

4. 干血痨

患者：刘某，女，22 岁，住萧县刘楼。

月经已半年余，午后发热，两颧赤红，腹满不能进食，身体羸瘦，面色萎黄，体弱倦怠，脉象沉细而数，证属干血痨瘵，遂按陕西中医学院（现陕西中医药大学）验方试服。

处方：苍术 9g，白术 9g，炒香附 9g，当归 18g，川芎 9g，三棱 9g，莪术 9g，青皮 9g，赤芍 12g，木香 9g，延胡索 9g，炒厚朴 12g，桔梗 9g，茯苓 12g，茯神 9g，远志 9g，枳壳 9g，肉桂 9g，小茴香 9g，野党参 60g，山楂 9g，砂仁 9g，六神曲 9g，麦芽 9g，熟地黄 15g，黄芪 9g，川楝子 9g，柏子仁 9g，桃仁 9g，大黄 15g，共为细末，每日服 3 次，白水送服。若腹内有块疼痛，可用白酒送服。用此方服 1 料未尽，病愈。

二十六、失 音

（一）病因

失音就是声音嘶哑，不能出声。肺为声音之门，肾为声音之根，所以失音一症，与肺肾有密切关系。致其原因有外感、内伤的不同，其机转又有属虚、属实的区别。大抵暴喑多属风寒客热，其病属实；久喑多为内伤精气，其病属虚。此外，高声呼叫，强力骂詈，损其会厌，伤于肺气，亦可发生本病。

（二）辨证治疗

1. 外感失音

（1）凡风寒袭于皮毛，肺气不清，闭塞喉窍，咳嗽声哑，舌苔薄白，口中不渴，治宜辛温散寒，以宣肺气，可用三拗汤主之。

三拗汤：麻黄、杏仁、甘草，共研粗末，加生姜 5 片，同煎。

（2）苦寒邪陷心包，闭塞气分，喘咳音哑，苔微黄而口渴，治宜疏外寒，清里热，可用麻杏石甘汤。若咽痛干燥，可加僵蚕、桔梗、射干、蝉蜕、天花粉、玄参之类。若咳嗽痰多，则可加瓜蒌皮、橘红、贝母等药。

（3）若因风邪化热，上灼肺金，而见身热咳嗽，咽痛声哑，口燥而渴，治宜清火利咽，可用清咽宁肺汤。

清咽宁肺汤：桔梗、栀子、黄芩、桑白皮、甘草、前胡、知母、贝母，清水2盅，煎至8分，食后服。

（4）若症见咳嗽气促，口燥咽干，胸中满闷，声哑不出，此为肺胃气燥，治宜清金润燥，可用清燥救肺汤（方见秋燥）。

（5）若突然失音，并无寒热头痛、咳嗽等症，但觉喉中燥，此为火盛，宜清肺以发声音，可用紫苏子、贝母、桔梗、枇杷叶、百部、天冬、麦冬、梨汁、甘草、薄荷、玄参、桑白皮之类。

2. 内伤失音

（1）大都由于阴虚劳嗽，体羸质弱，虚火劫津，久咳声哑。治宜滋阴降火，补肺宁嗽，可用百合固金汤加五味子、诃子。

百合固金汤：生地黄、熟地黄、白芍、桔梗、贝母、麦冬、甘草、玄参、百合。

（2）若痨瘵咳嗽，声哑不出，可用竹叶麦冬汤主之。

竹叶麦冬汤：竹茹、麦冬、淡竹叶、甘草、橘红、茯苓、桔梗、杏仁，竹沥1杯煎至7分，和服。

3. 其他

此外，高声叫号，强力骂詈，损及会厌，伤于肺气，而致声音嘶哑者，可用蝉蜕、麝香、桔梗、玄参、牛蒡子、薄荷、天花粉、木蝴蝶、郁金等药。

（三）医案

1. 暴咳失音

患者：杨某，男，28 岁。

初诊：初发病，咳嗽频仍，胸胁隐隐作痛，吐稠黏痰。3 日后声音嘶哑，两目鬓黑，食欲不振，身体日感消瘦，脉沉实微弦，右大于左，舌苔薄白。本病系肝木乘土化热，上干于肺，肺失清肃之权，致使咳嗽失音，遂拟龙胆泻肝汤合白虎汤加减主之。

处方：龙胆 10g，黄芩 10g，生地黄 12g，胆南星 10g，海藻 10g，知母 10g，石膏 30g，炙甘草 5g，桔梗 10g，诃子 10g，陈皮 10g，煎服。

复诊：服 2 剂，脉象已经缓和，咳嗽大减，发音仍不响亮，仍原方加减。

针刺：肩髃（泻）、曲池（泻），两穴皆属于手阳明大肠经之穴，大肠与肺相表里，故两穴有调理肺气之特效。肩髃穴用卧针，有疏通之象。曲池走而不守，擅能宣气逐邪。

处方：生地黄 12g，黄芩 10g，胆南星 10g，海藻 12g，知母 12g，石膏 25g，炙甘草 5g，桔梗 10g，诃子 10g，陈皮 10g，土鳖虫 7 个，石菖蒲 10g，蝉蜕 10g。

按上方继续服 4 剂，诸症均退，病得痊愈。

2. 久咳失音

患者：王某，男，55 岁。

初诊：病初起时恶寒发热，咳嗽频仍，入夜更甚，经多处治疗，均未收效，渐失音，现已两月余，脉两尺沉细无力，面色黑暗，腹部痛，证属肾阴不足。肾为肺之子，久咳之后，致母子同病，治当滋水以补其母。

处方：野党参15g，炒白术10g，茯苓10g，炙甘草6g，陈皮10g，制半夏10g，黄芩10g，桔梗10g，麦冬12g，五味子6g，生姜3片，大枣3枚。

针灸：俞府、云门。

复诊：服3剂，脉稍缓，咳嗽亦减，唯食欲不振，面色无华，失音未变，此为土衰，不能生金，改用小建中汤加味。

处方：白芍20g，桂枝10g，炙甘草6g，山药12g，陈皮10g，生姜10g，大枣9枚，红糖60g。连进6剂，诸症均除。

针灸：足三里、三阴交。

3. 上盛下虚失音

患者：刘某，男，61岁。

初诊：病初起时，恶寒头痛，经服发汗解表药后，汗出过多，病势增剧，喘咳上逆，汗从头出，颜面苍白，舌润口干而不喜饮，身痛失音，大便溏而不爽，脉弦细微数。本证因年老过汗伤阴，亢阳不振，致上盛下虚之候。治当扶阳育阴，化痰降气为主。

处方：半夏10g，爪红（橘红）10g，茯苓10g，炙甘草6g，党参10g，附子6g，炙款冬花10g，紫菀10g，当归10g，麦冬12g，五味子6g，沉香2g，煎服。另加服黑锡丹6g。

针灸：劳宫、足三里。

复诊：服药2剂，诸症俱减，脉象已转缓和，仍原方主之。

处方：清半夏6g，生鸡蛋1枚，醋少许。生鸡蛋打孔，蛋黄去掉，将鸡蛋清倒出，把醋和半夏入鸡蛋壳内放火上烧，开后去半夏，再将鸡蛋清倒入，煮熟食之。

上方连用 3 剂，病愈。

4. 金实无声失音

患者：温某，女，49 岁。

初诊：病初起时寒从背起，咳嗽频仍，口吐稀痰，渐至失音，脉寸数，右大于左，苔白，尖赤。本证致因，系肺气不清，闭塞喉窍，咽喉干燥，咳嗽声哑，此为金实不鸣。治当清肺气，拟加味麻杏石甘汤主之。

处方：炙麻黄 10g，杏仁 10g，石膏 30g，炙甘草 6g，前胡 12g，紫苏子 10g，连翘 10g，赤芍 6g，桔梗 10g，玄参 10g，川贝母 10g，煎服。

针灸：曲池、合谷。

复诊：服药 2 剂，诸症悉减，失音仍前，拟原方加减主之。

处方：炙麻黄 10g，杏仁 10g，石膏 30g，炙甘草 6g，前胡 12g，紫苏子 10g，连翘 10g，赤芍 6g，桔梗 10g，玄参 10g，川贝母 10g，葶苈子 6g，佩兰 10g，煎服。

针灸：曲池、阳陵泉。

按上方继服 5 剂，诸症消失，病愈。

5. 虚劳失音

患者：王某，男，44 岁。

初诊：病发于春，初起恶寒发热，头身疼痛，咳嗽连作，经当地公社医院治疗，表证除，咳嗽仍不去，现已半年，病情逐渐加重。临床症状为午后潮热，两颊面色赤，颜色暗淡，自汗盗汗，遗精，身体瘦削，咳嗽，失音无痰，脉象弦数，舌绛苔少，喘息紧促，倚坐不得安卧。此系阴阳两虚之候，治当潜阳育阴，遂拟二甲龙骨煎加减主之。

处方：白芍 25g，炙甘草 12g，龟甲 30g，白薇 10g，麦冬 12g，附子 6g，生龙骨 20g，生牡蛎 30g，薏苡仁 20g，阿胶 10g，杏仁 10g，五味子 6g，煎服。

针灸：气海、天枢。

复诊：上方服用 3 剂，诸症均减轻，自汗盗汗未减，仍拟原方加味，阿胶加至 15g，并加太子参 15g，茯苓 10g，浮小麦 45g。

针灸：合谷、复溜。

三诊：按上方继服 7 剂，脉缓，热退汗止，咳嗽减轻，去浮小麦，又服 6 剂，病得痊愈。

二十七、吐 血

（一）病因

吐血，其血由胃而来，撞口而出，血出无声，甚则倾盆盈碗者便是。本病的原因很多：一为内因，如怒气伤肝，肝火上逆；或思虑过度，心脾损伤；或色欲过度，虚火上升。一为不内外因，如跌仆损伤，瘀凝于络。

（二）辨证治疗

1. 风寒吐血

必先见无汗恶寒、发热头痛等表证，治宜清疏营卫，表散风寒为先，可用紫苏、荆芥、薄荷、桑叶、前胡、黑栀子、牡丹皮、赤芍、白茅根之类。

2. 暑热吐血

必兼身热、心烦、不卧等症，治宜凉血清热，可用六一散、石膏、枇杷叶、桑白皮、牡丹皮炭、白茅根、藕汁、阿胶等。若大吐血者，用四生丸或犀角地黄汤主之。

四生丸：生荷叶、生艾叶、生侧柏叶、生地黄，捣做成鸡子大的丸药，每次用 1 丸煎服。

方解：方中侧柏叶、生地黄都是清热凉血，养阴生津的要药，而荷叶又能清上焦热，艾叶理气和血而止血。况且生用药性更寒，所以只要是血被热迫而上出的吐衄，使用本方都能获得满意的效果。

犀角地黄汤：方见湿温。

3. 肝火吐血

其症见呕吐呃逆，气不畅遂，胸胁牵痛，烦躁不安。宜用苦辛降气之法，可用紫苏子、郁金、降香、牡丹皮、栀子、瓜蒌、木香等药。

4. 心脾损伤吐血

其症见气短声怯，形色憔悴，饮食无味，惊悸少寐等。宜用补养心脾之法，可用归脾汤。

归脾汤：人参、白术（土炒）、茯神、酸枣仁（炒）、龙眼肉、黄芪、当归（酒洗）、远志、木香、甘草，加生姜、大枣煎服。

方解：血不归脾则妄行，方中人参、白术、黄芪、甘草甘温，所以能补脾。茯神、远志、龙眼肉甘温酸苦，所以可补心，而心为脾之母。当归滋阴而养血，木香行气而健脾，既行血中之滞，又助人参、黄芪补气，气壮则能摄血，血自归经而诸患除。

5. 阴虚火旺吐血

其症见夜则发热，盗汗遗精，耳鸣不寐，脉象细数。治宜壮水制火，可用六味丸加蒲黄、藕节、阿胶、五味子之类。

六味丸：方见消渴。

6. 瘀伤吐血

必先见胸胁疼痛，其血必紫黑成块，脉必滞涩。治宜行瘀为主，可用四物汤加醋炒大黄、桃仁、红花、牡丹皮、香附之类。如紫血尽，鲜血见，再用六君子汤加当归调之。

四物汤：方见麻木。

六君子汤：方见疟疾。

7. 暴吐血

凡暴吐血，以脉细为顺，洪大为逆。若血暴涌如潮，喉中汩汩不止，脉见虚大，此为火势未敛，不可便与汤剂，即以热童便或藕汁灌之。俟半日许，脉势稍缓，可选调养之剂。倘寸关虽弱，而尺中微弦，此为阴虚，须防午后阴火上升。上午宜服独参汤、保元汤以统其血，午后予六味丸加童便、牛膝以济其阴。服后脉见调和为顺，可治；不然血虽止而脉仍不静，故不要轻易告知患者此病可治。

独参汤：根据需要用量，煎浓汁，服后安睡，不可唤醒，睡足自醒，新血自生。

方解：人参性味甘寒，可补气益血，但必须大量专用，才能显出其洪大的效力。人参每次 50～100g。若因价昂可用党参或太子参 200～300g 代替，但总无野山参力大效好。

六味丸：方见消渴。

保元汤：黄芪、人参、炙甘草、肉桂。

方解：人身真元之气，藏在肾中，即是肾气。胃气由脾胃受水谷生化而出。肺司呼吸，受天地之气，即是肺气。此三气是人生之本。今用人参补脾肺气，甘草补胃气，黄芪、肉桂补肾气，补命门。于是内外上下之气皆得补益，自然能使因气虚而致的诸症康复。

8. 吐血不止

吐血不止，血色晦淡，为血寒不得归经。症见怕冷脉弱，肢凉。治宜温中，使血海归经，可用理中汤加木香。

理中汤：方见伤寒。

9. 吐血后体虚

吐血之后，身体虚弱，宜育阴和阳，可用生脉六味丸、生脉四君子汤，皆有固本培元之功，可以熬膏常服。

生脉六味丸：熟地黄、山茱萸、山药、牡丹皮、茯苓、泽泻、人参、麦冬、五味子，水煎服。

生脉四君子汤：人参、麦冬、五味子、白术、茯苓、甘草。

关于吐血的治法，缪仲醇治疗吐血有 3 个要诀：一为宜降气，不宜降火。二为宜行血，不宜止血。三为宜补肝，不宜伐肝。因为气有余便是火，气降则火降，血随之下行，自然不会溢出上窍。降火必用寒凉，寒凉伤胃，胃伤则脾不能统血，血愈不能归经。血之不循经络，由于气火上壅，故降气行血，则血循经络，不求止而自止。若止之血凝，则必发热恶食，胸膈疼痛，病势日甚。肝为藏血之脏，养肝则肝气平而有所归，伐之则肝虚不能藏血，血愈不止。宜以白芍、炙甘草制肝；枇杷叶、麦冬、橘红、贝母清肺；薏苡仁、山药养脾；韭菜子、降香、紫苏子下气；青蒿、鳖甲、银柴胡、牡丹皮、地骨皮补阴清热；酸枣仁、茯神养心；地黄、山茱萸、枸杞子、牛膝补肾。这段论治，虽不能说是概括全面，但已得治疗吐血的要领了。

（三）医案

1. 胃热吐血

患者：毛某，男，59岁。

初诊：因家事口角，过于动怒，突然吐血不止，经多医治疗，均未获效，来此治疗。诊其脉，弦滑兼芤，舌苔黄厚，面红唇焦，吐出血色呈紫块与鲜红相间，口渴引饮，腹部疼痛，烦躁不宁，大便已四五日未下，胃纳尚佳。证属胃热凝瘀，遂拟生化汤加味主之。

处方：当归30g，川芎6g，桃仁10g，炮姜6g，炙甘草6g，生地黄25g，醋炒大黄15g。

针灸：巨骨、合谷、足三里。

复诊：服2剂，大便已通，吐血减轻，仍拟原方加生地黄30g，牛膝10g，牡丹皮10g。

针灸：肺俞、三阴交。

三诊：服3剂后，脉已缓和，吐血已止，唯精神不振，易拟六君子汤加味。

处方：太子参15g，炒白术10g，茯苓10g，炙甘草6g，陈皮10g，半夏10g，香橼10g，麦冬12g，五味子6g，生姜3片，大枣4枚。

上方又服4剂，痊愈。

2. 虚火吐血

患者：冯某，男，44岁。

初诊：每天早晨起床时，连吐血数十口，色紫黑并带血块，面色萎黄，形容憔悴，倦怠乏力，脉浮大而数，两尺沉而无力，舌绛。证属肾阴虚，虚火上炎，迫血妄行，以致吐血。拟镇阴煎主之。

处方：泽泻6g，熟地黄30g，沉香1.5g，牛膝10g，附子6g，肉桂3g，炮姜炭10g，炙甘草6g，童便1杯，煎服。

针灸：三阴交（灸）。

复诊：服2剂，血稍止，精神稍振，易八味地黄丸加十灰散主之。

处方：熟地黄25g，山茱萸12g，山药12g，牡丹皮10g，茯苓10g，泽泻10g，附子10g，肉桂6g，十灰散10g，冲服童便1杯，煎服。

针灸：神门。

三诊：服3剂，脉较前转缓和，血尚未完全止住，体质衰弱，拟加味麦门冬汤主之。

处方：麦冬15g，太子参15g，半夏10g，粳米30g，炙甘草6g，淡附子5g，花蕊石20g，大枣3枚。

针灸：神门、足三里，灸。

四诊：上方服4剂，血已全止，脉两尺仍无力，拟六味地黄汤加味以善其后。连服6剂，病得痊愈。

处方：熟地黄25g，山茱萸12g，山药12g，牡丹皮10g，茯苓10g，泽泻10g，白芍15g，酸枣仁15g，炙甘草6g，煎服。

3. 劳心过度吐血

患者：毛某，男，59岁。

初诊：因平素操劳过度，忽患吐血，出血量较多，色紫黑成块，脉沉细而涩，舌绛，面色萎黄，胸胁刺痛，心悸气促，遂拟花蕊石汤加减主之。

处方：花蕊石 45g，童便 1 杯，和服。上药服后 2 小时，继处以太子参 90g，煎汤服之。

针灸：足三里、三阴交，灸。

复诊：吐血已基本停止，有时还有少量吐血，拟保元汤加味。

处方：黄芪 30g，太子参 15g，炙甘草 6g，肉桂 3g，牛膝 10g，童便 1 杯，煎服。

三诊：服 3 剂，诸症俱退，但食欲不振，拟六君子汤加味。

处方：太子参 15g，炒白术 10g，茯苓 10g，炙甘草 6g，陈皮 10g，半夏 10g，当归 15g，麦冬 12g，五味子 6g，生姜 3 片，大枣 4 枚。

按上方连服 20 剂，痊愈。

4. 劳伤吐血

患者：李某，男，42 岁。

初诊：因平素劳伤过度，忽患吐血，时吐时止，已有半年之久，动则惊悸，常失眠，呼吸气短，面色憔悴，饮食无味，脉迟，三五不调，有时间歇，舌色绛，拟小建中汤加味。

处方：白芍 20g，桂枝 10g，炙甘草 10g，麦冬 15g，牡丹皮 10g，三七 3g，生姜 3 片，大枣 4 枚。

针灸：神门、鱼际、太溪。

复诊：服 2 剂，脉象舌色均同上，未有明显变化，血渐少，惊悸渐平，食欲欠佳，仍原方主之。

针灸：足三里、三阴交以健脾理胃。

三诊：上方继服 5 剂，血吐止，诸症均减，遂改为归脾汤加味。

处方：黄芪 25g，太子参 15g，炒白术 10g，当归 10g，白芍 20g，茯神 10g，远志 10g，酸枣仁 15g，广木香 5g，麦冬 12g，五味子 6g，龙眼肉 10g，炙甘草 6g，煎服。

针灸：合谷、足三里。

四诊：服 6 剂，诸症消失，嘱继服 5 剂，病愈。

二十八、咯 血

（一）病因

咯血，其血由肺而来，咳嗽而出，痰血相兼，或痰中带有血丝，或纯咳鲜血，但其血必由气道咳出，与吐血自食管而吐不同。吐血之血来自胃，多成坏；咯血之血来自肺，多杂泡。咯血发生的原因有外感，有内伤。外感如风寒咳嗽，震伤血络；或热被寒束，火逼络伤；或风燥犯肺，肺络受伤；或陈寒伏肺，久咳动火等。内伤方面，如久嗽咳逆，肺络受伤；或焦虑过度，心脾两伤；或肾阴不足，虚火烁金；或肝木偏旺，木火刑金。凡此种种，都可以导致咯血。

（二）辨证治疗

1. 风寒犯肺

其症必兼头痛身热，形寒怕风，喉痒胸痛。治宜清疏营卫，可服疏风止嗽汤加藕汁、白茅根主之。

疏风止嗽汤：荆芥穗、薄荷、橘红、百部、清炙草、紫菀、白前。

2. 热被寒束

其症与风寒犯肺相同，但兼口渴舌干。此为内有伏火，外感风寒所致，亦宜清营卫，可服用银翘散去桔梗，加桑叶、牡丹皮、藕汁、童便。次用活血清络，可服五汁一枝煎去姜汁，加梨汁、童便。

银翘散：金银花、连翘、淡竹叶、荆芥、牛蒡子、薄荷、桔梗、淡豆豉、甘草，共研粗末，用芦苇汤煎服。

方解：金银花、连翘清热解毒；薄荷、荆芥、淡豆豉发汗解表，清泻外邪；桔梗、牛蒡子开利肺气，祛风除痰；甘草、淡竹叶、芦根清上焦风热，兼养胃阴。所以本方对风温初起，病在上焦者，有清彻表里，除邪祛热的功效。

五汁一枝煎：鲜地黄汁、鲜白茅根汁、鲜生藕汁、鲜淡竹沥、鲜生姜汁、紫苏旁枝（切寸）。

3. 风燥犯肺

症见干咳失血，多见于素饮烧酒及吸烟过多之人。治宜祛风润燥，用清燥救肺汤加减。止血加地锦草、藕汁；清火加黄芩、麦冬；化痰加竹沥、梨汁；降气加紫苏子、白前；补血加生地黄、鲜藕；大便不燥结者，去火麻仁，加川贝母。继用保肺雪梨膏，终用参燕麦冬汤，以善其后。

清燥救肺汤：方见秋燥。

保肺雪梨膏：雪梨、生地黄、白茅根、生藕、白萝卜、麦冬、荸荠，再入白蜜、饴糖、竹沥、柿霜，熬成膏。每饭后及临卧取汁 1 杯，冲开水服之。

参燕麦冬汤：北沙参、麦冬、光燕条、冰糖，水煎服。

4. 陈寒入肺

久咳喘满，因而失血，是病虽生于寒，而实因寒动火，治宜清火之中，佐以搜剔陈寒，可服千金麦门冬汤。不过寒伏肺中，久亦郁从火化，即上焦血滞痰凝，亦属因火所致。使当专清其火，佐以清痰宁络，宜用加减人参泻肺汤送下葛氏保和丸。如咳仍不止，痰中兼有血丝血点，当止嗽宁血，宜用吴氏宁嗽丸加减或五汁猪肺丸加减，以除其根。

千金麦门冬汤：麦冬、桑白皮、生地黄、紫菀、竹茹、竹沥、半夏、苦桔梗、炙麻黄、北五味子、炙甘草，或用细辛代麻黄，再加黑炮姜捣拌。

加减人参泻肺汤：西洋参、片黄芩、连翘、生桑白皮、焦山栀、甜杏仁、生枳壳、苦桔梗、薄荷、酒炒大黄、淡竹茹。

葛氏保和丸：知母、川贝母、天冬、款冬花、天花粉、生薏苡仁、马兜铃、生地黄、紫菀、百合、炙百部、生姜、阿胶、当归身、紫苏叶、五味子、薄荷、甘草，研细末，加饴糖为丸，早晚空腹服。

吴氏宁嗽丸：南沙参、桑叶、薄荷、川贝母、前胡、茯苓、甜杏仁、竹沥、半夏、紫苏子、橘红、生薏苡仁、炙甘草，共研细末，加石斛、生谷芽，煎汤泛丸。

五汁猪肺丸：雄猪肺（去筋膜）、藕汁、甘蔗汁、梨汁、白茅根汁、百合汁，代水。将猪肺入白砂罐内蒸烂，滤去渣，再将肺之浓汁煎成膏状，量加白莲粉、米仁粉、粳米粉、川贝母末、人乳，共捣为丸。

5. 久嗽伤肺

肺络损伤而失血，症见咽痛咳嗽，痰中带血。治宜清肺滋养，如丹溪咳血方及百合固金汤，随证选用。

丹溪咳血方：诃子肉、瓜蒌仁、浮海石、山栀子、青黛，各等分蜜丸噙化。咳甚加杏仁，血不止加藕节、生地黄、麦冬、阿胶、墨旱莲、仙鹤草，水煎每日 3 次服。

百合固金汤：生地黄、熟地黄、麦冬、百合、玄参、贝母、桔梗、甘草、白芍、当归，水煎服。

6. 思虑多度

心脾损伤而咯血，其症见形色憔悴，食不知味，少寐不安，声细气怯，脉弱怕冷，治宜补血宁心，可用养心汤或归脾汤主之。

养心汤：炙黄芪 30g，炙甘草 3g，人参 5g，茯苓 30g，川芎 30g，当归 30g，柏子仁 7g，半夏曲 30g，远志 7g，五味子 7g，酸枣仁 7g，研细末，每服 15g，水煎服。

归脾汤：方见吐血。

7. 肾阴不足

肾阴不足，虚火上炎而咯血，其症见脉数内热，口舌干燥，治宜滋阴降火，可服生地黄汤或六味地黄丸主之。

生地黄汤：生地黄、牛膝、牡丹皮、黑山栀、丹参、玄参、麦冬、白芍、郁金、广三七（冲服）、荷叶，水煎，加陈墨汁、清童便各半杯，和服。

六味地黄丸：方见痿病。

8. 肝木偏旺

木火刑金而咯血，其症见烦躁口渴，胸胁刺痛，头眩心悸，颊赤口苦，发热盗汗，治宜调肝宁血，可服用逍遥散加牡丹皮、黑栀子之类。

逍遥散：柴胡、当归、白芍、茯苓、白术、甘草，加煨生姜、薄荷叶。

方解：当归、白芍养血，白术、甘草和中，柴胡升阳，茯苓渗湿，再加生姜暖胃，薄荷消风。血足中和，阳升湿去，表里皆清，所以此方效果极为良好。

妇女因忧郁而致经血不调，本方加牡丹皮、栀子，为对症良方。

附：咯血、唾血

咯血是指不咳嗽而喉中咯出小血块或血点。已有兼痰咳出者，此证必咯血更重。本病主要是由于房劳伤肾，水亏火旺所致。初起宜用白芍、牡丹皮、茯苓、杏仁、山药、栀子、麦冬等，以清游火；后必滋补肾阴，以安其血，可服六味丸加牛膝、麦冬、五味子之类。

六味丸：方见消渴。

唾血是鲜血随唾液而出，或涎中有血，如丝如点。此病主要是由于阴虚火旺，迫血妄行所致。其病虽在于肺，其源实出于肾，治宜滋阴降火汤及天冬、麦冬、贝母、知母、桔梗、百部、黄柏、远志、熟地黄之类。

滋阴降火汤：白芍、当归、熟地黄、白术、天冬、麦冬、生地黄、陈皮、知母、黄柏、炙甘草、生姜、大枣，水煎服。

（三）医案

1. 肾亏肺燥咯血

患者：刘某，男，46 岁。

初诊：因肾阴过于亏损，虚火上升，火热刑金，致伤肺络，咯血不止。临床表现为咳嗽气促，痰中带血，咽干，腰痛，间有遗精，四肢酸软无力，大便正常，小便短赤，脉弦微数，舌苔中黄，舌尖红。本证治当清金泻火，镇咳养阴，拟六味汤加减。

处方：沙参 15g，麦冬 12g，五味子 6g，川贝母 10g，百部 20g，紫菀 10g，藕节 30g，仙鹤草 30g。

针刺：合谷、曲池、内关。

复诊：服 2 剂，脉证同上，但咳已无血，继以清金保肺。仍拟原方去仙鹤草，加白前 10g，百合 15g。

针刺：三阴交、内关。

三诊：服 3 剂，诸症俱减，脉仍有弦象，仍原方加知母 10g，黄柏 10g。

按本方又服 6 剂，临床症状全除，病愈。

2. 咯血胸痛

患者：王某，男，33 岁。

初诊：因平素操劳过度，致患咳嗽胸痛，痰中带血，精神萎靡不振，腰酸，心悸，失眠，脉右手浮大，沉取无力，舌绛。本证系肺肾两亏，肝郁不达，拟逍遥散加味。

处方：柴胡 12g，当归 12g，白芍 12g，白术 10g，茯苓 10g，百合 15g，牡丹皮 10g，鲜侧柏叶 20g，玄参 15g，麦冬 12g，紫菀 10g，煎服。

针灸：神门、鱼际。

复诊：服 2 剂，诸症均见好转，胸痛已止，咳嗽减轻，易血脱益气之法。

处方：太子参 12g，川贝母 10g，知母 10g，紫菀 12g，阿胶

25g，茯苓 10g，桔梗 10g，麦冬 10g，百合 15g，五味子 6g，炙甘草 6g。按上方继服 6 剂，诸症消失，病愈。

针灸：双三阴交。

3. 肺燥咯血

患者：李某，男，32 岁。

初诊：初感于风邪，客于肺络，误服辛燥药物，以致风火相衰，肺络受伤，而致咯血。临床症见咳嗽声哑，气喘胁痛，肌肤热，咯血不止，脉浮数，右大于左，舌苔黄腻。本证属燥气袭肺伤络，治当清肺通络止血，拟人参白虎汤加味。

处方：生石膏 90g，沙参 20g，知母 12g，炙甘草 6g，粳米 30g，丝瓜络 15g，鲜侧柏叶 30g，鲜藕片 30g，煎服。

复诊：上方服 2 剂，气喘、胁痛均除，咯血亦减，仍拟上方加减主之。

处方：天冬 12g，款冬花 12g，茯苓 10g，半夏曲 12g，香橼 10g，川贝母 10g，丝瓜络 15g，鲜藕片 30g，鲜侧柏叶 15g，炙甘草 6g。

三诊：服 2 剂，诸症基本消失，但精神疲倦，四肢软而无力，咳嗽未除，遂以参麦六味汤加减主之。

处方：太子参 15g，麦冬 12g，生地黄 20g，茯苓 10g，山药 15g，山萸 10g，泽泻 10g，牡丹皮 10g，五味子 6g，牛膝 10g，藕片 20g。

按上方又服 5 剂，诸症全除，病愈。

4. 阴阳两亏咯血

患者：徐某，女，42 岁。

初诊：曾患咯血病，愈后因家事悲伤而致旧病复发，咳吐鲜血，精神疲惫，气息细微，四肢厥冷，面色惨淡，脉细微若无，舌绛，饮食入口即吐。治当回元阳固真，拟镇阴煎主之。

处方：熟地黄 45g，炙甘草 6g，泽泻 10g，麦冬 18g，肉桂 3g，川牛膝 10g，太子参 12g，蛤蚧 25g，附子 10g，秋石 10g，鲜藕节 30g，煎服。

复诊：服 4 剂，血止厥回，精神转好，尚存肢体酸痛，口不渴，呼吸轻微，脉细弦无力，仍拟前方加服归脾丸 15g，汤剂送服，每日 2 次。按上方服 15 剂，病愈。

针灸：大椎（补）、曲池（泻）、合谷（泻）、鱼际（泻）。

5. 肺痨咯血

患者：梁某，女，47 岁，住毛庄村。

初诊：忽患咯血，每月咯血 2～3 次，咯血量逐渐增多，并伴有咳嗽、潮热、自汗等症。经西医检查，确诊为肺结核。曾服西药治疗，效果不著，身体日益消瘦，下午潮热，肢体疲惫无力，脉细数微弦，舌绛。证属肺痨，治当补肺金，化痰止血，标本兼施，拟补肺阿胶散加减。

处方：阿胶 25g，花蕊石 25g，杏仁 15g，马兜铃 15g，牛蒡子 6g，炙甘草 6g，莱菔汁（冲服）20mL，磨京墨磨浓为度，冲服。

复诊：服 3 剂，咳嗽减轻，精神好转，仍按原方减半量主之。

三诊：连服 10 剂，咯血已止，遂改参麦六味汤主之，以理肺滋阴养血，培土生金。

处方：太子参 15g，麦冬 15g，熟地黄 30g，山茱萸 12g，山药 12g，牡丹皮 10g，茯苓 10g，泽泻 10g。

四诊：服 2 剂，咳减食增，仍按原方。

五诊：按上方继服 20 剂，诸症全除。经本院胸透检查，示钙化已消失。

6. 肾亏火旺咯血

患者：杨某，男，40 岁。

初诊：患咯血病已半年余，经多处医治均未见效。现症见面色萎黄，肢体消瘦，精神不振，脉寸沉弱，关弦，尺洪，舌绛唇焦，咳嗽咯血。本证属于肝火旺盛，灼烁肺金，其标在肺，其本在肾水不足，治当滋肾阴，平肝火，以救肺金。

处方：熟地黄 25g，龙齿 15g，知母 10g，黄柏 10g，酸枣仁 12g，冬虫夏草 10g，山药 12g，侧柏叶 15g，鲜藕片 30g，芦根 100g，煎服。

复诊：服 3 剂，诸症均减，改拟下方。

处方：蛤蚧 25g，紫河车 15g，女贞子 15g，龙齿 15g，花蕊石 15g，麦冬 15g，黄柏 10g，酸枣仁 12g，山药 12g，冬虫夏草 10g，芦根 100g。

三诊：又服 5 剂，咯血已止，仍拟上方加减。

处方：蛤蚧 25g，紫河车 15g，龙齿 15g，酸枣仁 12g，山药 12g，麦冬 12g，百合 12g，炙紫菀 10g，太子参 15g，芦根 60g。按上方服用 6 剂，病愈。

针灸：俞府、云门。

7. 肺结核唾血

患者：韩某，女，29 岁。

初诊：唾痰中带血丝，或小血块。经本院胸透检查，诊为肺结核。临床见面色苍白，两颧潮红，头晕目眩，气急口干，心悸，咳嗽无痰，小便短赤，大便正常。诊其脉，左部弦急，右部浮濡，舌苔薄白。本病属肺络伤，肝阳旺，治当泻肝平木，清肺养阴，兼止血，遂拟滋阴降火之剂主之。

处方：生地黄30g，玄参30g，生侧柏叶30g，黄芩12g，黄连6g，黄柏15g，知母10g，川贝母10g，广三七（冲服）5g，童便1杯为引。

复诊：服6剂，脉缓，诸症减轻，遂拟麦味地黄汤以善其后。

处方：熟地黄25g，山茱萸12g，山药12g，牡丹皮10g，茯苓10g，泽泻10g，麦冬12g，五味子6g，煎服。按上方继服15剂，临床症状消失。

针灸：肺俞、三阴交。

8. 阴虚火旺唾血

患者：于某，男，25岁。

初诊：面色苍白，两颊深红，肌肤壮热，不省人事，腹痛气喘，胸高鼻扇，唾血频作，脉寸口弦急鼓指，两关滑数而大，舌苔老黄而腻。本证系痰火上升，肺气不降，血随气升，致唾血不止，遂拟葶苈大枣合千金苇茎汤，以降火涤痰。

处方：葶苈子15g，大枣10枚，冬瓜仁25g，薏苡仁20g，生地黄20g，竹茹25g，鲜侧柏叶90g，鲜藕节30g，芦根100g。

针灸：人中（补）、鱼际（泻）。

复诊：服2剂，脉稍缓，神清，唾血止，但神疲欲寐，咽喉不利，便闭。仍原方加味。

处方：上方加川贝母 10g，浮海石 12g，栀子 10g。

三诊：服 3 剂，烦热已解，神清气爽，唯四肢仍倦怠乏力。遂拟下方主之。

处方：太子参 15g，生地黄 15g，冬瓜仁 25g，秋石 25g，桃仁 10g，防己 10g，鲜侧柏叶 60g，鲜藕节 30g。

四诊：又服 5 剂，诸症全除，大便已转正常，拟归脾丸 250g，每服 10g，早晚各服 1 次，以善其后。

二十九、衄血

（一）病因

衄血是统指鼻、齿、耳、目、舌及皮肤等部位不因外伤而自行出血的病症。如鼻中出血叫作鼻衄，齿牙出血叫作齿衄，耳内出血叫作耳衄，皮肤出血叫作肌衄，九窍出血叫作大衄等。

（二）辨证治疗

1. 鼻衄

鼻为清道，肺开窍于鼻。阳明之脉，入目络鼻，交颎中，旁纳太阳之脉。而足太阳膀胱经又与足少阴肾经相为表里，所以鼻衄的原因很多。如表感病太阳失表，热瘀于经，阳明失下，热瘀于里，温病误用辛温，扰动经血，以及内伤病肝火蕴结，骤犯本病。凡外感衄血必先有恶寒发热、头痛身痛等表证；内伤衄血，身无表邪，目睛或黄，五心烦热。这是辨证的大概情况。

（1）若太阳失表而致衄血，其症必兼头痛目瞑，治宜清解，如桑叶、杏仁、瓜蒌、贝母、荆芥炭、鲜竹沥、鲜白茅根、鲜地黄之类，不可再用发汗之法。

（2）若阳明失下而致衄血者，其症必兼漱水而不欲咽，治宜清下，如养营承气汤去当归、厚朴，加白茅根、牡丹皮、川牛膝之类。若是釜底抽薪之法，大黄可重用一些。

养营承气汤：方见伏暑。

（3）若温病误用辛温，亦多致衄血，治宜清血，如犀角地黄汤加连翘、玄参、牛膝、茜草、白茅根之类。

犀角地黄汤：方见湿温。

（4）若肝火犯肺，而致衄血，其症必兼面赤舌干，两胁作胀，脉来弦数，宜用清泻肝火之法，如林氏豢龙汤。

林氏豢龙汤：羚羊角、牡蛎、石斛、沙参、麦冬、贝母、夏枯草、牡丹皮、黑荆芥、炒薄荷、茜草根、牛膝、白茅根，藕汁1杯冲入药中。

（5）若胃火上逆而致鼻衄，其症必兼咽干鼻燥，烦渴引饮，大便燥结，血色鲜红，脉象滑数有力，治宜以清降为主，可用茜根散。若病情严重，可用犀角地黄汤加味。

茜根散：茜草、阿胶、黄芩、侧柏叶、生地黄、甘草，水煎服。

（6）若阴虚火旺而致鼻衄，脉多洪大无力，或弦芤，或细数无神，劳动稍加即衄，月必数次，或每晨洗面时即发。治宜补阴为主，如六味地黄汤加龟甲、白芍、五味子之类。

六味地黄汤：方见痿病。

以上各证，除用内服药之外，又需兼用外治之法，如用十灰散塞鼻，并吞十灰散，或单用山栀炒黑研细末，吹入鼻中即可。如用酸醋和土敷阴囊，或用好陈酒五六斤炖温浸两足，这是上病下取，引热下行之法，可随证采用。

2. 齿衄

肾主骨，齿为骨之余。又胃脉络于上龈，大肠络于下龈，两经皆属于阳明，故凡胃火上走，或肾虚火旺，多引起本病。

（1）胃火上炎，血随火动，治法总以清胃火为主，然有实火、虚火之分。

实火：实火之证，口渴龈肿，发热便秘，脉象洪数，治宜以泻火为主，如泻黄散加藕节、蒲黄之类。大便燥结，亦可酌加大黄、玄明粉。

泻黄散：防风、藿香、山栀（炒黑）、石膏、甘草。上为末，微炒香，蜜酒调服。

虚火：虚火之证，口燥龈腐，其脉细数，宜用甘露饮加蒲黄以治衄，或用玉女煎引胃火下行，兼滋其阴亦可。

甘露饮：方见伏暑。

玉女煎：方见秋燥。

（2）如肾虚火旺，冲击龈络，而为齿豁血渗，以及睡则流血，醒即自止。治宜滋阴降火，用六味地黄汤加牛膝、天冬、麦冬、骨碎补、蒲黄之类。如尺脉微弱，两寸浮大，此属上盛下虚，宜用引火归原之法，可加附子、肉桂。

六味地黄汤：方见痿病。

3. 舌衄

舌为心苗，故舌衄之症多由心火亢盛，血为热逼所致。治宜清泻心火。内服导赤散加黄连、连翘、蒲黄、牛膝、玄参之类；外洗以蒲黄煎汤待冷漱口，再以槐花、蒲黄炭研末掺之。

导赤散：生地黄、木通、甘草、淡竹叶等分，水煎服。

4. 耳衄

肾开窍于耳，足少阳胆经绕耳前后，手少阳三焦经入于耳中，故肝胆火旺，或肾虚火动，都能迫血妄行，上出耳窍，而成耳衄。此证多见于饮酒多及多怒之人。如脉象两关弦数，此属肝胆之火上升，治宜清泻木火，如龙胆泻肝汤及柴胡清肝散之类。如尺脉弱或躁，更用煅龙骨吹入耳中，或以十灰散吹之亦可。

龙胆泻肝汤：方见中风。

柴胡清肝散：柴胡、陈皮、川芎、白芍、炒枳壳、香附、山栀子、煨生姜，童便半杯，水煎，温服。

十灰散：大蓟、小蓟、荷叶、侧柏叶、茅根、茜根、山栀、大黄、牡丹皮、棕榈皮。

5. 肌衄

皮肤并无损伤，血从毛孔而出，是为肌衄。此证属卫气不固，血乘阳分所致。治宜固表补血，脉洪当用当归六黄汤，脉弱当用保元汤。

当归六黄汤：方见痨瘵。

保元汤：人参、黄芪、白术、炙甘草、陈皮，水煎服。

6. 大衄

口、鼻、耳、目一起出血，叫作大衄。此是由热气乘虚而入血，迫血妄行，血与卫气错溢于窍所致，宜用阿胶汤。如因积劳伤脾，而致口鼻俱出血，可用归脾汤加童便、藕节。

阿胶汤加减：阿胶、蛤粉（炒）、蒲黄，水煎去渣，入生地黄汁，急以帛系两乳。

归脾汤：方见吐血。

总的来说，衄血一病，不论鼻衄、齿衄、暴衄，均宜用清凉，久衄宜用滋养。衄血火迫上逆的居多，阳虚致衄的为少。但久衄多服苦寒，损及脾胃，以致饮食减少，肌寒，言语无声，恶冷怕风，而血犹涓涓不绝者，就必须用甘温补脾之法，才能奏效。例如归脾汤、八珍汤都可选用。

归脾汤：方见吐血。

八珍汤：方见中风。

（三）医案

1. 虚火上逆

患者：梁某，男，36岁。

初诊：有鼻衄病史，鼻衄间歇性发作，已有数年之久，形体瘦削，面色萎黄，脉虚大，舌绛。本证系虚火上逆，迫血妄行，治宜清润上焦，降气，以止衄汤主之。

处方：麦冬60g，玄参45g，生地黄30g，牡丹皮15g，血余炭（研细末冲服）3g。

复诊：服2剂，衄血已止，继处以养阴清肺汤主之。

处方：生地黄30g，麦冬20g，炒白芍12g，薄荷10g，玄参25g，牡丹皮12g，贝母12g，甘草6g，煎服。按上方连服15剂，病愈。

针灸取穴：上星、风府、曲池、合谷。上星清阳醒脑，通阳安神；风府搜风邪，疏三阳之经；曲池、合谷清窍降逆，清热散风。

2. 久衄不止

患者：黄某，男，9岁。

初诊：3 岁即患鼻出血，每年发作三五次，每次发作时出血量较多。现又发作，面色苍白，脉沉数，右大于左，舌尖赤苔白。本年秋，病又复发，出血昼夜未止，遂处以鼻血灵主之。

处方：龙骨 15g，白芍 15g，槟榔 10g，穿山甲 10g，鲜藕片 120g，红糖 120g，水 3 杯煎至 1 杯，将红糖放碗内，用药汤溶化，空腹时温服。

取穴：少商、商阳、合谷，刺出血，以清理肺热，降逆止衄。

复诊：服 2 剂，衄血止，数日又复发，肌肤热，衄血量较前少，仍以原方加鲜芦根 60g 主之。

三诊：又服 2 剂，热去衄止，继以归脾汤加味，连服 12 剂，病得痊愈，后未再复发。

处方：太子参 12g，土炒白术 10g，茯苓 10g，酸枣仁 12g，龙眼肉 10g，黄芪 10g，当归 10g，远志 6g，木香 3g，炙甘草 3g，地榆炭 15g，加醋同煮，分 3~4 次服。

3. 血热鼻衄

患者：刘某，女，19 岁。

初诊：鼻衄甚剧，持续不断，堵塞鼻孔则血从口出，面色苍白，气促似喘，脉寸沉关弦，舌绛，咽干，唇裂，自觉热气从口出。本证系血热火炽，消烁肺金，致使鼻衄，拟生地黄煎主之。

处方：生地黄 45g，黄芪 12g，白茅根 30g，栀子炭 10g，荆芥炭 10g。

针灸：少商、商阳、金津、玉液，刺出血，以清肺热，降心火，止血。

复诊：服 2 剂，效果不著，改拟犀角地黄汤加减。

处方：犀角（现用水牛角代，先煎）10g，生地黄 30g，牡丹皮 10g，小蓟 20g，栀子炭 10g，煎服。

外用独头蒜 1 头，铅丹 30g，共捣为泥，涂足心，左鼻衄涂右，右鼻衄涂左。

三诊：服 3 剂，衄止，按原方继服 2 剂，病得痊愈。

4. 齿龈出血

患者：黄某，女，19 岁。

初诊：患牙龈出血已数月，脉虚大微数，重按无力，舌赤苔白，精神不振，体倦肢酸，饮食不佳。病属肾虚，水不足以制火，迫成牙龈衄血，治当养阴滋肾，水通火不上炎，衄血自止。

处方：熟地黄 30g，山茱萸 12g，山药 12g，牡丹皮 12g，茯苓 10g，泽泻 10g，骨碎补 12g，煎服。

针灸：俞府（补）、合谷（泻）。俞府降逆气，理肾之源；合谷清理肺气，顺气宽胸，止血。

复诊：原方加麦冬、五味子，继服。

处方：熟地黄 30g，山茱萸 12g，山药 12g，牡丹皮 10g，茯苓 10g，泽泻 10g，骨碎补 12g，麦冬 15g，五味子 6g。

针灸：曲池（泻）、颊车（泻），两穴皆属阳明，一手一足，泻之通阳降浊，通经行瘀。

三诊：又服 3 剂，衄血基本停止，精神好转，食欲增进，仍按原方嘱服 5 剂，症除病愈。

5. 齿舌出血

患者：李某，女，20 岁。

初诊：患者平素体弱，头晕目眩，唇裂咽干，舌中和齿缝出血，在早晨起床时尤甚，经多医治疗均未收效，脉虚大中空，尺沉细无力，舌绛。舌属心，齿属肾，本证属心肾两虚，浮阳上升，而致衄血。拟养阴回阳之剂。

处方：熟地黄30g，当归30g，太子参15g，附子10g，肉桂3g，炙甘草6g。

复诊：服2剂，衄血即止，仍按原方继服2剂，血止病愈。

三十、尿 血

（一）病因

尿血是一种表现为血从前阴而出的疾患，它和血淋相近，主要区别在于痛者为血淋，不痛者为尿血。虽尿血也会作痛，但不如血淋的滴沥涩痛严重。考其尿血的名称，在古代文献中早有记载，如《素问·气厥论》说："胞移热于膀胱，则癃溺血。"《金匮要略》说："热在下焦者，则尿血。"所以尿血的成因，未有不归于热者，但其中又有虚火、实火之分。如心移热于小肠，小肠火盛，血渗膀胱；或肝火内炽，不能藏血；或血结下焦，痛如血淋，则多属于实火。房劳伤肾，热注膀胱，肺肾阴虚，虚火内动等证，则多属于虚火。

（二）辨证治疗

尿血一症，暴发者多属实火，劳损久虚，多属虚火。大抵实火之证，脉必数而有力；虚火之证，脉必数而无力。依此为辨，悉不致误。

1. 小肠火盛

若小肠火盛而尿血者，症见虚烦不寐，或舌咽作痛，治宜凉血泄热，可服导赤散加栀子、瞿麦、琥珀之类。

导赤散：方见衄血。

2. 肝火内炽

若肝火内炽而尿血者，必兼少腹胁肋刺痛，口苦，耳聋，寒热往来，小便红赤，治宜凉肝泻火，可服龙胆泻肝汤加牡丹皮、郁金之类。

龙胆泻肝汤：方见中风。

3. 热结下焦

若热结下焦而尿血者，其症见小便通利，后沥血点，痛如血淋，治宜凉血止血，可服小蓟饮子，或用鲜葶苈子根煎服亦可。

小蓟饮子：小蓟、蒲黄（炒黑）、藕节、滑石、木通、生地黄、栀子（炒）、淡竹叶、当归、甘草，水煎服。

4. 房劳伤肾

若房劳伤肾而尿血者，脉多洪数，治当滋其化源，可服六味地黄汤加牛膝。若无热象者，则宜用温肾止血之法，可服鹿角胶丸。至于尿血日久，肾液虚涸者，又宜用补阴止血之法，可服六味阿胶汤加减。

六味地黄汤：方见痿病。

鹿角胶丸：鹿角胶（炒成珠）、没药、血余炭，上为细末，取白茅根汁打糊为丸，如梧桐子大，空腹盐汤吞七八十丸。

六味阿胶汤加减：六味汤加阿胶、童便。

5. 肺肾两虚

若肺肾两虚而尿血者，必见口干腰酸，治宜肺肾并调，可服六味丸合生脉散之类。

生脉散：方见秋燥。

（三）医案

1. 阴虚尿血

患者：周某，男，41岁，住菜园村。

初诊：患尿血已近3个月，多医治疗均未获效，面色苍黄，口渴，精神疲倦，四肢酸楚，脉弦，沉取无力，舌淡红无苔。证属阴虚，肾失闭藏，致小便出血，拟地黄汤加味。

处方：生地黄30g，山药12g，山茱萸12g，茯苓10g，牡丹皮10g，泽泻10g，麦冬15g，五味子6g，莲子肉12g，牛膝15g，瞿麦10g，灯心草2g。

针灸：关元、三阴交。关元滋阴精，疏通三阴，开膀胱之窍，配三阴交，补脾养阴，润燥止血，调和阴阳。

复诊：服3剂，血止，唯四肢感觉无力，头目眩晕，仍拟原方加味。

处方：生地黄30g，山药12g，山茱萸12g，茯苓10g，牡丹皮10g，泽泻10g，麦冬15g，五味子6g，莲子肉12g，牛膝15g，瞿麦10g，沙参15g，黄芪15g，何首乌25g，灯心草2g，煎服。

针灸方案同上。

按上方服药4剂，病得痊愈。

2. 肾虚尿血

患者：于某，男，43岁。

初诊：患尿血病已半年，经西医及服中药治疗，均未获愈。临床症见微有恶寒，面黄肌瘦，头目眩晕，肢体酸痛，纳差，脉弦大而虚，舌淡红无苔。尿血与血淋的区别是尿血无痛，血淋有痛。尿血属于肾虚有火，使肾脏不能闭藏，致成尿血；血淋系湿热伤阴，尿道发炎，郁火蒸烁，迫血妄行所致。治尿血当以养阴补肾为主；治血淋当以凉血渗湿为主。本案患者无痛感，系尿血之症，治当补阴益气。

处方：熟地黄 30g，当归身 15g，炙甘草 6g，升麻 5g，山药 25g，党参 15g，柴胡 6g，茯苓 10g，莲子肉 10g，侧柏叶 15g，煎服。

复诊：服 3 剂，尿血止，恶寒退，头晕目眩亦减，精神渐爽，唯肢体酸痛，行动无力，拟原方加减。

处方：熟地黄 30g，当归身 15g，炙甘草 6g，升麻 5g，山药 25g，党参 15g，柴胡 6g，茯苓 10g，莲子肉 12g，何首乌 30g，炒白芍 12g，煎服。

按上方继服 5 剂，病获痊愈。

3. 尿血

患者：王某，男，33 岁。

初诊：患者尿血已 4 个多月，经多处医治不效，来此治疗。临床见头晕目眩，心悸，腰背酸痛，四肢无力，动则气喘，面色青黄，脉浮而中空，尺部若无，舌质淡润无苔，尖有芒刺。证属肾亏，膀胱有虚热，治当滋肾清热。

处方：生地黄 30g，山药 12g，山茱萸 12g，茯苓 10g，牡丹皮 10g，泽泻 10g，知母 10g，黄柏 10g，栀子 10g，茜草 10g，甘草 6g，煎服。

针刺：天柱、大杼，平补平泻，行气导气，调理气道，化膀胱之气，以资气化。

复诊：服 3 剂，血止，心悸、腰酸均减，仍拟原方加减。

处方：生地黄 30g，山药 12g，茯苓 10g，泽泻 10g，知母 10g，黄柏 10g，栀子 10g，茜草 10g，槐花炭 10g，小蓟炭 10g，甘草 6g。按上方又服 3 剂，病愈。

针刺：同初诊。

4. 血瘀尿血

患者：邢某，女，18 岁。

初诊：患尿血病已 7 个月，每月 1 次或者 2 次不等，月经未见过，每在发作时腹痛难忍，呻吟不止，必待三四日才止。现头眩肢痛，精神倦怠，小便闷痛，脉弦，舌苔黄。本证属瘀血下迫膀胱，是以尿血作痛，治当镇痛止血，拟牛膝煎主之。

处方：牛膝 60g，乳香 6g，煎服。

针刺：双三阴交，以补脾阴行血，散瘀定痛，转输运化。

复诊：服 4 剂，血止瘀减，继拟四物汤加味。

处方：当归 10g，生地黄 10g，白芍 15g，川芎 6g，丹参 15g，红花 10g，泽兰 12g，益母草 15g，煎服。

按上方连服 16 剂，天癸至，后未复发。

三十一、便 血

（一）病因

大便下血，原因不一，但在内科杂病中，通常以远血、近血、肠风、脏毒四类为主。先便后血为远血，属小肠寒湿；先血后便为近血，属大肠湿热；若纯下清血，其疾如箭，肛门不肿痛，肠内鸣响者，为肠风下血；若下血色如烟尘，沉晦瘀浊，便溏不畅，胃气不健，肢体倦怠者，此由膏粱积热、酒酪聚湿所致，而为脏毒下血。总的来说，便血皆由伤及阴络所致。

（二）辨证治疗

1. 先便后血

散而紫晦，或血色淡红，胃弱便溏，此为小肠寒湿下血，治宜温补敛肠为主，可用加减黄土汤。

加减黄土汤：土炒白术、龙骨、地榆炭、阿胶、黑炮姜、炙甘草、砂仁，用灶心土水化搅拌，澄清煎药。

2. 先血后便

血浊而色暗，此为大肠伤于湿热，宜用赤豆当归散。若但热而无湿，腹中痛，血色鲜，可用连蒲散。

赤豆当归散：赤小豆（浸令芽出晒干）、当归，杵为散，每日服3次。

连蒲散：生地黄、当归、白芍、枳壳、川芎、槐角、黄芩、黄连、蒲黄，水煎服。

3. 肠风脏毒

通常可用槐花散治疗。如肠风下血而有热象的，便以清火养血为主，火清则血宁，风亦自息，可用唐氏槐角丸。肠风夹湿，下如豆汁或瘀紫的，宜用升阳除湿防风汤。脏毒重者可用脏连丸。

槐花散：炒槐花、炒侧柏叶、醋炒枳壳、川黄连、炒荆芥穗，等分为末，用米饮汤调服。

方解：槐花清大肠中热，侧柏叶凉血止血，荆芥散风，枳壳下气宽肠。药炒黑能入血，就更加增强了凉血止血、宽肠散风的功能，所以本方是治疗肠风下血的良方。

唐氏槐角丸：槐角、黄芩、生地黄、地榆、防风、荆芥、侧柏叶、当归、黄柏、黄连、川芎、枳壳、乌梅、生姜汁，水煎服。

升阳除湿防风汤：防风、苍术（泔水浸蒸）、白术（饭蒸）、茯苓、白芍、生姜，水煎服。

脏连丸：黄连（酒炒，研）、槐花（切，研）、陈仓米（入猪脏内），蒸杵为丸。

4. 中虚脱血

此外，还有中虚脱血，即脾虚不能摄血，其血从大便出，血色不甚鲜红，或紫或黑，这是阳败所致，所以多数没有热象，而或见呕吐作恶，宜温补脾胃。中气得理，血自归经，不止而自止，宜理物汤。

理物汤：理中汤合四物汤。

（三）医案

1. 郁热便血

患者：陈某，男，55 岁。

忽患便血，血下如注，日夜 10 余次，腹无痛胀感，一切如常，唯下肢酸软无力，脉弦数而滑，舌苔薄白。本证属饮食无节，蕴积中宫，郁热内生，下迫于大肠下血，治当清热止血。

处方：白芍 60g，甘草 12g，牡丹皮 10g，当归 15g，黄连 5g，炒栀子 10g，乌梅 12g，煎服。按上方连服 2 剂，血止病愈。

针灸：足三里（补）、三阴交（补）。足三里壮元阳，补脏腑之亏损，温之化之，配三阴交，滋阴润燥，补三阴，益气升清。

2. 中虚便血

患者：毛某，男，35 岁。

初诊：有大便下血病史，现又复发，下血如注，面色苍白，精神疲惫，四肢酸软无力，脉弦中空，苔白质赤。本证系脾虚失其统摄之权，当用温补之法，拟加味黄土汤主之。

处方：附子 6g，炮姜 6g，党参 12g，熟地黄 15g，阿胶 10g，黄芩 10g，黄芪 30g，侧柏炭 15g，灶心土 250g 煎水澄清煎药。

复诊：服药 5 剂，便血消失，唯周身酸软无力，继拟六君子汤加味。

处方：黄芪 30g，党参 15g，白术 10g，茯苓 10g，炙甘草 6g，陈皮 10g，半夏 10g，鸡内金 10g，生姜 3 片，大枣 3 枚。按照上方继服 12 剂，病愈。

针灸：双足三里。胃为戊土，足三里属合土，为土中真土，胃之枢纽。该穴有升阳益胃，温中化气，燥湿消火的功效。

3. 大便下血

患者：葛某，男，55 岁。

初诊：少腹疼痛，里急后重，大便下血，有时先便后血，有时先血后便，面色苍白，消瘦，心悸，体倦无力，现已两月余。脉沉滑，苔白，拟补散兼施之法。

处方：黄芪 120g，花蕊石 15g，白芍 25g，滑石 25g，煎服。

复诊：服药 4 剂，便血时有时无，心中自感舒适。仍拟原方继服 6 剂，病愈。

针灸：双三阴交，以补肝脾肾三阴，滋阴润燥，双补气血。

4. 呕吐兼下血

患者：徐某，女，45 岁，住欧盘村。

初诊：患呕吐兼大便下血，已近半月，面色苍白，形色憔悴，脉沉细若无，舌绛。本证为血从上下齐出，属脾不统血之故，治当理脾温中，养血清火，拟附子理中汤合黄土汤主之。

处方：附子 10g，干姜 10g，党参 15g，白术 10g，熟地黄 25g，阿胶 10g，黄芩 10g，侧柏炭 20g，甘草 6g，灶心土 250g 煮汤澄清煎药。

复诊：上药煎服 4 剂，血止，继拟八珍汤加味。又服 5 剂，病获痊愈。

处方：当归 12g，熟地黄 15g，白芍 12g，川芎 6g，党参 12g，白术 10g，茯苓 10g，炙甘草 6g，广三七（研细末分 2 次冲服）3g，配合白茅根 45g，煎服。

5. 下血虚脱

患者：皮某，男，40 岁。

初诊：患者平素中气虚甚，由于劳动过度，周身感到酸痛，忽患下血如注，继之昏厥。临床症见目瞪口噤，牙关紧闭，气促汗出，面色苍白，四肢厥冷，脉细欲绝。拟补气宁神，处四君子汤加减。另急针抢救取人中（补）、百会（补）。水沟开关解噤，配百会以通阳安神。留针半小时，以开窍。

处方：党参 15g，白芍 12g，远志 6g，酸枣仁 12g，山药 15g，炙甘草 6g，茯神 12g，阿胶 10g，山茱萸 10g，麦冬 10g，煎服。

复诊：服 4 剂，诸症均减，睡眠安适，神清气复，继拟人参养荣汤加味。

处方：党参 12g，白术 10g，黄芪 12g，炙甘草 10g，陈皮 10g，肉桂心 10g，酒当归 10g，熟地黄 10g，五味子 5g，茯苓 10g，远志 6g，白芍 15g，附子 10g，炮姜 6g，生姜 3 片，大枣 4 枚，煎服。

按上方继服 6 剂，病愈。

6. 痔漏下血

患者：王某，男，35 岁。

患痔漏下血病已半年，经常大便下血。近因劳神过度，时则下血更剧，每日四五次，面色苍白，肢体微有浮肿，脉沉细无力。本证治当养阴固涩，补中益气。

处方：黄芪 30g，党参 15g，龙骨 25g，牡蛎 30g，阿胶 25g，鹿角胶 15g，升麻 3g，煎服。

按上方共服用 15 剂，病愈。

三十二、劳倦内伤

（一）病因

劳倦内伤是一种劳倦过度而内伤不足的疾病。引起本病的原因是由劳力过度所致。《素问·调经论》所谓"有所劳倦，形气衰少，谷气不盛，上焦不行，下脘不通，胃气热，热气熏胸中，故内热"，即指此病而言。

（二）辨证治疗

本病的主要症状：凛凛恶寒，微微内热，身体沉重，四肢倦怠，少食懒言，头痛心烦，稍稍行动，则少气不足以息。

本病治疗当遵《黄帝内经》"劳者温之""损者益之"之旨，而用辛甘温补，补中升阳，或用甘寒泻火之法，大忌苦寒损伤脾胃，切戒汗下劫夺津气。东垣补中益气汤有扶元补气，健脾强胃之功，故为此症之主方。

补中益气汤：黄芪（蜜炙）、人参、甘草、白术（土炒）、陈皮、当归、升麻、柴胡、生姜、大枣。

方解：肺者气之本，黄芪补肺固表为君；脾者肺之本，人参、甘草补脾益气，和中泻火为臣；白术燥湿强脾，当归和血养阴为佐；升麻以升阳明清气，柴胡以升少阳清气，阳升则万物生，清升则浊阴降；加陈皮者，以利其气；生姜辛温，大枣甘温，用以和营卫，开腠理。诸虚不足，先建其中，根据病情不同，可以随症加减。若咳嗽加茯苓、半夏、姜汁之类；头痛加蔓荆子，痛引颠顶加藁本、细辛；眩晕加天麻；腹痛加白芍；心下痞加黄芩、黄连；大便燥结可倍用当归，加火麻仁；食不易运加六神曲；气滞加陈皮等。若因劳倦而胃气不足，脾气下陷，气短无力，不时寒热，清晨昏闷，怠惰嗜卧，五心烦热，此由阳气下陷，清阳不升所致，可先用升阳补气汤。一俟昏闷烦热渐平，再服补中益气汤，使气复于中，阳达于外，则病自愈。

升阳补气汤：升麻、白芍、炙甘草、羌活、独活、防风、泽泻、厚朴（姜制）、生地黄、柴胡，研细末，清水 2 盅，加生姜、大枣，煎至 1 盅，去渣，食前服。

（三）医案

1. 过劳伤肺

患者：李某，男，22 岁，萧县龙中学生。

初诊：胸部经常作痛，咳嗽频仍，痰黄稠黏，潮热自汗，食欲不振，精神疲惫，病系期末考试，常夜间攻读所致。脉浮取细软，沉取缓大，舌苔薄白。本证属肺气虚，肾阴亏，治当以清金镇咳祛痰为主。

处方：沙参 9g，麦冬 9g，百部 9g，紫菀 9g，百合 15g，款冬花 9g，半夏 9g，桔梗 9g，白前 6g，陈皮 6g，炙甘草 5g，大枣 3枚，水煎服。

针灸：肩髃（泻）、曲池（泻）。肩髃疏通肺气，配曲池走而不守，以宣气行血，搜风逐邪。两穴配伍，有调理肺气之特效。

复诊：服 3 剂，咳嗽略减，胸膈少舒。

处方：党参 12g，茯苓 9g，紫菀 9g，阿胶 9g，桔梗 6g，款冬花 9g，知母 6g，川贝母 6g，五味子 5g，炙甘草 5g，水煎服。

针灸仍取上穴，交换取穴。

三诊：又服 3 剂，咳嗽大减，胸痛、潮热、自汗等症状俱消失，食欲增进，脉象较前已见缓和。

处方：枇杷叶 9g，百部 9g，百合 9g，冬虫夏草 5g，银杏 5g，地骨皮 5g，五味子 5g，蛤蚧 15g，水煎，食远服。

按上方连服 10 剂，诸症完全消失，病愈。

2. 肾阴亏损

患者：刘某，男，20 岁，萧县龙中学生。

初诊：因结婚过早，真元过度亏损，而引起头晕、心悸怔忡，失眠，胸中烦热，小便短赤，精神恍惚，诊其脉细数，沉取无力，舌苔薄白。本证属肾阴亏损，心肾不交，君相或各自为政，治当交通心肾，处以加味桑螵蛸汤主之。

处方：桑螵蛸 12g，龙骨 12g，高丽参 6g，当归 9g，知母 6g，黄柏 6g，龟甲 24g，石菖蒲 9g，茯神 9g，远志 9g，水煎服。

复诊：服 12 剂，能安睡，精神清爽，小便已转正常，其他症状亦全部消失。继处以六味地黄汤，以善其后。叮嘱患者，注意调摄，节制房事，保守精气。后恢复健康，未再复发。

3. 劳倦心悸

患者：陈某，男，49 岁。

初诊：患者肢体酸软困倦，眩晕，食欲不振，胸膈烦满，胸口嘈杂不舒，苔白，脉浮大无力。本证系劳心过度，致伤心脾，兼有肝郁，治当补心健脾，疏肝理气，处以逍遥合剂加减。

处方：柴胡 10g，当归 12g，白芍 20g，炙甘草 6g，茯神 10g，远志 10g，白术 10g，青皮 10g，柏子仁 15g，广木香 5g，补骨脂 12g，砂仁 6g，生姜 3 片，大枣 4 枚，煎服。

复诊：服 6 剂，诸症均减，食欲少进。但肝脾之气不伸，易归脾汤加味。

处方：党参 15g，白术 10g，茯神 10g，酸枣仁 15g，龙眼肉 10g，当归 10g，黄芪 15g，远志 10g，广木香 5g，甘草 6g，柴胡 10g，升麻 3g，生姜 3 片，大枣 4 枚，煎服。

三诊：服 12 剂，诸症全除，继处以归脾丸，每服 10g，早晚各服 1 次，以善其后。

4. 真阴亏损

患者：郭某，女，35 岁。

初诊：患者素体衰弱，又临新产后失血过多，全身浮肿，待肿消之后，即心悸不寐，精神疲怠，面色青黄，懒言少气，目眶黧黑，胸胁郁闷，口渴，得饮反呕。本证系真阴亏损，孤阳无附所致。治当滋阴益火，处以黄连阿胶汤主之。

处方：黄连 12g，黄芩 5g，阿胶 15g，鸡子黄 2 枚，白芍 5g，附子 6g，肉桂 3g，桑螵蛸 12g，柏子仁 15g，煎服。

复诊：服 5 剂，诸症减轻，继处以归脾汤加味主之。

处方：黄芪 15g，党参 12g，当归 12g，白术 10g，茯神 10g，远志 10g，炒酸枣仁 15g，鹿角胶 12g，枸杞子 20g，木香 5g，甘草 6g，何首乌 30g，煎服。

按上方继服 10 剂，症除病愈。

5. 病后阴亏

患者：戚某，女，40岁。

产后曾患病半年之久，经公社医院治疗后，精神总疲惫不振，每在劳作之时则气喘心悸。现因劳动过累，忽然两目直视，口噤，角弓反张，脉沉微似无，急投以潜阳之剂主之。

处方：生地黄 15g，玄参 15g，鳖甲 30g，龟甲 30g，红参 10g，白芍 15g，麦冬 12g，五味子 12g，黑豆 30g，甘草 6g，煎服。按上方连服 13 剂，症除病瘥。

针灸：水沟（补）、合谷（泻）、百会（补）。

三十三、伤 食

（一）病因

伤食，一名食伤，是一种因为饮食太过，脾胃受伤导致的疾患。《黄帝内经》说："饮食自倍，肠胃乃伤。"即是指此而言。盖盛纳在胃，运化在脾，如饮食失节，则脾胃受伤。所以伤食一病，须从脾胃论治。

（二）辨证治疗

本病的特征为恶食胸闷，吞酸嗳腐，脘腹胀痛，脉滑有力，舌布厚苔。若呕吐便泻，或大便闭结，或昏迷多睡，或头痛寒热，亦为伤食兼有的证候。

至于伤食发热，又须与外感病相鉴别。头痛发热与外感相同，但伤食发热，头虽痛而身不痛，且必有胸闷、吞酸、嗳腐等症。若无胸闷、吞酸、嗳腐等症，但见头痛、恶寒、发热、身亦疼痛，此即为外感病，临床必须辨别清楚。

本病的治疗原则：当分上、中、下三脘论治。在上者宜吐之，在中者宜消之，在下者宜夺之。

1. 食入未久

食入未久，尚在膈间，症见痞满头痛，恶心欲吐。可服千金盐汤或瓜蒂散吐之，或以手指探吐亦可。

千金盐汤：川百药煎、雄黄、延胡索，各等分。

瓜蒂散：方见黄疸。

2. 食停中脘

食停中脘，吞酸嗳腐，大腹或脐上胀痛，宜用平胃散加山楂、六神曲、麦芽、莱菔子、槟榔、枳实等消之。

平胃散：苍术、姜厚朴、陈皮、炙甘草、生姜、大枣。

方解：苍术能解表燥湿而健脾，厚朴能下气除湿而散满，陈皮能理气除痰而调胃，甘草能益气和中而补脾，姜枣能调和营卫。所以本方有除湿散满的作用，能祛除因感受山岚瘴气，以及不服水土而致的脾胃不和、不思饮食、胸腹胀满、呕吐泄泻等症状。

又宜用补消兼施之法，可服大安丸之类。

大安丸：山楂、六神曲、茯苓、半夏、陈皮、莱菔子、连翘、白术。

方解：六神曲能消酒食陈腐之积，莱菔子下气。伤食必兼湿，茯苓补脾而渗湿。湿邪积久必郁为热，连翘散结而清热。白术治饮食不消，半夏温燥而健脾，陈皮调中而理气。

3. 食入已久

食入已久，病在下脘，症见肚腹鼓胀，绕脐疼痛拒按，大便不通，宜用大承气汤下之。

大承气汤：方见伤寒。

除此之外，又须询问所伤何物，随证施治。如伤诸肉食，用草果、山楂；伤面食用炒莱菔子；伤谷食用谷芽、麦芽、六神曲、砂仁、鸡内金；伤蛋卵之食用姜汁、蒜泥，或用豆蔻仁、橘红、淡豆豉；伤糯米食，用炒酒药或酒曲，或以原物烧灰导化；伤生冷果菜，用木香、砂仁、炮姜、肉桂；伤虾鱼蟹鳖之食可用紫苏、陈皮、木香、姜汁。

（三）医案

1. 伤食呕吐

患者：袁某，女，45岁。

患者偶患呕吐泻痢，胸满烦闷，吞酸嗳气，绕脐刺痛，四肢厥冷，烦躁不宁，苔白，脉沉滑无力。证属食物中毒，拟胃苓汤加味主之。

处方：藿香12g，苍术12g，厚朴10g，陈皮10g，甘草6g，猪苓10g，白术10g，泽泻10g，肉桂5g，焦山楂30g，炮姜10g，车前子12g。连服2剂，病愈。

针灸：中脘、天枢、足三里。

2. 伤食腹胀

患者：朱某，女，38岁。

因食蒸菜过多，引起消化不良，腹胀胸痞，吐不出，泻不下，烦躁不安，苔白，脉沉有力。证属宿食为患，治当和胃调中，化食导滞。急取足三里（泻）、合谷（泻），针刺后40分钟，即吐出未消化食物很多，饱胀渐消，心平气和。随处以附子理中汤主之。

处方：党参 4g，白术 4g，炮姜 2g，附子 2g，厚朴 3g，陈皮 3g，水煎服。服 1 剂病愈。

3. 伤食积滞

患者：周某，男，24 岁。

患者腹部剧痛，腹胀而硬，壮热，腹中阵发性刺痛，拒按，大便秘，小便短赤，脉弦滑有力，舌苔白腻。证属宿食，后感秽浊之气，积于肠胃，故腹胀，壮热而痛。急投以大承气汤加味主之。

处方：大黄 20g，芒硝 20g，枳实 10g，厚朴 10g，焦山楂 15g，麦芽 15g，六神曲 10g，莱菔子 12g，煎服。先煮诸药，去渣后，再融入芒硝冲服，服药后即泻下黏稠物很多，症解病瘥。

针灸：丰隆（泻）、阳陵泉（泻）。

三十四、痞满

（一）病因

胸脘痞塞满闷，阻窒不舒，称痞满。痞满是一个自觉症状，乃肺气不降，脾气不运，升降失司所致。但痞满与胀满不同，胀满为内觉鼓胀，外亦有形，痞满则仅有自觉满闷，而外无形迹，临床辨证以此为别。形成痞满的原因很多，有湿热夹痞，或饮食阻滞，或脾胃虚弱，误下伤中，或暴怒忧郁，或痰气搏结。

（二）辨证治疗

痞满的症状为心下痞塞满闷，按之濡软，外不胀急，不饥不食，脉缓弱或虚弦。治当健脾开郁，理气化痰，不可妄行克伐，恐脾气转伤，而痞满更甚。至于辨证用药，各有不同，现分述如下。

1. 湿热夹痰

头胀昏重，舌苔白滑，脘痞不饥，恶心欲吐，肢体无力，小便黄涩，或痰吐黄腻，当以化湿热，祛痰浊为治，可用二陈汤、半夏泻心汤，或小陷胸汤合四苓散等。

二陈汤：方见厥证。

半夏泻心汤：方见痢疾。

小陷胸汤：方见伤寒。

四苓散（《瘟疫论》）：猪苓、茯苓、炒白术、泽泻各等分为末。

方解：猪苓、茯苓淡渗通膀胱而利水；泽泻泻膀胱之水，使小便通利，于是传入膀胱之邪热可以从小便排出；再加白术健脾燥湿，使脾强而能制水。

2. 饮食阻滞

胸脘满闷，嗳腐吞酸，或恶心腹痛，舌苔黄厚，宜化食和中，可用二陈汤加枳实、厚朴、山楂肉、莱菔子、木香之类。若脉见数实，痰食内阻，可佐以木香槟榔丸。

二陈汤：方见厥证。

木香槟榔丸：方见痢疾。

3. 脾胃虚弱

病后中气虚弱，或误下克伐伤中，使阳气不振，胸脘痞满，宜温补脾胃，用补中益气汤或香砂六君子汤去甘草主之。若阳虚痞满，朝宽暮急，膜胀难忍，用附子理中汤去甘草，以温化之。

补中益气汤：方见中风。

香砂六君子汤：人参、白术、茯苓、甘草、陈皮、半夏、广木香、砂仁、生姜、大枣。

附子理中汤：炒白术、人参、干姜、炙甘草、附子。

4. 暴怒忧郁

七情郁结，气机窒痹，胸胁痞满，时欲叹息，治当利气开郁，可用越鞠丸主之。

越鞠丸：炒苍术、香附、川芎、六神曲、黑山栀，各等分研细末，用水做成丸药如绿豆大，白开水送下。

方解：本方主开郁疏气，所以能使气机舒畅，而六郁皆舒，痛闷均除。本方用辛温芳香的香附开气郁；苍术燥湿郁；川芎调血郁；栀子苦寒，能解火郁；六神曲消食郁。而痰由郁生，五郁得散，痰郁自除，所以用五药而能统治六郁。

5. 胸阳搏结

胸阳被痰气上逆而郁滞。气为痰滞，痰因气结，症多见喘满噫气。胸膈气分不利，治以降气化痰，则痞满自解，可用增减旋覆代赭汤、二陈汤等。若痰瘀内结成囊，按之痞满有形，呱呱有声，或水声辘辘，甚则肠间抽疼，又当开郁除痰，可用新加瓜蒌薤白汤。

增减旋覆代赭汤：旋覆花（包煎）、吴茱萸、半夏、黄连、制香附、代赭石（拌）、陈皮、沉香汁，先用鲜刮竹茹、鲜枇杷叶，煎汤代水。

新加瓜蒌薤白汤：瓜蒌仁（炒香）、光桃仁、干薤白（酒洗捣）、苍术、制香附、牡丹皮、控涎丹、藏红花、韭白汁、姜汁同冲。

此外，如疏泄郁气的香附、紫苏，疏畅肺气的杏仁、豆蔻仁、枳壳、桔梗，化痰降气的前胡、橘红、紫苏子、郁金，消食和中的六神曲、陈皮、砂仁、厚朴、青皮、枳实等，都可以随证加减，斟酌使用。总之，在临床证治上应灵活机转，不可拘泥。大凡治痞满，不可过服破气峻利之剂，恐伤正气，每易转化为气虚中满的鼓证，这点必须注意。

又有一种外用烫熨的治法，以麸皮、拌炒生姜渣，炒热后用布包裹，揉熨患处。此法疗效很好，临床可以采用。

（三）医案

1. 湿郁中焦痞满

患者：梁某，女，49岁。

初诊：患者不食不饥，少食则中焦痞满，胃酸过多，不寐，脉濡，关脉微弦，舌苔白腻。证属湿热郁阻中州，升降失司，治宜辛开通胃腑，处以天台乌药散加味主之。

处方：乌药10g，黄连5g，炒吴茱萸10g，小茴香10g，厚朴10g，香附10g，高良姜10g，肉桂10g，青皮10g，广木香6g，槟榔12g，半夏10g，代赭石20g，川楝子10g。

针灸：足三里（补）、三阴交（泻）。

复诊：服3剂，中气渐舒，胃酸呕恶减轻，饮食不见增，食则感胀满，大便不解，仍不寐，脉右部弦滑。证属肝邪乘脾，木郁土中，故易平肝之剂。

处方：制半夏12g，瓜蒌仁12g，茯神10g，吴茱萸10g，枳壳10g，姜汁炒竹茹10g，藿香10g，郁金10g，川楝子10g。

三诊：服4剂，脉象已转和缓，痞满减轻，饮食渐增，睡眠得安，仍拟原方。

四诊：又服3剂，诸症消失，停药病瘥。

2. 寒湿结胸

患者：吴某，女，44岁。

初诊：因感寒湿，痞满结胸，饱闷不安，倚息不得卧，两胁刺痛，不食不饥，脉弦细而软，舌苔薄白。本证系寒湿凝结脾胃，阳气不得运化，聚而不散，致成胀满，处以香附旋覆花汤宣化寒湿通络。

处方：香附 15g，旋覆花 10g，紫苏子 10g，白豆蔻 10g，杏仁 15g，薏苡仁 15g，半夏 15g，茯苓 12g，降香 10g，郁金 10g，牡丹皮 10g，桃仁 10g，当归 10g，通草 6g，煎服。

针灸：合谷、中脘。

复诊：服 3 剂，胸膈少舒，胁痛解，脉仍弦，以原方继服。

针灸：内关、足三里，灸。

三诊：又服 5 剂，针 2 次，痞满已消，唯饮食不佳，易六君子汤加味主之。

处方：太子参 15g，白术 10g，茯苓 10g，甘草 6g，陈皮 10g，半夏 10g，藿香 10g，郁金 10g，生姜 3 片，大枣 4 枚，煎服。

四诊：服 4 剂，诸症均除，饮食增加，继服 2 剂。

3. 肝郁痞满

（1）患者：丁某，女，55 岁。

初诊：患者忧郁伤肝，兼感风邪而成痞满。现头晕目眩，两胁作痛，胸膈痞满，大便秘结，小便短赤，舌苔薄白，脉沉弦。肝郁夹风邪，发于外者，则寒热往来；发于上者，则烦躁不寐，头晕目眩；发于中者，则两胁作痛，不思饮食；发于下者，则大便秘结，小便短赤。本证治当疏肝泄热，和解表里，处以逍遥散加减主之。

处方：柴胡 10g，当归 10g，白芍 10g，白术 15g，茯苓 10g，甘草 6g，牡丹皮 10g，栀子 10g，薄荷 6g，延胡索 10g，郁金 10g，煎服。

针灸：曲池、阳陵泉。

复诊：服 3 剂，寒热消失，诸症均除，唯胁痛仍存，拟宣通经络，调血理气之法，处以旋覆花汤加味主之。

处方：旋覆花 12g，茜草 10g，当归 10g，桃仁 12g，柏子仁 15g，郁金 10g，降香 10g，川楝子 10g，煎服。

按上方服用 5 剂，大小便正常，胁痛除，病瘥。

（2）患者：夏某，女，27 岁。

患者痞满已半个月，现胃脘胀满，疼痛连及两胁，按之轻减，嗳气频作，呃逆呕恶，每因生气而痛发加重，舌苔薄白，脉沉弦。本证系情志不遂，肝气郁滞横逆，致胃脘作痛。胁为肝脉通行之处，所以痛连两胁。由于气机阻滞，胃失和降，致胃脘胀满，嗳气呕恶。治当疏肝解郁，理气和胃，处以四逆散加味。

处方：柴胡 10g，枳实 12g，白芍 12g，甘草 6g，陈皮 10g，吴茱萸 10g，黄连 3g，旋覆花 10g，代赭石 30g，半夏 12g，姜汁炒竹茹 10g，煎服。

上方连服 4 剂，症除病瘥。

（3）患者：刘某，女，20 岁。

患胸膈痞满已经 10 余日，现喉中似有物阻隔，吞咽不舒，嗳气频作，舌苔薄白，脉象弦滑。本证因患者与同桌口角，暴气阻喉，愤郁而成。治当解郁利气，处以七气汤加味。

处方：紫苏叶 10g，厚朴 12g，半夏 15g，茯苓 15g，姜汁炒黄连 6g，沉香（冲服）3g。按上方服 3 剂，症除病愈。

针灸：少商、商阳、合谷，刺络出血。

4. 痞满呕吐

患者：冯某，女，38 岁。

初诊：患痞满不舒已 20 余天，现又呕吐，饮食不纳，胸中刺痛，痞满时胀痛时减，喜按，舌淡苔薄白，六脉沉伏。本证为脾胃素弱，兼气伤脾阳，痰阻清窍，以致呕吐不入，治当降逆止呕，处以五石散主之。

处方：煅礞石 0.5g，硼砂 0.5g，雄黄 0.5g，浮海石 0.5g，朱砂 0.5g，共为细末，姜汁搅合服之。

复诊：服 3 次，饮水不再复吐，处以半夏泻心汤主之。

处方：制半夏 8g，黄连 2g，黄芩 3g，枳实 3g，代赭石 8g，杏仁 3g，生姜半杯，水煎服。

针灸：双三阴交。

三诊：服药后，呕吐已止，脉渐起，仍胸满不思食，处以六君子汤加减主之。

处方：人参 3g，白术 4g，厚朴 3g，茯苓 3g，半夏 4g，陈皮 3g，水煎服。

针灸：中脘、足三里。

上方服 3 剂，病愈。

5. 胃气不和痞满

患者：邹某，女，29 岁。

患者近 10 多天来，胃脘胀痛，拒按，恶食，嗳腐酸臭，身热，便干，尿赤，舌苔厚腻，治当和胃调中，化食导滞。

处方：炒三仙各 12g，炒莱菔子 10g，鸡内金 12g，焦槟榔 15g，延胡索 10g，厚朴 10g，煅瓦楞子 15g，川楝子 12g，大黄 10g，煎服。

按上方连服 4 剂，症除病愈。

6. 吐酸

患者：段某，女，26 岁。

患者吐酸已有 2 个月之久，胸脘胀闷，嗳气臭腐，苔白，脉弦细。本证因寒致阳气不舒，郁而为热，热则致酸。治当温养脾胃，处以香砂六君子汤加味。

处方：党参 12g，白术 10g，茯苓 10g，炙甘草 6g，陈皮 10g，半夏 10g，木香 6g，砂仁 6g，苍术 10g，六神曲 10g，麦芽 10g，吴茱萸 10g，藿香 10g，生姜 3 片，大枣 4 枚，煎服。

按上方服 5 剂，诸症消失，病愈。

7. 嘈杂

患者：周某，女，27 岁。

患者患有嘈杂病，脘中饥嘈，时作时止，兼口渴喜冷，口臭心烦，苔黄，脉数。本证系胃热所致，治当和中清热。

处方：半夏 12g，陈皮 10g，茯苓 10g，甘草 6g，竹茹 10g，枳实 10g，黄连 6g，栀子 10g，胆南星 10g，煎服。

按上方连服 5 剂，症除病愈。

三十五、鼓　胀

（一）病因

胀是腹内发胀，并不饱满；鼓则腹皮崩急，胀大如鼓。胀病发展，每易形成鼓病，所以胀和鼓有密切关系。但是胀病并不都会变成鼓病，而鼓病则无有不兼腹胀者。引起鼓胀的原因，大都由于七情内伤，饮食不节，至其机转，则无不责之于脾伤转输失职，胃不能化，清浊相混，气滞血凝，隧道壅塞而成。其中又有在气、在血、为寒、为热、为虚、为实等不同。而实证之中又有因水、因食等区分。

（二）辨证治疗

本症在治疗上必须要审其原因，辨其虚实，而随证辨证论治。大抵本病初起脏腑气实，宜从标治，依证选用破气、祛积、逐水、破瘀诸法，以消其胀。若邪去而正亦随虚，则急当补中健脾，培土以善其后。如脏腑之气不足，而为邪所壅阻，则当扶正攻邪，标本兼治。至于虚胀，则当温养阳气，以冀正气恢复，甚勿滥用攻消。

1. 气胀、气鼓

多因七情郁结，气道壅阻，升降失常所致。其症见胸腹胀满，四肢瘦削。治宜升清降浊，可用宽中达郁汤送服聚宝丹宣通其气以宽胀，继用加减宣清导浊汤降浊分清以除其根。

宽中达郁汤：沉香、莱砂散、鸡内金、白芍、当归须、厚朴、香橼、柴胡，用蚕沙、鲜白茅根、葱须煎汤代水。

聚宝丹：沉香、广木香、砂仁、血竭、乳香、延胡索、麝香、没药，共研细末，糯米为丸，如弹子大，用朱砂为衣。

加减宣清导浊汤：晚蚕沙、飞滑石、茯苓、猪苓、炙皂荚子、泽兰、鲜葱须。

如气胀延久不愈，就能变成气鼓（单腹胀）。其症见气逆息粗，胸满膈塞，腹虽胀大，按之尚软，可用四七绛覆汤送下陈香橼散，以理气宽鼓，继用陈麦草汤送下佛手丸疏畅气机，以善其后。

四七绛覆汤：厚朴、半夏、紫苏嫩枝、旋覆花、茜草、茯苓、鲜葱须、广橘络，用鲜白茅根、赤小豆煎汤代水。

陈香橼散：陈香橼、大核桃仁（连皮）、砂仁（去壳），各煅存性，研细末。

陈麦草汤：陈麦草、生麦芽、陈大麦须、莱砂散。

佛手丸：鲜佛手用柴胡煎汤，拌炒切片。鲜香橼去子，用川楝子煎汤拌炒。冬桑叶、川贝母、炒酸枣仁、六神曲、湘莲肉、太子参，共研细末。先将佛手、酸枣仁煎浓汁泛丸，再用糯米饮汤泛上。

若失治误治或患者不能制怒，势必肝横乘脾，脾失健运，腹胀减食，食益膜胀，按之如鼓，形瘦肢削，小便短涩，可用消鼓珠连丸消鼓。如得腹胀转软而宽，则用绿萼梅花丸，辛润以杜根。

消鼓珠连丸：白蜘蛛、蚕棉灰、紫油桂、麝香、黄连，共研细末，藕粉为丸，如小绿豆大，专治气郁成鼓。

绿萼梅花丸：党参、茯苓、益智仁、砂仁、制香附、滑石、山药、黄芪、甘松、莪术、远志、桔梗、炙甘草。用绿萼梅花、牡丹皮煎汤煮前药，晒干为细末，用蜜和丸，蜡封固，每服1丸，开水送服。若病势至此，虽治疗得当，亦不过十余二三而已。

2. 血胀、血鼓

多因血络有瘀。胀在左边为脾胀，胀在右边为肝胀，治宜行血通络，用三仁通幽汤送下桃奴丸，宣通其瘀以消胀，继用四物汤合旋覆花汤养营活络以善后。

三仁通幽汤：光桃仁、郁李仁、当归尾、小茴香、拌炒川楝子、藏红花、酒炒生大黄、桂枝尖。

桃奴丸：桃奴、延胡索、雄鼠粪、香附、肉桂、砂仁、五灵脂、光桃仁，共研细末，丸如弹子大，朱砂为衣。

四物汤：方见麻木。

旋覆花汤：旋覆花、葱茎、茜草。上3味以水3L煮取1L，顿服之。

若腹胀如鼓，青筋横绊腹上，小便反利，大便或黑，肚腹疼痛，腹中有块，面黄黑瘦，此为血鼓，治宜行血祛瘀，可用蛭虫丸。体虚者以当归活血散加没药调治。如胀退六七，即以白术和中汤调理脾胃以善后。

蛭虫丸：水蛭（炒烟尽）、虻虫、没药、干漆、桃仁、赤芍、当归尾、三棱、莪术、姜黄、木香、肉桂、大黄，醋糊为丸，梧桐子大。

当归活血散：川芎、当归尾、赤芍、桃仁、延胡索、红花、没药、姜黄、肉桂、五灵脂、香附、乌药、青皮、莪术。

白术和中汤：生晒参、陈皮（炒）、焦六神曲、佛手花、浙茯苓、砂仁、五谷虫（漂净）、陈仓米（荷叶包）。

3. 寒胀

多因阴寒凝聚，久而不散，内攻肠胃而成。其症见腹中胀满，便泻溺涩，治宜温中泄满，可用苓术朴附汤加川椒。

苓术朴附汤：浙茯苓、生白术、厚朴、淡附片、陈皮、木瓜。

4. 热胀

每因肝郁络瘀，或湿热盘踞中焦。其症见少腹里胀，左胁聚气，口苦不饥，溲赤便坚，舌赤苔黄，治宜通络泻肝，用龙荟绛覆汤主之。若湿热郁积于中而成胀满者，当清热导湿，可用朴果四皮饮送下中满分消丸。

龙荟绛覆汤：茜草、旋覆花、炙延胡索、川楝子、生白芍、青皮、鲜葱须，用淡海蜇、大地栗、鲜刮淡竹茹煎汤代水。

朴果四皮饮：厚朴、陈皮、猪苓、茯苓皮、大腹皮、草果仁、青皮，用冬瓜皮、冬瓜子煎汤代水。

中满分消丸：黄芩、厚朴、黄连、枳实、半夏、炒知母、陈皮、泽泻、茯苓、砂仁、干姜、党参、白术、猪苓、姜黄、炙甘草，共研细末，蒸饼为丸，如梧桐子大。

5. 虚胀

多由脾胃衰弱，气虚中满而起。其症见腹虽鼓胀，但按之不痛，肠鸣便溏，治宜温养阳气，可用参术健脾汤。中气下陷加柴胡、升麻，血虚加当归身、白芍。

参术健脾汤：太子参、生白术、浙茯苓、姜半夏、陈皮、厚朴、生麦芽、炒山楂、砂仁。

6. 实胀

多由气郁所致，然有积水、积食、伤酒之不同。其证起于骤然，先胀于内，后肿于外，小便赤涩，大便秘结，声音高爽，脉滑数有力，宜用消胀万应汤，随证佐丸散以缓下之。积水送下神芎丸；积食送下木香槟榔丸；若积久成痞，痞散为鼓，送下消痞丸；若酒积成鼓，送下猪肚丸。

消胀万应汤：地骨骷髅、大腹皮、厚朴、莱菔子、拌炒砂仁、六神曲、陈香橼皮、鸡内金、人中白（煅透）、灯心草。

神芎丸：生大黄、黄芩、生牵牛末、滑石、黄连、薄荷叶、川芎，研为细末，滴水为丸，如梧桐子大，每服五六丸至二十丸，临卧时热汤送下。

木香槟榔丸：方见痢疾。

消痞丸：生香附（醋炒）、延胡索（醋炒）、当归尾、川芎、红花、浮海石、瓦楞子（煅醋淬），醋打面糊为丸，每服四五十丸。

猪肚丸：雄猪肚装入黄连末、槟榔末、砂仁末、煨甘遂，用河水煮极烂，捣透为丸。如有酒缸内不化之糯米，团成1团者，焙干研细，加入尤好。

（三）医案

1. 鼓胀误下伤气

患者：赵某，女，38岁，住萧县老毛窝。

初诊：患者在初发病时，腹部肿胀，继之面部及下腹部逐渐浮肿，精神疲惫，语言无力，咳嗽气喘，右胁下微有压痛，腹部鼓胀，皮色光亮，下肢浮肿。本证属鼓胀病，因误服牵牛子下泻，使正气受伤，故变成虚损症状。诊其脉象，迟弱无力，舌苔白。治当消补兼施，遂处以大腹皮饮主之。

处方：大腹皮30g，赤小豆60g，黑豆30g，党参15g，黄芪15g，茯苓皮24g，酸枣仁9g，水煎服。

针灸：肝俞、章门、水分、肾俞、三阴交、气海、足三里、肺俞。针取肝俞、章门以达病灶，水分、肾俞、三阴交以逐水行湿利尿，继取气海、足三里、脾俞和中益气，助脾运化，分利水道。

复诊：服3剂后，针灸2次，脉象较前有力，精神体力均有好转，能勉强起床，唯咳嗽不减，仍按前方加味主之。

处方：大腹皮30g，赤小豆60g，黑豆30g，党参15g，黄芪15g，茯苓皮24g，酸枣仁9g，杏仁9g，款冬花9g，细辛3g，五味子6g，水煎服。

针灸仍按上穴轮换取穴。

三诊：服3剂，咳嗽减轻，喘气已平，肿胀仍存，治宜实脾行水，处以五皮饮加减主之。

处方：党参15g，黄芪15g，赤小豆30g，五加皮9g，瓜蒌皮9g，茯苓皮30g，白术9g，泽泻9g，水煎服。

配合针灸，仍按上穴轮换取穴。

四诊：服5剂，尿量显著增加，肿胀大减。按前方连服25剂，腹部及下肢水肿消退，逐渐恢复健康。

2. 内伤鼓胀

患者：欧某，女，55岁，住萧县欧村。

初诊：值秋季连绵大雨，患者冒雨抢收庄稼，数日腹部感胀满，继之则腹胀如鼓，大便溏，小便短涩，诊其脉，沉实有力，左关滑濡。本证属劳倦内伤，暴感寒湿，又伤于食，致使脾失健运，湿聚作胀，治当攻补兼施，处以六君子汤加味主之。

处方：人参9g，白术9g，茯苓12g，甘草6g，陈皮9g，半夏9g，大腹皮24g，砂仁6g，白豆蔻9g，草果9g，鸡内金9g，水煎服。

针灸：肝俞、水分、膀胱俞、阴陵泉逐水行湿利尿，气海、关元和中益气。

复诊：服药3剂，每服药后则屁声连出不绝，小便续利，肿胀渐消，仍按原方主之。

针灸仍按上穴轮换取穴。

三诊：又服3剂，肿胀全消。处方继以六君子汤加服金匮肾气丸以善后，连服10余天，病愈。

处方：人参9g，白术9g，茯苓9g，甘草6g，陈皮9g，半夏9g，香橼9g，佛手6g，麦冬9g，五味子5g，生姜3片，大枣3枚。金匮肾气丸每服1丸，日服2次。

3. 脾虚肿胀

（1）患者：杜某，男，31岁，住萧县黄桥村。

平素过于劳作，饥饱无常，以致脾气受伤，脾湿不渗，聚为肿胀之病。病在初起之时，腹部好似如物横阻，但无痛苦感觉，继之腹部逐渐肿胀鼓起，青筋爆出，小便短赤，现已3个月有余，经治疗无效，遂来此治疗。诊其脉，沉细无力，舌苔白。遂采用验方试治，以观效果。

处方：大蒜头、砂仁、猪肚。将蒜头、砂仁捣碎，装入猪肚内，用开水冲炖，待猪肚煮烂为度，分 4 次服用。

大蒜头可以利水，砂仁可以行气消胀，猪肚可以健脾。

按上方连用 4 剂，肿胀全消，病得痊愈。

（2）患者：董某，61 岁，住萧县瓦子口村。

初诊：因过度食生冷之物，脾伤气滞，发为肿胀之病。因脾阴不畅，致四肢消瘦，腹部独胀，诊其脉，沉取无力，苔白。本证为脾阴尚未大损，治当扶脾理气，健脾利水，遂处以五皮饮合五苓散主之。

处方：大腹皮 30g，茯苓皮 30g，陈皮 9g，五加皮 9g，桑白皮 9g，猪苓 9g，泽泻 9g，白术 15g，苍术 9g，桂枝 12g，厚朴 9g，砂仁 6g，车前子 12g，水煎服。

针灸：脾俞、气海，以和中益气，助脾运化。

复诊：服药 5 剂，尿量增多，腹胀渐消，仍拟原方主之。

针灸：水分、三阴交，以行湿利尿。

三诊：又服 5 剂，腹胀已消，饮食增加，继以六君子汤加味以善后。

处方：人参 12g，白术 9g，茯苓 9g，甘草 6g，陈皮 9g，半夏 9g，大腹皮 18g，草果 9g，白豆蔻 6g，鸡内金 9g，生姜 5 片，大枣 3 枚，水煎服。按上方连服 6 剂，病痊愈。

4. 单腹胀

（1）患者：周某，女，52 岁。

初诊：腹部肿胀，四肢瘦削，腹皮硬紧，按之似鼓，胸腹满闷，有时作呕，卧则气窒，行动则咳喘不已，大便四五日一次，质溏量少，小便短涩，脉细弱，舌苔薄白。本证属中阳过衰，土不能制水，治当大振脾阳，以补中制水之法。

处方：高丽参 9g，大腹皮 30g，附子 9g，白术 15g，陈皮 9g，桂枝 9g，厚朴 9g，吴茱萸 9g，半夏 15g，干姜 9g，广木香 5g，砂仁 6g，炙甘草 6g，生姜 5 片，大枣 3 枚。

针灸：水沟、水分振阳行水，足三里和中益气，三阴交助脾运化。

复诊：服 3 剂，胸腹稍感舒适，其他症状未有显著变化，仍拟原方主之。

针灸同上。

三诊：按上方连服 22 剂，腹胀已消，诸症已基本消除，继处以六君子汤加味主之。

处方：人参 12g，白术 9g，茯苓 9g，甘草 6g，陈皮 9g，半夏 9g，香橼 9g，佛手 6g，麦冬 12g，五味子 5g，生姜 3 片，大枣 3 枚，煎服。

四诊：服用 5 剂，诸症全除，遂处以金匮肾气丸，嘱每日服 2 次，早晚各服 1 丸，以固其疗效。

（2）患者：刘某，女，61 岁。

初诊：面色发青，腹胀满，四肢瘦削，右足屈不能伸，咳嗽，气息低微，不思饮食，食则满闷不安，脉弦涩，舌苔白。本证属肝旺气滞，木乘土位，中阳不运，脾难以统血，治当疏胆温中，抑木培土之法。

处方：党参 15g，白术 9g，茯苓 9g，炙甘草 6g，白芍 9g，陈皮 9g，半夏 9g，附子 9g，桂枝 9g，炮姜 9g，蒺藜 9g，鸡内金 9g，生姜 3 片，大枣 3 枚，水煎服。

针灸：足三里、三阴交。足三里和中益气，三阴交逐水利尿，以助运化。

复诊：服 3 剂，腹胀渐消，右足已能屈伸，仍拟原方主之。

针灸：水沟、水分，以振阳行水。

三诊：又服 6 剂，按上穴轮换取穴针灸 2 次，脉象已转缓和，腹胀继续渐消，胃纳已增，面色转润，仍处以原方加减主之。

处方：党参 15g，白术 9g，茯苓 9g，炙甘草 6g，白芍 9g，陈皮 9g，半夏 9g，附子 9g，桔梗 9g，蒺藜 9g，吴茱萸 9g，木瓜 15g，生姜 5 片，大枣 3 枚，煎服。

针灸取穴与初诊同。

四诊：服 12 剂，按上轮取穴针灸 3 次，诸症消失，痊愈出院。

三十六、水　肿

（一）病因

凡水肿患者，初起时目胞下微肿如裹水，继则小便少，在身体下垂部分，如前臂、小腿、阴部等出现浮肿，有的兼见喘逆，有的或见头痛，躯体倦怠，面色苍白，重则全身上下浮肿，皮薄而亮，四肢肚腹鼓大有水，以手按之成凹，空而不起，移时才满，是水肿已盛。如发展到最严重阶段，可见唇黑，脐突，腹背、足心、缺盆等处，都是平满。过延失治，终至气息喘急，而告死亡。本病发生的原因比较繁复，有因于外邪的，有因于内伤的。一般来说，本病与脾、肺、肾三脏关系最密切。而小便不利，又是发生水肿的主要原因。在临床上，前人为了便于辨证施治，又把它分为阳水和阴水两大类型。

（二）辨证治疗

阳水：其肿常出现于上体，多发热烦渴，面目鲜泽，声音高爽，溲赤便秘，饮食喜凉，脉象沉数，属热，多系实证。一般可用逐水或分利的方法。

阴水：其肿常见于下体，多身凉不渴，形色枯白，语声低怯，小便清利，大便溏泄，脉多沉迟，属寒，多系虚证。一般可用实脾行水的方法。

根据前人经验，水肿病有 3 个治疗法则：一是水肿在腰以上者，宜发汗，这就是《黄帝内经》所说的"开鬼门"的方法。二是肿在腰以下者，宜利小便，即《黄帝内经》所谓"洁净腑"（膀胱）的方法。上下分消，水气可去，同时注意理气养脾，以理其本，使脾气实而健运，气化正常，水道通利。三是逐水，就是水肿太甚，发汗、利小便已不济事，或不可能，只有先行通下以逐水，随下遂补，渐渐调理，可望向愈。

1. 水肿初起

头面四肢浮肿，小便不利，多因风邪客于皮肤之间，可用五皮饮。若水肿身半以下较重，可用五苓散，也可以两方合并使用，这是通治水肿的常用方剂。

五皮饮：陈皮、茯苓皮、生姜皮、桑白皮、大腹皮，各等分研细末。

方解：茯苓皮、生姜皮、大腹皮都能祛皮肤中的停水，而陈皮理气，桑白皮泻肺，配合大腹皮下气，使气行水散，肿胀消退。本方性质平和，泻水消肿还能健脾，是治疗轻型水肿的良方。

五苓散：方见伤寒。

水肿从上部头面及上半身先肿，身热，无汗，微喘，宜乎发汗，可用越婢汤加味。

越婢汤：麻黄、石膏、生姜、甘草、大枣，或加紫苏叶、紫背浮萍、白术、茯苓，水煎温服。

方解：风水在肌肤之间，用麻黄以泻肺，石膏以清胃，甘草佐之，使风水从毛孔中出，又以姜枣为使，调和营卫，不致过于发散，耗其津液。

水肿从下部足胫及下半身先肿，多因内生湿邪，小便不利，宜乎利水，可用沉香琥珀丸。

沉香琥珀丸：沉香（另研）、琥珀（另研）、杏仁（去皮尖）、紫苏子、赤茯苓、泽泻、葶苈子（隔纸焙）、郁李仁（去皮）、陈皮（去白）、防己（酒洗），研为细末，炼蜜为丸，如梧桐子大，麝香为衣，每服25丸，可加至50丸或100丸。空腹时热汤送下，虚者人参煎汤送下，量虚实加减。

如果肿势急暴，通身水肿，必须外散内利，可用导水茯苓汤或疏凿饮子。若水盛上攻，喘急不得卧，则先用苏子葶苈子丸以定喘，然后再服疏利药。

导水茯苓汤：茯苓、麦冬、泽泻、白术、桑白皮、紫苏、槟榔、木瓜、大腹皮、陈皮、砂仁、木香，共为粗末，加灯心草，水煎温服，日3服。

疏凿饮子：泽泻、商陆、羌活、花椒、木通、秦艽、槟榔、茯苓皮、大腹皮、赤小豆，等分水煎服。

苏子葶苈子丸：紫苏子、苦葶苈子各等分，合研如泥，枣肉捣烂和丸，白汤送下。

2. 阳水实证

热盛可用大圣浚川散，湿盛可用神佑丸。

大圣浚川散：芒硝、大黄（炒）、甘遂、牵牛子、郁李仁、木香，为散剂。

神佑丸：黑牵牛子（炒）、大黄（浸）、甘遂面（裹煨）、芫花（醋炒）、大戟面（裹煨）、青皮（炒）、橘红、木香、轻粉

（另研），上药研细末，水泛为丸，如椒子大，五更时熟水送下，大便利3次为度。

3. 阴水虚证

二便通利，宜用实脾饮；肾经虚寒，小便不利，足胫冷硬，宜用济生肾气丸；气虚，可用防己黄芪汤。

实脾饮：茯苓、白术、木瓜、木香、大腹皮、草豆蔻、炮附子、炮干姜、厚朴、炙甘草，共研细末，加生姜、大枣，煎服。气虚加人参。

方解：白术、茯苓、炙甘草补脾祛湿；草豆蔻、干姜、附子温脾散寒；大腹皮、木瓜利脾湿；木香、厚朴行气散满，增强大腹皮、茯苓、木瓜祛湿行水的作用。以上药物互相配合就能达到温脾化湿，行水消肿的目的。

济生肾气丸：熟地黄、茯苓（乳拌）、山药（微炒）、牡丹皮（酒炒）、山茱萸（酒浸）、川牛膝（酒浸）、车前子（微炒）、肉桂、附子（制），共为细末，蜜和为丸，如梧桐子大，每服40丸，空腹米饮下，1日2次。

防己黄芪汤：防己、黄芪、甘草（炙），加姜枣煎服。

方解：防己开窍泻湿，为治风肿之要药；黄芪治风注肤痛；白术健脾燥湿，与黄芪并能止汗，为臣；更以甘草补土制水，为佐；姜枣调和营卫，为使。

4. 其他

水肿经峻下或利小便后，肿势消失，应当用调养脾胃的方剂，以防复发，如黄芪粥或胃苓汤等，并宜忌服咸味，休息调养。

黄芪粥：黄芪、糯米，先煮黄芪取水，再用水煮糯米成粥食之，每日1次。

胃苓汤：甘草、陈皮、官桂、泽泻、猪苓、厚朴、茯苓、苍术、白术。

（三）医案

1. 风水

患者：刘某，女，44岁。

初诊：患者患感冒病，经服用解表药后，全身结肿，曾经多处治疗，虽愈，不久即发。临床症状是咳嗽频仍，动则发喘，下肢冰冷，四肢与头面皆肿，腹胀，脐突，小便赤短，呼吸感觉困难，咳痰不爽，大便三四日一次，量少，声音低微，脉细而涩，舌苔薄白而干。本证属肺气郁，水不能行，溢于肤里，致成水肿。治当消胀利水，遂处以小青龙汤合四苓散主之。

处方：麻黄9g，桂枝15g，白芍12g，甘草9g，半夏15g，干姜9g，细辛9g，五味子6g，大腹皮24g，猪苓12g，泽泻9g，茯苓皮15g，水煎服。

针灸：肺俞、水分。肺俞以宣肺利窍，止嗽平喘，水分以导水利尿。

复诊：服5剂，按上穴针2次，肿胀大减，已能进食，小便量增多，诊脉已静而有神，舌苔微红润，咳嗽仍有，仍按原方加味主之。

处方：麻黄9g，桂枝15g，白芍12g，甘草9g，半夏15g，干姜9g，五味子6g，大腹皮24g，猪苓9g，泽泻9g，白术9g，茯苓皮18g，薏苡仁24g，防己15g，水煎服。

针灸：肾俞、三阴交、气海、足三里。肾俞、三阴交通水行湿利尿，气海、足三里助脾运化，益气和中。

三诊：又服 5 剂，按上穴针 2 次，肿胀已消退，唯足跗尚有微肿，遂改拟五皮饮加味。

处方：茯苓皮 9g，大腹皮 9g，生姜皮 9g，五加皮 9g，地骨皮 9g，桔梗 9g，木瓜 15g，防己 9g，薏苡仁 15g。

按上方连服 2 剂，肿胀全消，病愈。

2. 皮水

患者：蔡某，女，50 岁。

初诊：眼窝肿起，腰腹亦肿，胸膈饱闷，干咳失眠，精神疲惫，曾经西医检查诊断为肾脏病，脉迟而濡，舌苔燥白。本证为水肿之邪犯肺，不能下行，泛溢皮肤，致成皮水。治当发汗，宣通肺气，导水下行，处以赤小豆汤加味主之。

处方：赤小豆 24g，麻黄 9g，连翘 9g，桑白皮 9g，茵陈 24g，茯苓皮 24g，五加皮 9g，甘草 3g，水煎服。

针灸：三阴交、肾俞、脾俞、中脘。肾俞、三阴交以逐水行湿；脾俞、中脘以健运脾阳，补中益气。

复诊：服 5 剂，按上穴针 2 次，面肿消，胸膈感爽，脉象已和缓，存有汗出恶风，身重肢肿。证属卫虚，三焦枢机不运，治当护卫宣湿，通利水道，处以防己茯苓汤主之。

处方：防己 15g，茯苓 24g，车前子 15g，黄芪 15g，牛膝 9g，水煎服。

三诊：服 5 剂，仍按上穴针 2 次，肿胀已基本消除，睡眠得安，脉象缓和，舌苔润滑，尚存四肢乏力，遂处以肾气丸主之，以善其后，日服 2 次，调养 17 日痊愈出院。

3. 阳水

患者：李某，女，23 岁，住萧县城关花园社。

初诊：平素生活不知注意，常吃冷食，喝冷饮，忽然患病，初起胸满恶心，月经异常（先期），病后未能及时治疗，以致延于四五月之久。至今临床病变情况为面部与四肢均浮肿，腹胀腰痛，头晕，口苦，精神疲惫，呼吸感有困难，脉沉弦，舌苔黄浊。本证属湿热相搏，入于阳者则面部浮肿，入于肺者则喘息不已，乘脾者则发生肿胀。湿热布于三焦，致成阳水之证，处以防己黄芪汤主之。

处方：防己 15g，黄芪 15g，茯苓 24g，大腹皮 24g，水煎服。

针灸：阴陵泉、三焦俞、关元、足三里。阴陵泉、三焦俞逐水行湿利尿，关元、足三里调中益气。

复诊：服 5 剂，针 2 次，水肿大消，仍按前方主之，针灸仍按上方左右轮换，继服 10 剂，即告痊愈。

4. 阴寒水肿

患者：李某，男，44 岁，住萧县二庆村。

初诊：患水肿病已半年之久，经请医治疗后，腹水已消，唯两下肢水肿不退，面部环口黧黑，脉沉迟。本证属脾胃虚寒，丹田无火，而火不能生土，水失火制，治当温寒通道，遂处以麻黄附子细辛汤主之。

处方：麻黄 15g，附子 18g，细辛 9g，水煎分 2 次服。

针灸：气海、足三里。补气海，益脏真，回生气，温下元，振肾阳，釜底增薪，蒸发膀胱之水，化气上腾，布于周身。足三里益气升清，升下陷之阳，以助运化。

复诊：服 5 剂，按上穴左右换取穴针 2 次，针后用艾灸条灸之，脉有起色，下肢肿见消，饮食增加，继按原方主之。

针灸：三阴交、肾俞，以气血两补，行湿利尿。

三诊：服 3 剂，诸症全退，遂处以十全大补汤以善其后，连服 4 剂，病愈康复。

处方：人参 12g，白术 9g，茯苓 9g，甘草 9g，当归 9g，熟地黄 15g，白芍 12g，川芎 6g，黄芪 12g，肉桂 6g，水煎服。

5. 脾肾两虚水肿

患者：周某，女，40 岁。

初诊：患肾炎，腰部及下肢酸痛，尿少而浊。症见面部浮肿，呼吸稍感困难，头目眩晕，心悸不安，脉沉弦，舌苔滑垢。本证属脾肾两虚不能制水，致成水肿，治当理脾利水。

处方：林土党参 15g，白术 15g，泽泻 9g，花椒 9g，陈皮 6g，五加皮 6g，砂仁 6g，茯苓 24g，半夏 15g，大蒜梗 30g，水煎服。

针灸：三阴交以补中益气，针后用艾条灸之。

复诊：服 5 剂，按上穴针 2 次，尿量增加，浮肿渐消，腰痛亦减轻，仍拟原方主之。针灸同上。

三诊：又服 5 剂，诸症已经基本消除，继处以金匮肾气丸，以善其后，早晚均服，用姜枣煎汤送服，半月痊愈出院。

6. 肾虚水肿

患者：李某，女，19 岁。

初诊：患者全身浮肿已近 1 个月，咳嗽气喘，全身酸痛，微热，腰痛，面色苍白，小便不利，脉沉细无力，舌淡。本证属肾虚阳微，水无所制而之于上，致咳嗽喘促。由于水不下行，所以小便不利，治当振肾阳，而培脾土，遂处以加味肾气汤主之。

处方：熟地黄24g，山药12g，山茱萸12g，茯苓9g，牡丹皮6g，泽泻6g，附子9g，肉桂9g，大腹皮12g，三棱9g，莪术9g，牛膝9g，车前子15g，水煎服。

针灸：肾俞、足三里，以逐水行湿利尿，和中益气，帮助消化。

复诊：服12剂，按上穴针3次，诸症俱退，小便仍不利，遂处以土茯苓散主之。

处方：土茯苓90g，水煎服。

按上方日服1剂，连服8剂，病得痊愈出院。

三十七、积 聚

（一）病因

积聚是指体内有结块，或痛或不痛的一种病症。积为固定不移，痛有定处；聚为聚散无常，病无定所。积则有形，渐积成块，病在血分；聚则无形，随触随发，病在气分。聚病较轻，其时尚暂，积病较重，其时较久。此病则大都由于寒温失调，饮食失节，或暴怒伤肝，或忧思伤脾，脾胃虚弱，邪正相搏，气涩不宜，血涩不利，因而成病。

（二）辨证治疗

无形的瘕聚，消散较易，有形的癥积，则消散较难。治疗积聚，当按初、中、末三法。若邪气初客，积聚未坚，先用消法，后用和法；若积聚日久，邪盛正虚，法从中治，宜消补并用；若块消其半，便从末治，即停攻击之药，但和中养胃，导达经脉，使营卫流通，则块自渐消。更有虚人患积，必先补其虚，理其脾，增其饮食，然后用药攻其积。这是治疗积聚的基本法则。

1. 积聚初起

正气不虚，审其可用发散之药，宜用五积散；审其可用消导攻下之药，宜用攻积丸主之。

五积散：白芷、川芎、炙甘草、茯苓、当归、肉桂（表证重改用桂枝）、白芍、半夏、陈皮、枳壳、麻黄（去根节）、苍术、干姜、桔梗、厚朴，共15味，研粗末，加生姜、葱白，同煎热服。假使将方中药物（除肉桂、枳壳、陈皮外），都炒成黄色而研成粗末，则叫作熟料五积散，温散的功能更强。

方解：麻黄、桂枝发汗解表散寒，甘草、白芍调和血气止痛，苍术、厚朴燥湿和胃除满，陈皮、半夏理气燥湿化痰，川芎、当归、干姜、白芷除血分寒湿而祛积，枳壳、桔梗利胸膈闷气而除痞，茯苓利小便而渗湿健脾，生姜、葱白通阳散寒解表。所以凡外感风寒，内伤生冷，身热无汗，头痛身疼，项背拘急，胸满恶食，呕吐腹痛，以及妇女血分有寒，月经不调等证都可以服用此方，其是发表温里的双解剂。

攻积丸：吴茱萸、干姜、肉桂、川乌、黄连、橘红、槟榔、茯苓、厚朴、枳实、人参、沉香、琥珀、延胡索、半夏曲、巴豆霜。

2. 积聚日久

邪盛正虚，宜清补兼施，用和中丸加味。如肝积加柴胡、鳖甲、青皮、莪术，肺积加白豆蔻、桑白皮、郁金，心积加石菖蒲、厚朴、红花、莪术，脾积加厚朴，肾积另用奔豚丸，热积加黄芩、黄连，寒积加肉桂、干姜、附子，酒积加葛花、枳椇子，痰积加半夏，水积加桑白皮、赤小豆，血积加桃仁、红花、干漆，肉积加阿魏、山楂，果积加麝香、草果。

和中丸：白术（土炒）、白扁豆（炒）、茯苓、枳实（麸炒）、砂仁、陈皮、六神曲（炒黑）、麦芽（炒）、山楂（炒）、香附（姜汁炒）、半夏（姜汁炒）、丹参（酒炙）、五谷虫（酒拌炒焦黑色）、荷叶，煎水和丸，开水下。

奔豚丸：川楝子（煨去肉）、茯苓、橘子（盐水炒）、肉桂、附子（炮）、吴茱萸（汤泡7次）、荔枝核（煨）、小茴香、木香，熬砂糖为丸，淡盐汤下。若有热者，去附子、肉桂。

（1）积聚裹其大半，必以补脾胃收功，如香砂六君子汤及理中汤皆可选用。脐下有动气，宜去白术，加肉桂。

香砂六君子汤：方见痞满。

理中汤：方见伤寒。

（2）积聚若服攻药大下积血，自汗不止，气弱不能转动，宜急进参附汤以救其脱，如无人参以当归、黄芪、附子代之。

参附汤：方见中风。

（3）腹中有块，随气上下，痛无定处，宜用消聚散或散聚汤。

消聚散：三棱（醋煮）、莪术（醋煮）、青皮、陈皮、香附、枳壳、木香、砂仁、厚朴、甘草、生姜。

散聚汤：半夏、槟榔、枳壳、厚朴、陈皮、当归、川芎、杏仁、肉桂心、附子、茯苓、甘草、生姜、吴茱萸。

（4）近脐左右两条筋起急痛，大如臂，小如指，有时而见，有时而已，此名为"痃"，宜服葱白散，再服乌鸡煎丸。

葱白散：地黄、白芍、当归、川芎、人参、茯苓、生姜、官桂、厚朴、枳壳、木香、小茴香、青皮、麦芽、六神曲、苦楝子、三棱、莪术等分为末，加莲须、葱白、食盐，煎。

乌鸡煎丸：人参、黄芪、牡丹皮、白术、乌药、蛇床子、肉桂心、附子、川乌、红花、苍术、白芍、莪术、陈皮、延胡索、木香、肉豆蔻、熟地黄、琥珀、草果，共研细末。以乌雄鸡1只，去肚肠毛翅，将上药末纳鸡腹中，用瓷瓶入好酒一半，同煮，去骨，焙干为末，炼蜜为丸，梧桐子大，每服30丸，当归汤下。

（5）两肋之间，有时而痛，此名为"癖"。轻则用木香顺气散去苍术，加郁金、延胡索，重则可用香棱丸。

木香顺气散：方见腹痛。

香棱丸：三棱、槟榔、山楂肉、莱菔子、香附、枳实、枳壳、陈皮、青皮、莪术、黄连、六神曲、麦芽、鳖甲、干漆、桃仁、硇砂、砂仁、当归尾、木香、甘草，醋糊为丸，白汤送下三五十丸。

（6）坚顽之积，在肠胃之外，膜原之间，非药力所能触及者，配用消痞狗皮膏外贴，则疗效更好。

消痞狗皮膏：三棱、莪术、米仁、山栀、秦艽、黄连、大黄、当归、穿山甲（代）、全蝎、木鳖子、巴豆，以上用麻油煎枯，去渣，后用铅丹收膏，加入阿魏、阿胶、芦荟、麝香、乳香、没药，研细末，调和膏内。用时将膏在热茶壶上烘至暖烊，贴患处，以手心揉百转，无不效验。百日内禁忌酒色、气恼、劳心、劳力、诸般发物。贴后能作寒热，肚痛下秽，其疾消愈矣。

（三）医案

1. 气郁积聚

患者：杨某，男，59岁。

初诊：患者素患寒湿证，又兼有气滞证，以致右肋结聚疼痛，脉弦滑，舌苔白厚腻。右肋压痛，肋下有结聚块似掌心大，经治疗3个月之久，西医诊断为肝癌，治疗未见效。本证属气郁积聚，息贲肥气并发，治当宣肺化气，疏肝解结。

处方：三棱9g，莪术9g，郁金9g，广木香6g，黄连5g，大黄6g，牵牛子6g，枳壳6g，水煎服。

针灸：期门、肺俞，以宣通肺气，镇痛消炎，解结通经。

复诊：服2剂，痛减，唯大便未行，仍以原方加减主之。

处方：三棱9g，莪术9g，广木香6g，黄连5g，大黄6g，牵牛子6g，枳壳6g，香附15g，延胡索9g，柴胡6g，川楝子9g，水煎服。

针灸：支沟、阳陵泉、足三里。支沟益气升清，阳陵泉斜刺透足三里，从木以疏土。

三诊：又服2剂，大便行，肋痛及结块均减，仍拟前方加减主之。

处方：当归9g，丹参9g，赤芍9g，三棱6g，莪术6g，广木香6g，牵牛子3g，柴胡3g，大黄3g，黄连5g，枳壳6g，香附15g，延胡索9g，川楝子9g，水煎服。

针灸：仍按原方案。

四诊：服4剂，结聚已消，疼痛已除，遂处以八珍汤加味主之。

处方：白参9g，白术9g，茯苓9g，甘草6g，当归9g，川芎5g，熟地黄12g，白芍12g，广木香5g，砂仁5g，水煎服。

上方连服5剂，病愈出院。

2. 积聚结块

患者：邵某，女，28岁，住萧县房庄村。

初诊：平素常感腹部不舒适，时时隐痛，忽腹痛剧烈，行步困难，经治疗无效，来此就诊。症见呼吸急促，气喘，心跳不安，饮食不纳，按腹部有硬块，大如掌，腹痛难忍，脉浮大而空，舌苔白。本证属食积瘀血互结而成。

处方：抵当丸 18g，每日 3 服，每服 6g，白水送服。

针灸：中脘、右足三里。补中脘壮胃气，散寒邪；泻足三里引气下行，降浊导滞，助中脘以利运行。

复诊：腹痛减，觉松感，硬满觉消，宜以芍药枳实散主之。

处方：白芍 30g，枳实 30g，水煎服。

三诊：服汤剂 3 剂，服丸药 3 天，硬满已除，痛去，心悸、喘促仍存，遂拟先攻后补之法，处以补中益气汤加味主之，连服 7 剂，病得痊愈。

处方：黄芪 12g，白参 12g，白术 12g，当归 9g，陈皮 6g，甘草 6g，柴胡 5g，升麻 5g，麦冬 9g，五味子 5g，生姜 3 片，大枣 3枚，水煎服。

3. 左胁积聚

患者：谢某，男，39 岁，住萧县孟油坊。

初诊：患胁下疼痛已两月，曾经治疗未效，面色萎黄，左胁下隆，按之结块掌大，疼痛拒按，脉沉细，舌苔白，质红。本证属肝木失其条达，脾不运化，以致气机阻塞，气血不宣，治当逐渐散结，遂处以膈下逐瘀汤加减主之。

处方：当归 9g，桃仁 15g，红花 9g，赤芍 6g，川芎 6g，牡丹皮 9g，延胡索 9g，天花粉 9g，乌药 9g，五灵脂 9g，大黄 9g，甘草 6g，甲珠 5g。

针灸：章门（泻）、足三里（补）。取章门直达病灶，疏肝解郁，取足三里升阳益胃，宣通胃腑。

复诊：服 5 剂，按上穴针 2 次，结块大减，精神渐爽，仍拟原方主之。

针灸：期门（泻）、三阴交（补）。取期门解结开郁，取三阴交气血双补，宣通三阴和血。

三诊：又服 5 剂，按上穴针 2 次，结块消，痛除，遂处以六君子汤以善后，连服 4 剂，病愈。

处方：白参 9g，白术 9g，茯苓 9g，陈皮 9g，甘草 6g，半夏 9g，香橼 9g，佛手 6g，生姜 3 片，大枣 3 枚，水煎服。

4. 寒湿积聚

患者：林某，女，25 岁，住萧县林庄村。

初诊：从娘家回家，适路上遇雨，全身淋雨透湿，当晚即恶寒发热，左背肿起，触痛，继之少腹左侧结块，其大如小碗口，坚硬，脉弦实，舌燥微黄，大便结，小便清利。本证属寒邪侵入胞中，治当解表开郁。

处方：葛根 9g，赤小豆 24g，郁金 9g，连翘 9g，杏仁 9g，枇杷叶 9g，青蒿 6g，牡丹皮 9g，赤芍 9g，茯苓 15g，泽泻 9g，通草 6g，水煎服。

针灸：气海、天枢。气海振下焦之阳，以散群阴；取天枢，调肠胃之气，以利运行。

复诊：服药 2 剂，痛减，寒热轻，结块仍如前，拟原方加减主之。

处方：葛根 9g，旋覆花 9g，连翘 9g，淡竹叶 9g，杏仁 9g，枇杷叶 9g，青蒿 6g，牡丹皮 9g，茯苓 9g，泽泻 9g，通草 6g，水煎服。

针灸：同上。

三诊：服 1 剂，微汗，寒热仍存。

处方：桃仁 12g，枇杷叶 9g，郁金 9g，大黄 12g，杏仁 6g，甘草 3g。

四诊：服药后，大便通，寒热全除，结块消，仍拟原方加减主之，服 3 剂痊愈。

处方：桃仁 12g，枇杷叶 9g，郁金 6g，杏仁 6g，甘草 3g，水煎服。

5. 痛积

患者：吴某，女，25 岁。

初诊：腹中有软块，时聚时散，已有 3 年之久。现忽然剧烈疼痛，入夜更甚，大便四五日解 1 次，脉缓微弦，舌苔白。本证属肝气郁，肝木乘脾，治当疏肝散瘀。

处方：当归 9g，乳没 6g，桃仁 9g，柏子仁 12g，鹿角 24g，乌药 9g，延胡索 9g，青皮 6g，川楝子 9g，水煎服。

针灸：气海、天枢。气海益气振阳；天枢调胃气，以利运行。

复诊：服药后，痛已缓，大便通，仍按原方主之。

针灸：合谷、足三里。合谷升清气，降浊气；足三里益气升清，通调胃气。

按上方服 3 剂，配针上穴各 1 次，痛除块消，痊愈出院。

6. 积聚肿痛

患者：方某，男，33 岁。

初诊：脐上肿痛，结块似掌大，疼痛非常，饮食不纳，昼夜不安。本证属气滞阻滞阀门，肠胃不能通畅。由于脾阳不振，所以饮食不进，治当温中散寒利气。

处方：广木香5g，丁香5g，小茴香6g，香附12g，沉香3g，陈皮9g，乌药9g，炒皂角3g，荔枝核15g。

针灸：下脘（泻）、足三里（补）。取下脘通幽降逆散结，足三里升阳益胃。

复诊：服2剂，痛止，肿已消，按之仍有块，仍拟原方加减主之。

处方：广木香5g，丁香5g，香附9g，炒皂角3g，荔枝核15g，朱砂3g，天竺黄9g，巴豆霜1g，川楝子9g。

针灸：同上。

三诊：服3剂，结块除，饮食增进，病愈出院。

三十八、呕 吐

（一）病因

有声有物为呕，有物无声为吐，有声无物为干呕，这些都属于胃气上逆所致。呕吐的致病原因很多，范围也比较广泛。因此，前人对呕吐的分类，亦有不同的意见。张洁古以三焦分别三因，认为上焦吐的属于气，中焦吐的属于积，下焦吐的属于寒。张景岳主张从虚实分证论治，以疾病性质将呕吐划分为虚实两类，比较扼要。所以此部分亦依据景岳的分类，把临床常见的呕吐分为实证呕吐和虚证呕吐，以分证论治。

（二）辨证治疗

1. 实证呕吐

本证包括胃热、气郁、痰饮、食滞、肝气犯胃等，总称为实证呕吐。

（1）胃热呕吐症状上有喜冷恶热，烦渴，小便赤涩，脉洪而数。治宜清胃止呕，可用二陈汤加竹茹、山栀、黄连、枇杷叶、芦根、葛根、姜汁之类。

二陈汤：制半夏、陈皮、茯苓、甘草、生姜。

（2）七情内郁而呕的，必胸脘痞满不舒，治宜疏肝和胃，可用二陈汤加枳壳、紫苏梗、厚朴。

（3）痰饮呕吐有头眩心悸、泛呕痰涎等症状，治宜化痰和胃，可服二陈汤。如呕吐清水者，多属停饮，可服二陈汤加苍术、白术。

（4）食滞呕吐症见胸腹胀满，嗳腐吞酸，甚或吐食，治宜消食健脾，可用山楂、麦芽、六神曲、鸡内金、陈皮、枳壳、砂仁、厚朴等。

（5）肝逆犯胃症见胸脘痞胀，食入即吐，并呕吐酸水。如胃阳不衰者，以黄芩、黄连、川楝子、吴茱萸、半夏、厚朴之类治之。若胃阳衰者，用温胃平肝之品，如人参、干姜、丁香、半夏、青皮、白芍，或吴茱萸汤。

吴茱萸汤：方见脚气。

呕吐不已，有升无降，宜旋覆花、代赭石、半夏、茯苓、陈皮以镇之，虚者可酌加人参。

2. 虚证呕吐

本证包括胃虚、胃寒等，总称为虚证呕吐。

（1）病久胃虚，脾阳衰弱，不能运化，腹胀呕吐，宜扶正止呕，可用六君子汤加厚朴、六神曲。

六君子汤：方见疟疾。

（2）胃虚不能纳谷，胸中闭塞而呕者，可予大半夏汤服之。

大半夏汤：半夏（洗）、人参、白蜜。

（3）胃冷喜暖，不思饮食，遇寒即呕，四肢清冷，二便清利，口不渴，唇不焦，食久不化，吐出不臭，此为胃寒呕吐，治宜温胃理中，可用理中汤。

理中汤：方见伤寒。

（4）肝胃阴虚，肝风扰胃而呕吐的，其症见舌苔光红，脉细弦数。治宜育阴柔肝，扶正和胃，可用人参、麦冬、白芍、阿胶、小麦、半夏、茯苓、乌梅、粳米之类。

此外，如呕吐蛔虫，其原因有寒、有热，以及寒热错杂的不同。因寒而吐蛔的用理中汤加乌梅、川椒、槟榔，因热而吐蛔的用安蛔丸，寒热错杂的用乌梅丸。

安蛔丸：乌梅肉、黄连、川椒、藿香、槟榔、铅粉、皂矾，为丸，清水煎如糊，空腹时服，瘥即止。

乌梅丸：方见痢疾。

（三）医案

1. 阳虚呕吐

患者：张某，女，35岁。

初诊：患胃脘疼痛，食入即吐，所吐之物皆为不消化之宿食，并有时兼吐白沫，阵发性胃脘剧痛，心悸，稍有恶寒，舌苔薄白，脉沉细无力。本证属于阳虚火衰，运化失转所致，治当理中回阳，处以加减理中汤主之。

处方：附子10g，白术15g，高丽参10g，当归10g，炮姜6g，广木香5g，砂仁5g，花椒6g，半夏15g，茯苓12g，陈皮6g，炙甘草5g，丁香5g，远志10g，肉桂3g，煎服。

针灸：中脘、足三里、气海。

复诊：服2剂，腹痛减，吐食、恶寒仍存，仍拟理中健脾，按上方加减。

处方：高丽参 10g，当归 10g，炙黄芪 15g，白术 10g，半夏 15g，茯苓 10g，陈皮 10g，炙甘草 6g，炒果仁 10g，木瓜 10g，炒白芍 10g，砂仁 5g，木香 5g，花椒 6g，煎服。

针灸：同上。

三诊：又服 5 剂，吐止，唯感腹满体虚，继处以香砂六君子汤加味。

处方：党参 15g，白术 10g，茯苓 10g，甘草 6g，半夏 12g，陈皮 10g，广木香 5g，砂仁 5g，丁香 5g，炒谷芽 15g，煎服。

四诊：按上方连服 7 剂，病除病愈。

2. 冲逆呕吐

患者：杨某，女，37 岁。

初诊：每天早上起床恶心，并呕吐清水，饮食不纳，食后即呕吐，现已 1 个多月，经多处治疗，均未获效。现症见面色萎黄，惊悸多梦，舌苔白，脉沉缓不及四。本证系胃气向上冲逆所致，处以大半夏汤主之。

处方：红参 10g，半夏 45g，蜂蜜（分 2 次冲服）60g。

针灸：足三里、合谷。

复诊：服 3 剂后，呕吐恶心均除，易香砂六君子汤主之。

处方：党参 15g，白术 10g，茯苓 10g，甘草 6g，陈皮 10g，半夏 12g，广木香 5g，砂仁 5g，生姜 3 片，大枣 4 枚。

按上方继服 6 剂，诸症均除，病愈。

3. 胃虚呕吐

（1）患者：刘某，女，65 岁。

初诊：患者病在初起时，胃脘疼痛，继之则呕吐，经治疗后，痛止，呕吐未止，迄今已月余，面色萎黄，瘦削，神疲口渴，小便短赤，大便秘结，舌绛苔少，脉细弦。拟潜阳镇逆和中之法主之。

处方：半夏 25g，代赭石 30g，沙参 35g，竹茹 25g，杵头糠 25g，牡蛎 25g，旋覆花 12g，白芍 15g，石斛 15g，煎服。

针灸：中脘、足三里。

复诊：服 3 剂，呕吐减轻，略能进食，仍按原方加减主之。

处方：代赭石 30g，牡蛎 25g，半夏 25g，沙参 25g，杵头糠 25g，紫石英 25g，旋覆花 12g，白芍 15g，石斛 15g，姜汁半匙，蔗汁半盅。

针灸：同上。

三诊：又服 3 剂，脉缓，仍照原方，继服 2 剂痊愈。

（2）患者：孙某，男，57 岁。

初诊：患者饮食稍多即吐，时作时止，倦怠乏力，口干而多饮，四肢不温，面色㿠白，大便溏薄，舌质淡，脉濡弱。本证系脾胃虚弱，中阳不振，水谷不能承受，故饮食稍多即吐，时作时止。阳虚不能温布，致四肢不温，倦怠乏力，面色㿠白。中焦虚寒，气不化津，故口干不欲饮。脾虚运化失常，致使大便溏薄。治当温中健脾，和胃降逆，处以理中汤加味主之。

处方：党参 15g，白术 10g，干姜 10g，甘草 6g，附子 6g，半夏 15g，砂仁 6g，吴茱萸 6g，煎服。

复诊：服 5 剂，诸症均减，仍按原方继服 6 剂，诸症消失，病愈。

4. 久年呕吐

患者：王某，男，59 岁。

初诊：患呕吐已有四五年之久，有时干呕，有时吐食物，吐无定时，每受寒，或饥，或饱，呕吐更甚，腹部触痛，经常作酸，自汗，咽干，喜热饮，小便色浊，经多处延医久治，均未治愈。舌苔白，脉两尺沉小。本证属脾胃虚寒，拟天台乌药散加味。

处方：乌药 10g，吴茱萸 10g，小茴香 10g，肉桂 10g，高良姜 10g，厚朴 10g，青皮 10g，槟榔 10g，半夏 25g，代赭石 25g，香附 15g，广木香 5g，川楝子 10g，水煎服。

针灸：足三里、三阴交。

复诊：又服 5 剂，虽有减轻，诸症仍存，仍按原方，加服半硫丸，早晚各服 6g。

针灸：足三里、手三里，针刺、艾灸同时进行。

三诊：按上方服 35 剂，兼服半硫丸 15 剂，后减至 3g，诸症消失，病愈。

针灸：中脘、足三里、手三里、公孙、天突、内关、膈俞、胆俞、胃俞，轮换取穴。

5. 病后呕吐

患者：冯某，女，55 岁。

初诊：患伤暑病，经治愈后，即遗有呕吐症，饮食不入，现已七八日，面色苍白，形容憔悴，不寐，不便，舌苔白，脉沉迟。本证属于湿聚中焦，妨碍运化，致使呕吐，处以五石散主之。

处方：煅礞石 1g，硼砂 1g，雄黄 1g，朱砂 1g，浮海石 1g，共为细末，每次服 1.5g，姜汁半匙，搅匀服之。

针灸：刺十二井、金津、玉液，出血。

复诊：服药 3 次，能进稀粥，继以半夏泻心汤加味主之。

处方：半夏 30g，黄连 6g，黄芩 10g，枳实 10g，代赭石 30g，旋覆花 10g，水煎，加姜汁半匙冲服。

针灸：双三阴交（补）。

三诊：服药 2 剂，呕吐止，便通，神爽，能进饮食，仍拟原方继服 1 剂，病愈。

三十九、 呃 逆

（一）病因

呃逆是由于气逆于下，直冲于上所致，现出口作声，声短而频。至于引起本症的原因，有寒、火、痰、食，以及伤寒、吐利病后和产后等。但呃逆发作的病理机制都是气逆于下，直冲于上。而气之所以逆上，举其纲要，则寒热虚实即可把它概括起来，同时寒热虚实又为中医辨证的法则。

（二）辨证治疗

1. 寒证呃逆

多由过食生冷，或胃本虚寒，误用凉泻药而成。其症见胃脘板满，气失升降，脉象迟细或细小，舌苔薄白或腻，得热则呃逆稍定。治宜温中祛寒，寒祛而呃逆自止，宜丁香散主之。

丁香散：丁香、柿蒂、炙甘草、高良姜，研细末，热汤调服。

2. 热证呃逆

伤寒时证多有之。其症见口渴便秘，面赤舌燥，脉来洪数或滑，总以清火降逆为主。如属胃火上冲，脉实，形体不虚，内热口渴，胸痞便利的可用泻心汤。虚而有热，可用加味橘皮竹茹汤。如因肝火上炎所致舌黄口渴，脉弦数者，宜用代赭石、黄连、山栀、吴茱萸、半夏、茯苓、枇杷叶降之。

泻心汤：黄连、半夏、生姜、甘草，水煎温服。

加味橘皮竹茹汤：陈皮、人参、竹茹、生姜、炙甘草、大枣、柿蒂，水煎温服。

3. 虚证呃逆

多由中气虚弱，或劳倦内伤，以及病后、产后正气虚弱，虚气上逆所致而成，治法当分脾肾两经。如系中焦脾胃虚寒，气逆为呃者，治宜温中止呃，用理中汤加丁香；如下焦虚寒，阳气竭而为呃者，其呃起自下焦，浑身震动，治宜温纳肾气，可用理阴煎加丁香、五味子、核桃仁之类。如肝肾阴虚，相火上逆而为呃者，又当滋阴降火，以大补阴丸治之；如胃阴虚耗，舌质光红者，则又当滋阴养胃，降逆平呃，以西洋参、麦冬、石斛、莲子肉、枇杷叶、竹茹、刀豆、代赭石之类治之。

理中汤：方见伤寒。

理阴煎：熟地黄、当归、干姜、肉桂、炙甘草，水煎温服。

大补阴丸：黄柏（盐水炒）、知母（盐水炒）、熟地黄（酒炒）、龟甲（酒炒）、猪脊髓（蒸熟），蜜丸。

4. 实证呃逆

脉来滑实，如因伤寒失下，大便不通，因而呃逆，当以小承气汤下之。如痰饮停蓄，或暴怒气逆，可根据病情，或用吐法，如极效人参芦汤，或用化痰利饮之法，以二陈汤加减主之。此证必形气俱实，别无虚象，方能随其邪之所在，或可涌泄，或可清利。

小承气汤：方见中风。

极效人参芦汤：人参芦，水 1 盏，煎五七沸，温服，吐之。

二陈汤：方见厥证。

此外，平人饮热汤及食椒姜汤即呃的为胃中有寒痰死血，用韭汁、童便下越鞠丸；虚人用理中汤加莪术、桃仁；有痰加茯苓、半夏；有肝气上冲的呃逆，声高而长，有回气不转的现象，当予平肝、降气、镇逆之品，如沉香、丁香、柿蒂、刀豆、青皮、郁金、旋覆花、代赭石等。

越鞠丸：方见痞满。

一般来说，凡呃逆声强，气盛而脉见滑实的，多宜清降；若声小息微而脉见微弱的，多宜温补。总之，对于呃逆，当求其病因而治之，病因即除，呃逆自无不愈。唯呃逆断续不继，半时方呃逆一声而又呃声低微者，乃元气败竭，是最危险的证候，医者宜注意。

（三）医案

1. 火实呃逆

患者：闫某，女，58 岁。

初诊：因感受风邪，证见恶寒，发热，身重，咳嗽声浊，湿痰内动，痰鸣如曳锯声，稠黏不易咯出，两颧发赤，大便秘结，小便短赤，神志不清并时有谵语，呃逆频作，舌苔黄，舌根垢腻，脉浮而滑弦。本证属表邪入里，化火为臭，肺气不降，肝阳上升，肺肃无权，致成呃逆实证。处以宣通之剂，小陷胸汤加味主之。

处方：瓜蒌 30g，黄连 6g，枳实 10g，黄芩 10g，竹茹 15g，

橘络 10g, 川贝母 10g, 枇杷叶 10g, 麦冬 10g, 石斛 10g, 丁香 5g, 柿蒂 7 个, 煎服。

针灸: 肓俞、气海。

复诊: 服 3 剂, 诸症皆退, 呃逆已止, 唯咳嗽仍作, 拟以清肺润痰之剂主之。

处方: 金银花 25g, 瓜蒌 25g, 川贝母 10g, 玄参 10g, 紫苏子 10g, 桔梗 10g, 杏仁 10g, 款冬花 10g, 炙甘草 6g, 煎服。

针灸: 合谷、曲池。

三诊: 又服 3 剂, 诸症全除, 唯大便干燥, 处以麻子仁丸主之, 每服 10g, 每日服 2 次, 连服 4 次, 病得痊愈。

2. 胃热呃逆

患者: 张某, 男, 35 岁。

初诊: 患温热病, 由于误服辛温之药, 以致高热数日不退, 呃逆连声, 日夜不休。若饮热汤则呃逆更剧, 若少食必须吐尽才能安稳。舌苔微黄, 脉象滑数, 右甚于左。本证属客热留胃。

处方: 石膏 60g, 知母 10g, 粳米 15g, 代赭石 30g, 紫石英 30g, 柿蒂 7 个, 姜汁半匙。

针灸: 合谷, 足三里。

复诊: 服 3 剂, 呃逆减轻, 次数大为减少, 呕吐亦止, 仍本原方加味主之。

处方: 石膏 60g, 知母 12g, 粳米 15g, 代赭石 30g, 紫石英 30g, 大黄 15g, 柿蒂 7 个, 姜汁半匙。

针灸: 曲池、合谷。

三诊: 继服 2 剂, 诸症均除, 继处以叶氏养胃汤以善其后, 连服 3 剂, 病获痊愈。

处方：沙参 25g，玉竹 12g，生地黄 15g，麦冬 15g，山药 15g，石斛 12g，煎服。

3. 湿热呃逆

患者：黄某，女，21 岁。

初诊：患者平素体弱，消瘦，偶患饮水即吐，呃逆频作，精神疲惫，舌苔黄浊而腻，脉濡而软。此证属虚，因湿热阻遏，有升无降，遂拟人参泻心汤加味主之。

处方：西洋参 10g，黄连 6g，黄芩 10g，干姜 6g，竹茹 15g，半夏 15g，藿香 10g，白豆蔻 6g，煎服。

针灸：合谷、太冲。

复诊：服后呃逆大减，呕吐已止，仍按原方主之，继服 1 剂，病愈。

4. 肺胃蕴热呃逆

患者：王某，男，53 岁。

初诊：患呕吐泻痢，经治疗后，呕吐泻痢均止，转为呃逆。口虽干但不欲饮，不食则安，食则呃逆呕吐，身微汗，小便短赤，舌苔薄白，脉濡数，两寸微洪。病属湿热伏于肺胃，治当清肃肺胃，加降逆之品。

处方：石膏 60g，半夏 12g，枇杷叶 10g，竹茹 15g，淡竹叶 10g，旋覆花 15g，陈皮 10g，滑石 25g，甘草 6g，柿蒂 6 个，煎服。

针灸：大椎、内关。

复诊：服 2 剂，呃逆减少，仍拟上方加味。

处方：石膏 60g，半夏 12g，枇杷叶 10g，竹茹 12g，旋覆花

12g，淡竹叶 10g，陈皮 10g，滑石 20g，甘草 3g，代赭石 30g，柿蒂 6 个，煎服。

针灸：肓俞、气海。

三诊：症又较前减轻，呃逆已经基本停止，有时发生，仍守上方加味。

处方：石膏 60g，半夏 10g，枇杷叶 10g，沙参 10g，山药15g，玉竹 12g，竹茹 10g，旋覆花 10g，陈皮 10g，滑石 20g，甘草 6g，代赭石 30g，柿蒂 6 个，淡竹叶 10g，煎服。

又服 2 剂，症除病瘥。

5. 阴虚肺燥呃逆

患者：刘某，男，22 岁。

初诊：患头晕，咳嗽，痰黏不易咯出，气逆不顺，恶寒身倦。继之病情严重，并添呃逆连作，饮食不进，精神困惫，舌苔微黄，脉沉细而数。证属阳气独升，阴不能守，上泛于肺，失其肃降之令，反而上逆，致呃逆频作。处以橘皮竹茹汤加减。

处方：竹茹 25g，半夏 12g，旋覆花 12g，陈皮 10g，紫石英30g，代赭石 30g，川贝母 10g，柿蒂 5 个，煎服。

针灸：肓俞、关元。

复诊：服 2 剂，呃逆轻减，舌苔退，精神清爽，仍守前方。

针灸：同上。

三诊：又进 2 剂，呃逆已止，余症大为减轻，遂易参麦都气汤主之。

处方：沙参 20g，麦冬 12g，熟地黄 25g，山药 12g，山茱萸12g，茯苓 10g，牡丹皮 10g，泽泻 10g，五味子 10g，煎服。守本方连服 9 剂，病获痊愈。

6. 虚呃

患者：韩某，男，39岁。

患伤寒病后，即呃逆频作，今已六七日未止，饮食不进，脉沉弱。本证属虚呃证，处以旋覆代赭汤加味。

处方：旋覆花 12g，代赭石 30g，白参 10g，半夏 15g，附子 6g，甘草 6g，大枣 3 枚，煎服。嘱咐家人以糯米、白糖、橘子蒸熟代饭食之。

针灸：灸足三里。

服 2 剂，病除而瘥。

7. 气血两虚呃逆

患者：毛某，男，33岁。

初诊：病后患呃逆病，今已 9 日未止，精神疲惫不振，舌苔白，唇淡，脉微细若无。证属久病气血两虚之证，治当急则治其标。

处方：乌药 10g，丁香 6g，沉香 5g，枳实 6g，桔梗 6g，白豆蔻 6g，广木香 5g，干姜 5g，高丽参 6g，枇杷叶 10g，柿蒂 5 个，煎服。

针灸：足三里、三阴交。

复诊：守上方连服 4 剂，呃逆止，继处以补中益气汤加味。

处方：黄芪 15g，白参 10g，白术 12g，当归 10g，陈皮 6g，甘草 6g，柴胡 5g，升麻 5g，麦冬 12g，五味子 6g，生姜 3 片，大枣 4 枚。

针灸：同上。

按上方连续服用 10 剂，症除病瘥。

四十、 噎膈、 反胃

（一）病因

噎膈、反胃都是胃失和降的疾病，但是在症状上各有区分。如饮食之时，气忽阻塞，食物哽噎而下，叫作噎；食虽入咽，仍复吐出，叫作膈；朝食暮吐，暮食朝吐，叫作反胃。至其原因，噎膈多由七情郁结，或嗜饮无度，气血亏损，津液枯耗而成，但病理变化则又有气结、痰凝、瘀血的不同。反胃多由胃阳虚弱，或命门火衰，不能腐熟水谷，胃失和降所致。病情方面，噎膈多属于热，然有虚实之分，反胃多系虚寒。所以治疗噎膈，虚证宜用润养，实证宜用疏通；治疗反胃，则宜温宜补。这是噎膈、反胃在临床上的大致情况。

（二）辨证治疗

1. 噎膈

噎膈初起，饮食时渐觉难下，或下咽稍急，即哽噎胸前，如此日甚一日，渐至每食即噎，只能吃稀粥，不能食干粮。初期，用启膈散以启膈开关。如果中气虚弱，佐以四君子汤调理脾胃，夹郁可配合逍遥散以疏郁结。如痰涎已久，津枯不泽，气少不充，食涩不下，用五汁饮或秘方噎膈膏，以生津养胃。

启膈散：沙参、丹参、茯苓、川贝母、郁金、砂仁壳、荷叶蒂、杵头糠，水煎服。

四君子汤：方见麻木。

逍遥散：方见咯血。

五汁饮：方见秋燥。

秘方噎膈膏：人乳、牛乳、芦根汁、人参汁、龙眼汁、蔗汁、梨汁、姜汁，前7味等分，唯姜汁少许，隔汤火熬成膏，微下炼蜜，徐徐频服。

（1）若气郁痰凝，阻隔胃脘，胸脘痞闷，食入则噎，或上逆而呕，食与痰俱出，用旋覆代赭汤去人参、甘草、生姜、大枣，加川贝母、郁金、橘红、枇杷叶等以降气化痰。若痰涎聚结，化火伤阴，用麦门冬汤加竹沥、姜汁、芦根汁等以清火化痰。如津枯已极，痰火内盛，脉来沉涩，病势危机，用再造丹以清火化痰，养血润燥，或可挽回。

旋覆代赭汤：旋覆花、人参、生姜、代赭石、炙甘草、半夏、大枣。

麦门冬汤：麦冬、半夏、人参、甘草、粳米、大枣。

再造丹：黄连同金银花，煎浓汁3碗，大田螺50个，仰排盘内，以黄连汁挑点螺眼上，顷刻化成水，将绢滤收，同黄连、金银器煎，煎萝卜汁2碗半，入韭菜汁2碗，煎至碗半，入侧柏叶汁2碗，煎至碗半，入梨汁2碗，煎至碗半，入竹沥汁2碗，煎至碗半，入童便2碗，煎至碗半，取出金银器，入人乳2碗，煎至1碗，入羊乳2碗，煎至1碗，入牛乳2碗，微火煎至成膏，取膏入瓷罐内，封口，埋土内 1 夜，以祛火气，每用 1 酒杯，白汤送下。

（2）如食物下咽，梗塞作痛，或饮热汤，以及椒姜汤作呕。或中脘隐痛，此为瘀血停留，先用四物汤加韭汁、姜汁、竹沥、童便、驴尿、牛羊乳、蜂蜜煎熬，以润燥化瘀，继用代抵当丸，以下其瘀血。

四物汤：方见麻木。

代抵当丸：大黄、芒硝、桃仁、当归尾、生地黄、穿山甲（代）、肉桂心，为细末，炼蜜丸。

（3）如大便燥结，矢如羊粪，此为血热，用四物汤加黄芩、枳壳、桃仁、火麻仁等，以凉血润燥。如大肠燥结，大便不通，用四顺饮略加玄明粉，以缓通腑气。

四物汤：方见麻木。

四顺饮：当归、白芍、大黄、甘草。

总之，治疗噎膈，当以调和气血，滋血润燥为主。但是，必须依据气结、痰凝、瘀血等具体情况，灵活运用开结、化痰、祛瘀等方法。同时，在用药上还必须注意，如津液枯燥，虽见胸膈痞闷，就不宜用香燥之剂，以重耗津液，或津液虽耗，而痰涎壅塞，更不可遽投滋养，以滞气助痰。

2. 反胃

朝食暮吐，或暮食朝吐，宿食不化，此由脾胃虚寒，不能腐熟水谷所致，治宜运中阳，可用理中汤，甚则加丁香、附子。若吐酸水涎沫，可用吴茱萸汤；若脉虚数，胃中虚火上炎，邪热不能杀谷而反胃，可用异功散加沉香、黄连、当归、芍药、生地黄等，以健脾补气，清其虚热；若反胃一日半日，吐出如故，乃胃气虚弱有痰，不能化谷，随气上逆所致，可用二陈汤加丁香、藿香、鸡内金，脾虚加白术、木香；若胸闷呕吐痰涎，食亦随出，因而反胃者，此为胃虚夹痰，可用大半夏汤，以补胃止呕。

理中汤：方见伤寒。

吴茱萸汤：方见脚气。

异功散：四君子汤加陈皮。

二陈汤：方见厥证。

大半夏汤：方见呕吐。

若命门火衰，不能生土，食久反出，脉来沉迟，可用八味丸加沉香、丁香，益火生土以降逆。若阳虚不能统运，呕虽便秘，真气未竭，可用人参、大黄、附子攻之。血枯液燥，阴虚有火，可用韭汁牛乳饮，以养营润肠。

八味丸：即肾气丸，方见消渴。

韭汁牛乳饮（丹溪方）：韭汁、牛乳。

丹溪方治噎膈、反胃，用虎肚炙酥为末，独参汤送下，或用猫胞1具，炙酥为末，稍加龙眼肉、麝香，陈酒服之，又鲜鹅血乘热饮之，能饮酒者稍加陈酒，此等方法均可采用。凡噎膈、反胃，得药而愈者，不可便于粥饭，唯以人参、陈皮、老黄米作汤细啜，旬后方可食粥，1年之内须忌房事，犯之必旧疾复发。

（三）医案

1. 冲脉上逆膈食

患者：孟某，女，46 岁，住萧县孟窑村。

初诊：食入即吐，只能进水少许，四肢倦怠，大便干燥，八九日大便一次，面色苍白，肌肉消瘦，胃液亏损，冲脉上逆，脐上筑动，按之则冲手，诊其脉，沉细微弦，舌黄干燥。本证属膈食病，遂处以大半夏汤主之。

处方：制半夏15g，人参9g，蜂蜜30g。

针灸：中脘、足三里。灸中脘、足三里以壮胃气，散虚邪，引胃气下行，以利运行。

复诊：服3剂，灸2次，下燥屎数枚，现精神渐爽，已略能进饮食，遂改用归脾汤加味主之，并嘱食鸡、鸭汤之类，以助其药力。

处方：人参9g，白术9g，茯神9g，酸枣仁9g，龙眼肉9g，当归9g，黄芪12g，远志6g，木香5g，甘草5g，麦冬9g，五味子5g，生姜3片，大枣2枚。

针灸：双足三里、双手三里。灸足三里、手三里以壮元阳，每日灸1次。

三诊：服10剂，配合灸法，诸症均退，饮食增加，仍按原方主之，并配合针灸，每日灸1次。经调理36日，病得痊愈。

2. 噎膈

（1）患者：唐某，男，59岁，住砀山唐寨。

初诊：初起之时，饮食有不顺之感，继之则饮食不能下咽，每日只能饮稀粥少许，有时还饮后吐出，大便干燥较甚，七八日一次，形容憔悴，面色黧黑，日渐消瘦。本病属噎膈，处以参赭培元汤主之。

处方：高丽参15g，代赭石30g，山药24g，天花粉18g，天冬12g，桃仁9g，红花9g，土鳖虫15g，广三七（研细末冲服）6g。

针灸：中脘（补）、足三里（泻）。中脘以升清气，足三里以降浊气。

复诊：服 5 剂，胸部较前有舒适之感，食后吐止，能少进饮食，大便下燥粪 10 余枚，仍拟原方加味主之。

处方：高丽参 15g，代赭石 24g，山药 24g，天花粉 18g，天冬 12g，桃仁 9g，红花 9g，土鳖虫 15g，半夏 9g，广三七（研细末冲服）6g。

针灸：足三里。灸足三里以壮元阳，补脏腑之亏虚。

三诊：又服 4 剂，饮食能进，大便已转正常。停止汤剂，嘱咐羊奶，每服半杯，加入韭汁半匙，每日 3 次。针灸每隔日 1 次，取穴中脘、足三里。如此调理 40 日，病愈。

（2）患者：吴某，男，61 岁。

患者吞咽困难，每次饮食则感胸膈堵塞，每日只能饮稀粥少许，别物则不能下咽，现已患半年之久，经西医院检查诊断为食管癌。其脉沉涩，舌绛苔黄，大便干燥，10 余日方能解 1 次。本证属噎膈。因患者怕服汤剂，遂采用单方大蒜酒浸液试治。

处方：红皮大蒜（大的捣如泥）7 头，原酒 500mL，白糖 250g，将大蒜、白糖入于酒内浸 3 日，每服 50mL，日 3 服。

患者按以上单方服用两料，即吐紫黑色血条两条，吐后即渐能进饮食，仍按原方加活壁虎 7 条，熬水和酒浸液合服，又服两料，饮食已转为正常，大便亦正常，病愈。

3. 噎病

患者：李某，女，60 岁，住萧县所里。

初诊：病在初起时，饮食下咽有困难感觉，日甚一日，继则不能下咽，大便干燥，若少进饮食，则胸膈堵塞不下，脉沉弱，舌绛。此属噎病，治当养血润燥，遂处以左归饮加味主之。

处方：熟地黄 30g，山药 15g，山茱萸 15g，枸杞子 12g，当归 15g，生地黄 18g，炙甘草 9g，蜂蜜（冲服）30g。

针灸：内关、丰隆、阳陵泉。内关以清心胸郁热；丰隆、阳陵泉沉降润下、通涤肠胃。

复诊：服 5 剂，按上穴针 2 次，胸膈感有宽舒，大便下燥屎数枚，仍拟以养血润燥之剂主之。

处方：当归 24g，桃仁 24g，火麻仁 15g，大黄 9g，杏仁 9g，黑芝麻 15g，枳壳 6g，姜汁半茶匙，韭菜汁半茶匙，和服。

针灸：中脘、气海。灸中脘以壮胃气；气海以温下元，振元阳，回生气。

三诊：又服 5 剂，灸 2 次，已能进食，大便转正常。按上方继服 23 剂，前 10 剂量同上，后减至当归 15g，桃仁 15g，火麻仁 9g，黑芝麻 9g。配合针灸，间日按上穴，灸 1 次。如此调理，27 天病愈。

4. 阳虚反胃

患者：王某，女，44 岁，住萧县张集。

初诊：胃脘痛，食后次日即吐出，所吐之物，完谷不化，同时在吐时，有时吐白沫、心悸、四肢麻痹、形寒怕冷。诊其脉，沉细无力，舌苔白。本病为反胃，证属阳虚火衰，不能司转运化。治当理中补阳，遂处以桂附理中汤加味主之。

处方：肉桂 5g，附子 9g，党参 15g，白术 15g，炮姜 6g，半夏 12g，陈皮 9g，广木香 5g，丁香 5g，花椒 5g，生姜汁（冲服）半小杯。

针灸：中脘（补）、足三里（泻）。中脘以升清气；足三里引气下行，助中脘以利运行。

复诊：服药5剂，按上穴针2次，已不作吐，胸脘仍感不舒，遂处以六君子汤加味主之。

处方：林下党参15g，白术9g，茯苓9g，陈皮6g，半夏12g，砂仁5g，甘草6g，广木香5g，丁香5g，谷芽、麦芽各12g，焦山楂15g，水煎服。

针灸：足三里、手三里，以壮元阳，补脏真，益气养神。

三诊：服5剂，针2次，取穴同上，诸症均除，病愈。

四十一、痰 饮

（一）病因

痰和饮都是由津液变化而成，但两者的形态不同，稠浊的叫作痰，清稀的叫作饮。至于痰和饮的形成，前人认为痰属阳，饮属阴，痰因于热，饮因于湿。在痰的方面，又有五痰之名，如风痰属肝，热痰属心，湿痰属脾，燥痰属肺，寒痰属肾，这是以五脏来分类的。在饮的方面，又有四饮之名。如饮在肠间叫作痰饮；饮在胁下，叫作悬饮；饮在四肢肌表，叫作溢饮；饮在胸膈，叫作支饮。这是按症状和部位来分类的。总的来说，痰饮虽为同源，但分证论治是有区别的，这里根据临床习用的方法，简述如下。

（二）辨证治疗

1. 痰

（1）湿痰。

症状：面黄，肢体沉重，嗜卧，腹胀。其痰滑而易出。

脉象：脉缓。

治疗：可用二陈汤加枳术丸主之。夹虚的可用六君子汤，酒伤的加白豆蔻、干葛。

二陈汤：方见厥证。

六君子汤：方见疟疾。

（2）燥痰（又名气痰）。

症状：面白，气上喘促，洒淅寒热，悲愁不乐。其痰白如米粒，涩而难出。

脉象：脉涩。

治疗：可用利金汤去枳实、生姜，加玉竹、蜂蜜，或用燥痰汤亦可。

利金汤：桔梗、川贝母、陈皮、茯苓、枳壳、甘草、生姜，水煎温服。

燥痰汤：黄芩、旋覆花、浮海石、天冬、橘红、玄明粉、枳壳、桔梗、贝母、瓜蒌霜，水煎温服。

（3）风痰。

症状：面色青，胸胁满闷，便溺秘涩，时有躁怒。其痰清而多泡。

脉象：脉弦。

治疗：可用十味导痰汤，以浆水煎服，甚则用千缗汤加川芎、大黄。

十味导痰汤：半夏、陈皮、茯苓、甘草、生姜、胆南星、枳实、羌活、天麻、蝎尾，水煎服，临服加少许雄黄末。

千缗汤：半夏、皂角（去皮）、炙甘草、生姜，水煎服。

（4）热痰。

症状：面赤，烦热心痛，口干唇燥，时多喜笑。其痰坚而成块，或结如黏胶。

脉象：脉洪。

治疗：凉膈散加茯苓、半夏。

凉膈散：芒硝、大黄、甘草、黄芩、薄荷、栀子、连翘，共研粗末，加淡竹叶、白蜜，同煎温服。

方解：大黄、芒硝荡涤中焦实热，配合甘草使不致猛泻。黄芩、薄荷、连翘清散上焦实热，再加淡竹叶清热，引药上行。白蜜甘缓，使药力在膈间缓缓而下。所以凡膈间有实热，中焦燥实，症见烦躁口渴、目赤头眩、大便秘、吐血衄血等，用此方都能消除。

（5）寒痰。

症状：面黑，小便急痛，足寒而逆，心多恐怖。其痰有黑点而多稀，味咸。

脉象：脉沉。

治疗：可用桂苓丸加泽泻、车前子。若肾虚水泛为痰，可服用八味丸。

桂苓丸：肉桂、茯苓，共研细末，炼蜜为丸，每服1丸，沸汤送下（本案可用泽泻、车前子，煎汤送下）。

八味丸：即肾气丸，方见消渴。

2. 饮

（1）痰饮：其人素盛今瘦，水走肠间，沥沥有声，心下极冷，目眩短气，而用苓桂术甘汤。

苓桂术甘汤：茯苓、桂枝、白术、甘草，水煎分3次温服。

方解：白术健脾，茯苓渗湿，桂枝温阳，甘草益气，此正是用温药和之以祛除痰饮的方剂。

（2）悬饮：饮后水流在胁下，咳唾引痛，脉象沉弦，可用十枣汤。

十枣汤：芫花（熬或炒黑）、甘遂、大戟，各等分研末，再用大枣 10 枚，煎汤去枣，调服药末，平旦温服。不下，明日更加几分，得快下后，糜粥自养。

方解：芫花、甘遂、大戟都是攻逐水饮结聚的峻品，而且有毒，所以在用它们攻泻伏饮的同时，更配大枣以甘缓养脾，使邪去而正不伤。

（3）溢饮：饮水流于四肢肌表，当汗不汗，身体疼重，来势急而有热的，用越婢加术汤。若属于寒邪为甚，可用小青龙汤主之。

越婢加术汤：麻黄、石膏、生姜、大枣、甘草、白术，水煎服。

小青龙汤：麻黄（去节）、芍药、五味子、干姜、甘草、细辛、桂枝、半夏（洗），上 8 味，先煎麻黄，去上沫，内诸药，去滓，温服。

方解：麻黄、桂枝发汗解表，细辛、干姜温里行水，半夏祛水饮而平逆气，再配芍药、五味子收敛肺气，使得风寒与水饮皆除，而肺气不伤，此是除饮解表的良方。

（4）支饮：咳逆倚息，短气不得卧，其形如肿，用葶苈大枣泻肺汤。

葶苈大枣泻肺汤：方见风温。

凡饮留于胸肺，则喘满短气而渴；饮留于膈下，则心下悸，或背心寒冷；饮留于上下内外，则肢节痛，胁痛引缺盆。实者用控涎丹攻之，虚者用苓桂术甘汤温之。伏饮，膈满，喘咳，呕吐，寒热，腰背痛，身振瞤剧，用倍术丸加茯苓、半夏。

控涎丹：甘遂（去心）、大戟、白芥子等分为末，糊丸。临卧姜汤服 5~7 丸，或至 10 丸。

方解：本方治痰之本。痰之本是水与湿，得气火而成痰。本方大戟泻脏腑水湿，甘遂行经隧水湿，白芥子散皮里膜外之痰气，故有奇效。

倍术丸：白术（姜汁炒拌晒）、干姜（炮）、肉桂，研细末，炼蜜或六神曲糊和丸，每服二三十丸至七八十丸，食前温米饮或淡姜汤送下。

（三）医案

1. 痰饮

（1）患者：赵某，男，58 岁。

患者近半年以来胸胁胀满，脘部有振水音，经常呕吐清水及痰涎，虽口渴而不欲饮，每饮水后易吐，有时背部寒冷，头昏目眩，短气心悸，面色憔悴，形体消瘦，舌苔白滑，脉弦滑。本证系脾阳不振，水饮内停，致胸胁支满，脘部有振水音。有饮蓄于中，冲激上逆，致背部感寒，清阳不升，致头昏目眩。水饮上凌心肺，致心悸短气。本证当温阳利水，拟苓桂术甘汤合小半夏加茯苓汤主之。

处方：茯苓 25g，桂枝 15g，白术 15g，甘草 6g，半夏 12g，生姜 5 片，煎服。

上方服 5 剂，症除病瘥。

（2）患者：纵某，女，55 岁，住萧城。

初诊：恶寒身疼，咳吐稀痰，胸满，食欲不振，恶水而不欲饮，倚息不得卧，腹内少有胀痛，脉紧，无汗，舌苔白滑。处以小青龙汤主之。

处方：麻黄 3g，甘草 3g，桂枝 5g，白芍 3g，五味子 2g，干姜 3g，半夏 5g，细辛 2g，白豆蔻 2g，知母 2g，水煎服。

复诊：服 2 剂，全身俱见微汗，恶寒去，咳嗽大减，唯食欲不振，仍按原方加减主之。

处方：桂枝 5g，白芍 3g，五味子 1.5g，干姜 3g，半夏 5g，白豆蔻 2g，陈皮 2g，知母 2g，甘草 2g，水煎服。服后饮食增进，诸症悉退，病愈。

2. 热饮

患者：靳某，男，25 岁，住毛营村。

初诊：患咳喘急促，吐稀涎，音哑，面红目赤，烦躁不宁，口干唇燥，其脉洪数，右大于左。本证属热饮，遂拟麻杏石甘汤主之。

处方：麻黄 3g，杏仁 3g，石膏 10g，炙甘草 2g，沙参 3g，麦冬 4g，水煎服。

复诊：服 2 剂症减，但呼吸感有困难，倚息不得卧，似有支饮停膈，阻于肺气，不能下降，遂改处方为葶苈大枣泻肺汤主之。

处方：葶苈子 3g，大枣 5 枚，水煎服。

针灸：针刺十二井出血。

三诊：服后喘促得安，已能睡卧，仍处以麻杏石甘汤主之，服后诸症痊愈。

3. 悬饮

（1）患者：姜某，男，46 岁，住萧县郝店。

呕吐痰涎，时发时止，已半年，每咳唾更甚，转侧呼吸均能牵引胁痛，胁肋痛则感到胀满，气短息促，睡眠时只能偏卧于一侧，脉弦滑，舌苔白腻。本证属痰饮停膈，升降失常，致其胁痛。拟导痰平气之剂主之。

处方：香附15g，枳壳10g，白芥子12g，橘络6g，青皮6g，广木香6g，白豆蔻5g，控涎丹（冲服）2.5g。

按上方连服4剂，症除病愈。

（2）患者：杨某，男，37岁，住曲里铺。

患寒热咳嗽及胁痛半月之久，舌苔薄白，脉沉弦。本证系积留支饮，悬于胁下，所致胁痛。

处方：香附12g，旋覆花12g，紫苏子10g，陈皮10g，半夏15g，杏仁12g，茯苓10g，薏苡仁15g，降香10g，控涎丹（冲服）1.5g。

按上方连服6剂，病愈。

4. 溢饮肿胀

患者：吴某，男，41岁，住萧县吴庄集。

初诊：咳喘，胸膈胀满，痰滑易咯，痰多白沫，肢体沉重，下肢浮肿，小便短赤，喘促嗜卧，舌苔白，脉弦而紧。本证系水饮溢于四肢肌肉，脾肺之气输布失职所致。拟小青龙汤合五苓散主之。

处方：麻黄10g，桂枝15g，白芍12g，甘草6g，半夏15g，干姜10g，细辛3g，五味子10g，猪苓12g，茯苓12g，泽泻10g，白术10g，煎服。

针灸：水分、足三里。

复诊：上方服3剂，咳喘减，浮肿仍未全消，上方加附子 10g。

三诊：服 3 剂，喘咳大为减轻，肿胀全消，继处以六君子汤加味主之。

处方：党参 15g，白术 10g，茯苓 10g，甘草 6g，陈皮 10g，半夏 12g，桂枝 10g，款冬花 12g，生姜 3 片，大枣 3 枚，煎服。

按上方继服 3 剂，病愈。

5. 风痰

患者：段某，男，42 岁，住萧县洪河镇。

初诊：平素患有痰湿证，胸胁满闷，小便短赤，嗽清痰而不咳，因家事口角暴怒，痰涎壅盛以致昏迷而不知人，喉如曳锯，面色发青，苔白，脉弦。遂处以涤痰汤主之，以豁其痰。

处方：半夏 15g，陈皮 10g，茯苓 10g，甘草 5g，天南星 12g，皂角炭 3g，枳实 10g，羌活 3g，水煎服。

针灸：水沟、风府。

复诊：上药服 2 剂，自感较为舒适，喉间尚有痰鸣声，仍按原方主之，间服黑锡丹随汤拌服，每次 10g。

针灸：大椎、内关。

三诊：又继服 3 剂，诸症均退，处以苍术导痰丸，嘱咐常服。

处方：苍术 500g，黑芝麻 60g，共为细末，水泛为丸，每日早晚各服 1 次。1 料未服尽，病得痊愈。

6. 支饮

患者：黄某，女，46 岁。

患支饮已 5 年，遇寒即复发，咳逆喘息不得卧。因水饮上逆，肺气不降，致咳逆而喘。因水饮犯溢，面部浮肿，水谷不化精微，聚而成饮，致痰沫多而色白，舌苔白腻，脉弦涩。本证为寒饮内盛，阳气不振，治当发表温里，泻肺逐饮，处以小青龙汤加味。

处方：麻黄 10g，桂枝 10g，白芍 12g，干姜 10g，五味子10g，细辛 5g，半夏 12g，厚朴 10g，杏仁 12g，陈皮 10g，茯苓10g，甘草 6g，煎服。

按上方连服 6 剂，病情缓解，后拟香砂六君子汤丸，每服10g，日服 2 次，以善其后。

7. 停饮失眠

患者：刘某，男，53 岁。

初诊：病初起头痛寒热，经治疗服解表药后上症愈，遗有入夜不寐，现已六七日，嗽稀痰而不咳，彻夜不能眠，脉缓滑，舌苔白滑。本证系饮停中焦，令胃不和，以致不眠，处以半夏汤主之。

处方：半夏 8g，黄米 20g，水煎服。

复诊：服 2 剂后，已能安寐，唯饮食不进，遂处以半夏桂枝汤主之，以调其营卫，和其中阳。

处方：半夏 8g，黄米 10g，白芍 6g，桂枝 4g，炙甘草 1.5g，生姜 3 片，大枣 3 枚，水煎服。

上方连服 2 剂，饮食如常，病愈。

四十二、咳 嗽

（一）病因

前人认为，有声无痰谓之咳，有痰无声谓之嗽，有痰有声谓之咳嗽。形成咳嗽的病理，当然与肺的变化密切相关，所以有"肺为咳"之说。但是肌体各部是相互联系的，其他脏腑的病理变化在一定程度上也能够影响到肺，促使发生咳嗽。因此，《黄帝内经》上有"五脏六腑皆令人咳，非独肺也"的说法。至于引起咳嗽的原因，亦是多种多样的。但归纳起来讲，大致不出乎外感和内伤两个方面。因为肺主皮毛，又为五脏之华盖，一方面可以受到外邪的侵袭，另一方面也可以受到内因的刺激。所以前人常说，肺体属金，譬如钟然，钟非叩不鸣，风寒暑湿燥火六淫之邪，自外击之则鸣，劳欲情志，饮食炙煿之火，自内攻之则亦鸣。这是咳嗽病因的大略。

由于五脏六腑皆令人咳，又由于外感、内伤，亦能引起咳嗽，所以咳嗽一病牵涉是很广泛的。假如仅见咳止咳，必将穷于应付，疗效亦不会高。应该根据以上说法，在具体疾病中寻求咳嗽的根源，治其本病，则咳嗽自止。因此，这里介绍的只是咳嗽的一般情况，欲求全面掌握，还宜与有关方面，如外邪、内伤等各种病情密切联系。

（二）辨证治疗

1. 实证咳嗽

（1）外感咳嗽：风寒初起，头痛鼻塞，发热恶寒而咳嗽的，宜疏邪止咳，用止咳散或芎苏饮加减。

止咳散：桔梗（炒）、荆芥、紫菀、百部、白前、甘草、陈皮，共为细末，开水调下，食后临卧服。初感风寒，生姜汤调下。

芎苏饮：川芎、紫苏叶、枳壳、桔梗、前胡、半夏、云茯苓、木香、陈皮。

（2）火热咳嗽：脉数，烦渴欲饮，咽喉干痛，鼻出热气，音哑痰稠，宜泻火清金，用凉膈散去芒硝、大黄，加桔梗、瓜蒌皮、桑白皮之类。

凉膈散：方见痰饮。

（3）感湿咳嗽：脉细而缓，身体重着，骨节烦疼，或小便不利，宜宣表化湿，用麻黄加术汤主之。

麻黄加术汤：麻黄、杏仁、甘草、桂枝、白术，水煎温服，覆取微似汗。

（4）肺燥咳嗽：连咳痰不易出，或干咳无痰，治宜清燥止咳，用清燥救肺汤主之。

清燥救肺汤：方见秋燥。

（5）情志所伤：七情郁结，结成痰涎，肺道不利，因而咳嗽。治当理气化痰，可用四七汤加杏仁、桔梗。又上气呛咳胁痛，此为肝木乘肺，用四七汤加白芍、金橘。

四七汤：制半夏、茯苓、厚朴、紫苏叶，研成粗末，加生姜、大枣同煎。

方解：半夏除痰开郁，厚朴降气除满，紫苏宽中散郁，茯苓渗湿化痰，使郁结散，痰去气行。所以痰涎壅盛、呕吐和胀满疼痛等症皆能疏解。

2. 虚证咳嗽

（1）脾虚咳嗽：咳嗽多汗，食少便溏，此属脾虚，用五味异功散加桔梗，补脾土以生肺金。

五味异功散：方见痢疾。

（2）气虚咳嗽：内伤气虚，不能上输于肺，因而时嗽时止，其人面色黄白少神，脉亦虚微少力，宜补中益气汤去升麻、柴胡，加麦冬、五味子。兼肾水不足，咳而短气，可用前汤送下都气丸。

补中益气汤：方见中风。

都气丸：熟地黄（砂仁酒拌，九蒸九晒）、山茱萸（酒润）、山药、牡丹皮、茯苓（乳拌）、泽泻、五味子，研为细末，炼白蜜为丸，水泛亦可。

（3）肺胃虚寒：咳嗽，面白，吐白痰白沫，身无热，脉数。此属肺胃虚寒，若胸胁逆满牵引背痛，心腹冷痛，饮食即吐，宜用温肺汤。

温肺汤：人参、钟乳粉、半夏、肉桂、橘红、干姜（炮）、木香、甘草，清水煎。

（4）肺气虚寒：喘咳见血，皮毛焦枯，多年不愈，用钟乳补肺汤主之。

钟乳补肺汤：人参、麦冬、五味子、款冬花、紫菀、桑白皮、桂枝、钟乳石、白石英、糯米、大枣、生姜，水煎服。

咳嗽临床治疗一般原则：①治表者，药不宜静，静则流连不解，变生他病，忌寒凉收敛，当以辛甘散邪；治内者，药不宜动，动则虚火不宁，燥痒愈甚，忌辛香燥热，当以甘寒润肺。②新咳有痰者，属外感，随时解散；无痰者，是火热，只宜清之。久咳有痰者，燥脾化痰；无痰者清金降火。盖外感久则郁热，内伤久则火炎，俱宜开郁润燥。③暴咳不得卧为肺胀，可治；久咳不能左卧为肝绝，不能右卧为肺损，皆难治。久嗽脉弱者生，实大数者死。咳嗽脉浮为风，紧为寒，洪数为热，濡细为湿，迟涩肺寒，洪滑痰多。

（三）医案

1. 感冒咳嗽

患者：周某，女。

感冒发热无汗，已4日不退，日夜作咳，咳声不爽，体温39℃，饮食二便正常，头痛，舌苔薄腻，脉象滑数。证属风寒外袭，郁于上焦，肺气不能宣透所致。拟三拗汤加味主之。

处方：炙麻黄10g，杏仁12g，甘草6g，桔梗6g，陈皮6g，前胡12g，牛蒡子12g，蝉蜕10g，胖大海10g。

取麻黄发汗宣肺，牛蒡子、杏仁、前胡、蝉蜕清扬宣化，肺气得宣，诸症自平。按上方服2剂病愈。

2. 风寒兼湿咳嗽

患者：蒋某，女。

咳嗽已7日，咳嗽痰多，兼有胸脘作闷，脉象濡数，舌苔白腻。本证为湿在上焦，又感风寒之邪，肺气失于宣畅。治当疏散风寒，兼予燥湿祛痰，拟杏苏散加减。

处方：杏仁12g，紫苏叶10g，前胡12g，半夏10g，陈皮6g，茯苓10g，桔梗10g，枳壳10g，厚朴10g，苍术10g，甘草6g，薏苡仁20g，生姜3片，大枣4枚。连服3剂，症除病愈。

3. 肝火犯肺喘咳

患者：刘某，女，4岁。

患病已经有5天，经治疗不效。临床见咳嗽并喘，呼吸急促，惊悸，烦躁不安，手足颤动似抽，体温39.5℃，夜卧不安，口唇发绀，舌质深红，苔白或微黄，脉数。经西医诊断为肺炎。此属肝火犯肺，肺气不宣，肝风欲动之证。治当清热化痰制肺，平肝息风。

处方：桑叶12g，杏仁12g，前胡12g，金银花15g，麦冬6g，知母6g，钩藤10g，僵蚕6g，天花粉6g，蝉蜕6g，甘草6g，水煎分6次服。按上方连服3剂，病愈。

4. 风热咳嗽

患者：孙某，女。

患风热咳嗽已6日。现症见咳痰黄稠，咳而不爽，口渴，咽干而痛，身热，头痛，并有恶风，胸闷，有汗，舌苔薄黄，脉浮数。由于风热犯肺，肺失清肃，故咳痰黄稠。肺热耗津，致口渴，咽发干。风热夹湿蕴蒸，致胸闷汗出。邪客皮毛，故致恶风，身热。治当疏风清热宣肺，拟桑菊饮加味主之。

处方：桑叶12g，杏仁12g，桔梗10g，连翘12g，菊花12g，薄荷6g，薏苡仁25g，藿香10g，甘草6g，芦根30g，煎服。按上方连服 4 剂，症除病愈。

5. 热咳

患者：刘某，男，30 岁，住萧县祖庄。

烦渴引饮，咽喉干痛，鼻中时出热气，咳吐稠黏痰，舌尖红，苔薄黄，脉小而数。本证属肺热咳嗽，治当泻心清金，宜以清肺润喉主之。

处方：炙枇杷叶 10g，杏仁 12g，紫苏子 10g，麦冬 15g，款冬花 10g，知母 10g，桔梗 10g，浮海石 10g，黄芩 10g，栀子 10g，炙桑白皮 10g，煎服。按上方服 3 剂，病愈。

6. 外感咳嗽

患者：吴某，男，41 岁，住萧城。

初起头痛，微恶寒，身有微热，鼻塞声重，咳嗽频仍，诊其脉浮而微数，舌苔白，属外感咳嗽，治当疏邪止咳。

处方：紫苏叶 3g，杏仁 3g，桑白皮 3g，桔梗 3g，陈皮 2g，紫菀 3g，百部 3g，荆芥 3g，白前 3g，生姜 3 片，水煎服。按上方连服 2 剂，痊愈。

7. 杂感咳嗽

患者：欧某，男。

初诊：病初起时，恶寒发热，杂感混淆，身痛头胀，食欲不振，肺气不宣，致肢体不仁，咳嗽频作，寒从背起，舌苔白，脉弦。治宜苦辛温法，拟杏仁薏苡仁汤加减。

处方：杏仁 15g，薏苡仁 25g，桂枝 5g，生姜 5 片，厚朴 6g，苍术 10g，陈皮 6g，半夏 6g，防己 9g，蒺藜 9g，煎服。

针灸：曲池、委中、下廉。

复诊：服 2 剂，寒热去，咳嗽减轻，肢体渐趋活动，仍拟原方加滑石 12g。按上方继服 4 剂，病愈。

8. 久咳

（1）患者：陆某，男。

初诊：初起咳嗽痰多，并作呕吐，继之胸满隐痛，气促似喘，咳吐稀痰，食欲不振，苔白微腻，脉滑数。证属气郁痰凝，致久咳不已，拟顺气化痰之剂。

处方：柴胡 10g，杏仁 12g，半夏 10g，茯苓 10g，陈皮 10g，薄荷 12g，紫苏子 10g，旋覆花 10g，桔梗 6g，枳实 6g，制百部 25g，细辛 3g，五味子 10g，生姜 3 片，大枣 4 枚，煎服。

针灸：太溪、鱼际。

复诊：服 2 剂，咳嗽减轻，胸膈渐舒，仍拟原方加麦冬 12g，紫菀 10g，生姜 3 片，大枣 2 枚。

针灸：俞府、云门。

三诊：按上方继服 5 剂，咳止，食欲增多，后拟六味地黄丸，日服 2 次，每服 10g，以善其后。

（2）患者：周某，男，57 岁。

初诊：已有 7 年咳嗽病史，时发时止，每年至秋冬季节较甚，近由于受寒，病又复作，多咳少痰，每咳甚时则气急，夜夜难卧，周身酸楚不舒，纳差，口干舌红，脉滑。本证系平素肺热，痰恋肺络，复感寒邪，致肺宣肃失。治当宣肺散寒，拟三拗汤加味。

处方：炙麻黄 10g，杏仁 12g，甘草 6g，前胡 12g，黄芩 10g，炙桑白皮 12g，桔梗 6g，炙紫菀 20g，炙百部 20g，陈皮 6g，海蛤壳 20g。

复诊：服 5 剂后，咳嗽减轻，身酸痛未见减轻，舌仍红，肺气仍未清肃，仍按上方加贝母 10g。

三诊：服 3 剂后，咳嗽大减，身酸痛大减，舌尖红已消失，口不干。

处方：桑叶 12g，杏仁 12g，前胡 12g，炙枇杷叶 10g，炙紫菀 15g，炙桑白皮 10g，黄芩 10g，麦冬 10g，陈皮 6g，瓜蒌皮 10g，浮海石 15g，鹅卵石 10g。

又服 5 剂，诸症消除，病得缓解。

9. 下虚咳嗽

患者：邵某，男，24 岁。

初诊：咳嗽痰多，喉痛，声音嘶哑，乍寒乍热，自汗盗汗，气促似喘，腹鸣便溏，舌苔薄白，脉细弦而数。病属下损阴亏，治当从阴引阳，拟都气汤加味主之。

处方：熟地黄 25g，山药 12g，山茱萸 12g，茯苓 10g，泽泻 10g，牡丹皮 10g，五味子 15g，白参 12g，麦冬 12g，蛤蚧 20g，煎服。

针灸：俞府、云门。

复诊：上方服用 5 剂，寒热去，自汗盗汗基本止住。仍拟原方加牡蛎 30g。

三诊：服 10 剂，诸症均除，继处以麦味地黄丸，每服 10g，每日 2 次，以善其后，嘱服 1 个月。

10. 痰饮咳嗽

患者：张某，男，27 岁。

初诊：有咳喘病史，时发时愈，咳吐白黏痰，咳甚时则喘，夜难平卧，动或少劳即出汗。5 天前，因受寒引起复发，纳少神疲，舌淡苔白，脉细滑。本证属痰饮恋肺，感寒而发，肺失肃降。拟桂枝加厚朴杏仁汤加味。

处方：桂枝 10g，甘草 2g，厚朴 6g，杏仁 12g，紫苏子 12g，制紫菀 20g，陈皮 6g，前胡 12g，浮小麦 25g。

复诊：上方服 4 剂，咳喘减轻，仍痰黏不爽，汗止，已能平卧，食增，仍原方加减，上方减去厚朴，继服 5 剂，咳喘缓解。

四十三、哮　证

（一）病因

哮证是一种比较顽固的疾病，往往可以伴随终身。这种病的形成大都在儿童时期。其致病原因较多，如病后留邪，或过嗜甜咸等。它的类型亦有多种，如冷哮、热哮、实哮、虚哮等。每遇天气转变，或甜咸多食，即促其加剧。

哮与喘在某些地方似乎相类，所以有时就把它们合并讨论。其实这两个病，在症状上是有不同之处的，主要区别在于哮是以声响言，喘是以气息言。所谓哮者，气为痰阻，呼吸有声，出纳升降失常，嘶哑作焉。同时，哮证有时可以兼喘，而喘证则不多兼哮。以上是哮证的大略情况。

（二）辨证治疗

1. 冷哮

遇冷则剧发，治法有二：一属内外皆寒，宜温肺以劫寒痰，用冷哮丸，并以三建膏护肺俞最妙。一属寒包热，宜散寒以解郁热，用越婢加半夏汤。

三建膏：天雄、川乌、川附子、肉桂心、肉桂、桂枝、细辛、川椒、干姜，麻油熬加铅丹，摊贴肺俞。

越婢加半夏汤：麻黄、石膏、生姜、甘草、大枣、半夏，先煎麻黄去上沫，再入诸药煎，温服。

2. 热哮

当暑月火盛，痰吼喘逆，用桑白皮汤或白虎汤加苓枳瓜蒌霜。

桑白皮汤：桑白皮、黄芩、黄连、杏仁、贝母、山栀、半夏、紫苏子、生姜，水煎服。

白虎汤：方见暑病。

3. 实哮

新病，喉如水鸡声。用百部、炙甘草、桔梗、半夏、陈皮、茯苓等药，有效。

4. 虚哮

久病，喉如鼾声。用麦冬、桔梗、甘草煎服，有效。此煎剂内，冷哮加干姜，热哮加玄参。又盐哮、糖哮，皆属虚哮。盐哮前方加饴糖，酒哮加柞木，糖哮加佩兰，再用海螵蛸火煅研细末，黑砂糖拌匀调服。

5. 其他

遇厚味而发哮的，应消其食积，则肺胃自清，用清金丹。

清金丹：莱菔子（炒研）、猪牙皂角（烧存性），共为细末，姜汁调，蒸饼为丸，绿豆大，每服50丸，沸汤或枳实汤下。

几个单方介绍：

（1）用胡椒49粒，入活虾蟆，盐泥煅存性，卧时分3次醇酒服之，赢者分五七次（即5~7天服），用之有效。

（2）信石（绢包）和黄连同煮，水干为度，后用石中黄、鹅不食草、江西淡豆豉，研细末为丸，绿豆大，每3~5丸，用温开水送下。

以上两方，可用于寒哮，对于内有伏热者，绝不可误服。

（3）雄猪睾丸，用箬裹住，置煻火中煨熟，任吃有效。

上方治哮证有效。

（三）医案

1. 冷哮

患者：李某，男，65岁，住萧县李台子。

初诊：患哮证，每遇寒时，病即发作，发作时吼如水鸡声，呼吸极感困难，脉沉细无力，舌苔白。证属冷哮，治当温肺散寒，以解郁热，处以越婢加半夏汤主之。

处方：麻黄18g，石膏24g，甘草6g，半夏15g，生姜3片，大枣5枚，水煎服。并兼用张氏三建膏贴肺俞。

复诊：服2剂，呼吸稍感舒适，唯哮吼仍然不减，即改用祛寒痰之冷哮丸主之。

处方：淡豆豉30g，白砒霜（煅黄）3g，糯米饭9g，打糊为丸，如卜子大，每服7粒，凉开水送服。

三诊：服用10日，哮吼大减，仍按上方服用，量由7粒减至3粒。继服10余日，呼吸正常，哮吼全除。后每遇寒时发作亦极轻，复服此丸即愈。

2. 热哮

患者：靳某，男，17岁，住萧县毛营村。

初诊：因夏伤于暑，引起发热，气促发喘，吼如水鸡声，口渴，面红耳赤，脉濡数，舌苔白。此属热哮，处以加味白虎汤主之。

处方：知母 12g，石膏 60g，甘草 9g，粳米 15g，玄参 9g，桔梗 9g，黄芩 9g，麦冬 9g，水煎服。

复诊：服 2 剂，热去哮亦减轻，仍有喘促，按原方加味主之。原方加桑白皮 9g，杏仁 9g，紫苏子 9g，水煎服。

按上方继服 2 剂，诸症消失，病愈。

3. 实哮

患者：陈某，男，14 岁，住萧县杨楼。

初诊：哮证，喉如曳锯之声，在结喉两旁，有青筋突起似葱管状，脉沉取无力。此属过食生冷，痰涎壅塞，致成哮吼，处以顺气降痰剂主之。

处方：桔梗 9g，麦冬 9g，甘草 6g，紫苏子 9g，杏仁 9g，半夏 6g，陈皮 6g，茯苓 9g，百部 9g，水煎服。

复诊：服 2 剂，效果不太显著，遂改用单方治之。

处方：用活蝙蝠 3 个，去身留头，香油炸至焦酥，研为细末，分 3 次白水送服。

三诊：服 1 剂后，顿感减轻。继服 1 剂，病愈。

4. 虚哮

患者：贺某，男，27 岁，住萧县后毛场村。

初诊：因童年时吃盐过多，得哮证，时发时止，每发作时呼吸则感困难，喉如鼾声，脉沉细微数，舌苔白。证属盐哮，治当开肺理气，处以加味甘桔汤主之。

处方：桔梗15g，甘草6g，麦冬15g，沙参9g，玉竹15g，饴糖（分2次冲服）30g。

针灸：肺俞、中脘、丰隆。灸肺俞，镇喘降逆；中脘、丰隆和中降痰，而定哮吼。

复诊：服5剂，配合针灸2次，穴位同上，呼吸感舒，吼声亦减，继处以噙化丸主之，令其常服。

处方：川贝母（米炒）30g，橘红（蜜炒）15g，沙参15g，紫苏子（蜜水炒）15g，薄荷3g，五味子（蒸）5g，上药共为细末，用冰糖84g同捣为丸，如龙眼核大，不拘时口含1丸，任其自化。

服用2料，配灸法共14次，痊愈。其间忌食肥腻食物及烟酒40天。

四十四、喘 证

（一）病因

喘证是一种因气逆而表现为呼吸急促的疾病，有的并发于其他疾病，有的时发时止，可以持续终身。引起本病的原因，涉及外感和内伤，主要在于肺肾二经。因肺为气之主，肾为气之根，肺主出气，肾主纳气，阴阳相交，呼吸乃和。若出纳升降失常，斯喘作矣。前人把喘证分为虚实两大纲领，以在表为实，在里为虚，在肾为虚，在肺为实。

（二）辨证治疗

实喘之证，其来骤，脉实，其人强壮，其喘则肺胀气粗，声高息涌，膨膨然若不能容，唯以呼出为快。虚喘之证，其来徐，但得引长一息为快。以此辨别，庶不致误。

1. 实喘

（1）咳嗽气喘，恶寒发热无汗，头痛身疼，不渴，寸脉沉伏，舌白。

病机：此为寒邪郁于太阳，痰气交阻于肺。

治疗：治宜辛温解表，可用小青龙汤主之。

小青龙汤：方见痰饮。

（2）咳嗽气喘，心烦口渴，脉来沉数，苔白或微黄。

病机：寒邪包热，壅阻于肺。

治疗：外散风寒，内清郁热，可用麻杏石甘汤主之。

麻杏石甘汤：方见风温。

（3）咳嗽口干，五心烦热，口渴引饮。

病机：此为火邪在肺。

治疗：宜用泻白散加知母、黄芩，以泻肺火。

泻白散：桑白皮、地骨皮、甘草、粳米，水煎服。

方解：桑白皮泄肺中邪气，除痰止嗽；地骨皮泻肺中伏火，凉血退蒸；甘草泻火益脾；粳米清肺补胃，并能泄热从小便出。因此本方治疗肺火蒸热，喘嗽气急，有良效。

（4）喘不得卧，胸膈满闷，喉中有痰声，脉滑有力。

病机：此为痰饮内阻，肺气不降。

治疗：治宜泻肺行痰，可用葶苈大枣泻肺汤。

葶苈大枣泻肺汤：方见风温。

（5）咳嗽久不愈，痰多稠黏，咯吐困难，胸膈满闷，大便难，脉滑，苔厚。

病机：治宜泄化，可用小萝皂丸。

小萝皂丸：莱菔子60g，皂角15g，瓜蒌仁30g，天南星30g，海蛤粉30g，研细末为丸。

（6）咳嗽气急，痰涎壅盛，胸膈满闷。

病机：此为虚阳上攻，气不下降所致。

治疗：治宜降气化痰，可用苏子降气汤。

苏子降气汤：紫苏子、制半夏、前胡、厚朴、陈皮、甘草、当归、沉香、生姜，水煎服（有沉香易肉桂者）。

方解：紫苏子降气平喘，配合半夏、厚朴、陈皮、前胡以下气化痰，降逆散痞，而治上盛。当归和血，甘草益气调中，再加沉香或肉桂引上攻的虚阳下行，并且能温补肾阳而治下虚。所以本方是治疗肾阳素虚，虚阳和痰涎壅积而引起咳嗽气喘的良方。

（7）若膈有痰热胶固，外有风寒束表，以致气喘声粗，治宜散寒热，降气化痰，可用定喘汤主之。

定喘汤：麻黄、半夏、款冬花、桑白皮、紫苏子、白果、黄芩、杏仁、甘草，水煎服。

方解：本方用麻黄解散风寒，宣肺平喘；紫苏子、半夏、杏仁降气化痰；桑白皮泄肺中壅气；款冬花润肺利痰；黄芩清热；甘草和中。故本方能使肺中风寒解散，壅塞宣通，痰热得泄，于是哮喘可平。本方配伍特点还在于用温涩的白果，既散肺中之寒，又能收敛肺气，与麻黄配合使发中有收，收中有发，解邪而不伤气，所以是定喘良剂。

2. 虚喘

（1）若呼吸困难，自丹田以上气道阻塞不通，提不能升，咽不能降，呼吸不能接续，此为肾不纳气，宜用六味丸去牡丹皮、泽泻，加牛膝、五味子、补骨脂、核桃仁，以摄纳肾气。如气虚，脉微，汗大出，可合生脉散以益气敛汗。

六味丸：方见消渴。

生脉散：方见秋燥。

（2）若身动即喘，足冷面赤，脉微弱，此为真元亏惫，下虚上盛，可用肾气丸加核桃仁、五味子等温纳肾气，甚则用黑锡丹以镇之。

肾气丸：方见消渴。

黑锡丹：方见中风。

（3）若喘嗽乏力，此为肺肾俱虚，宜用人参 3g，核桃仁（连皮蜜炙）3 枚，煎汤服之。

（三）医案

1. 风寒喘证

（1）患者：杨某，男，52 岁。

初诊：患者素有咳喘，因受寒邪，恶寒发热，头痛鼻塞，气促鼻塞发喘，咳嗽频仍，痰作欲吐，气喘倚息不得卧，舌苔白滑，脉沉紧。本证属寒邪侵肺，肺气不宣，以致咳喘，治宜温散寒邪，宣通肺气，拟小青龙汤加味主之。

处方：麻黄 10g，桂枝 10g，白芍 10g，半夏 10g，干姜 10g，紫苏子 10g，细辛 3g，五味子 10g，厚朴 10g，杏仁 10g，甘草 6g，橘红 10g。

复诊：服 2 剂后，喘咳大减，已能平卧，舌苔均正常，但喘未全平，遂易桂枝加厚朴汤主之。

处方：桂枝 12g，白芍 10g，炙甘草 6g，厚朴 10g，杏仁 12g，生姜 3 片，大枣 4 枚。

连服 2 剂，咳喘均除，病得缓解。

（2）患者：卢某，男，69 岁，住芦花村。

气喘，脉滑数，舌苔白。本病系风寒袭表，阻塞肺气而成，症见咳逆上气，证属表实证，非是内虚，治宜宣肺散风邪，以续命汤加减。

处方：桂枝 3g，麻黄 3g，炮姜 3g，当归 3g，野党参 3g，甘草 2g，石膏 4g，杏仁 4g，川芎 2g，水煎服。

针灸：合谷、复溜。

2. 郁热喘证

患者：张某，男，4 岁。

风寒在表，致肺有郁热，喘逆，汗出，口渴，烦闷不安，身热已两天未退，气急而鼻翼扇动，舌苔薄白，脉数。本证系邪热过盛，病势急，治当宣肺泄热平喘，拟麻杏石甘汤加苏前饮主之。

处方：麻黄 6g，杏仁 12g，甘草 6g，紫苏子 10g，前胡 12g，赤芍 6g，连翘 10g，桔梗 6g，川贝母 6g，冰糖 30g，水煎分两汁，放在一起分 6 次服。

按上方连服 2 剂，症除病瘥。

3. 气闭喘满

患者：林某，男，19 岁，萧县中学生。

初诊：突患喘息胸满，继则周身肿胀，肤色光亮，按之则陷而不起，痰鸣噜噜，大便闭，小便短赤，脉弦实，苔白而滑。证属溢饮犯肺，肺气闭塞，呼吸不畅，发为喘满。治宜疏水泻肺，处以葶苈大枣泻肺汤主之。

处方：葶苈子 10g，大枣 15 枚，先煎大枣两沸，去枣入葶苈子再煎，顿服，每日 1 剂。

针灸：风门、水分、足三里。

复诊：服后大小便皆通利，喘胀均减，仍处原方主之。

针灸方案同上。

三诊：服后喘消，腰以上肿胀消退，唯下肢肿胀不消，遂改处以加味五皮饮主之。

处方：茯苓皮 5g，大腹皮 5g，生姜皮 3g，五加皮 4g，地骨皮 4g，姜黄 3g，木瓜 5g，水煎服。

针灸：三阴交。

按上方服 3 剂，水尽肿消，症除病愈。嘱咐患者忌食盐，注意节食。

4. 痰浊喘证

患者：卢某，男，58 岁，住卢庄村。

初诊：近年来喘咳，痰多而黏腻，咳吐不爽，每咳时引起胸部疼痛，胸中满闷不舒，有时呕恶，并有便秘等症状，脉滑，舌苔白腻。本证系痰浊上涌于肺，致肺气不得宣畅，因而咳嗽痰多。肺实喘满，咳引胸痛，咳痰不爽，痰浊上逆致喘呕。肺气不降，所以便秘。本证属痰浊内蕴，治当祛痰宣肺平喘，拟二陈汤合三子养亲汤加味主之。

处方：半夏 12g，陈皮 10g，茯苓 15g，紫苏子 10g，白芥子 12g，厚朴 10g，杏仁 12g，甘草 6g。

复诊：服 3 剂后，诸症均减，唯呕恶、便秘尚存，仍按原方加葶苈子 25g。继服 2 剂，症状均除，病愈。

5. 肺热咳喘

患者：张某，男，46 岁，住徐新庄。

病已 6 日，初起发热，咳引胸痛，气逆上呛，肌肤热，气喘不得卧，咳吐黏痰，口苦不思饮食，口渴喜饮，小便短赤，大便秘结，六脉洪大，右寸大于左。证属肺移热于大肠，致大便秘。

处方：枇杷叶 15g，麦冬 12g，瓜蒌 30g，紫苏子 10g，杏仁 10g，款冬花 12g，紫菀 15g，桔梗 6g，知母 12g，黄芩 12g，天花粉 12g，玄参 20g，甘草 6g，川贝母 3g。按上方连服 3 剂，症除病解。

针灸：合谷、曲池。

6. 胃热喘咳

患者：张某，男，38 岁。

由于前 10 天来一直服用温燥药，致使胃腑积热，迫肺发喘。现症见咳嗽喘促，咯粉红色痰，胸中刺痛不得仰卧，大便秘结，小便短赤，舌绛苔少，脉数有力。证属胃热迫肺，肺失清肃之权，治节不行，致母子同病，治宜清胃肃肺，以化痰为主。

处方：钟乳石 25g，知母 12g，制紫菀 15g，天冬 12g，瓜蒌仁 12g，浮海石 12g，葶苈子 12g，石韦 30g，紫石英 30g，石膏 60g，款冬花 10g，郁金 10g，莱菔汁 1 杯，竹沥（冲服）1 茶匙，水煎服。按上方服用 3 剂，症除病瘥。

针刺：肩髃、曲池。

7. 肺燥发喘

患者：吴某，男，20 岁。

初诊：患咳嗽胁痛已经 5 天，烦躁不眠，喘息不得卧，痰中带血，四肢骨节烦痛，筋惕肉瞤，心悸，舌色紫绛，脉右甚于左。证属肺燥咳喘，治宜清燥润肺，拟清燥救肺汤加减主之。

处方：桑叶 15g，石膏 25g，太子参 12g，火麻仁（炒研细）10g，杏仁 10g，枇杷叶 6g，麦冬 10g，青果 10g，瓜蒌皮 10g，葶苈子 10g，芦根 30g，甘草 6g，玄明粉（分 2 次冲服）6g。加服安宫牛黄丸4丸，分4次送服。

针灸：曲池、阳陵泉。

复诊：服2剂后，热解喘平，继以养阴清肺之法，以善其后。

处方：沙参15g，玉竹25g，山药15g，石斛10g，生地黄12g，玄参12g，麦冬12g，水煎服。

服2剂，诸症全除，病愈。

8. 肺虚喘证

患者：魏某，女，36岁。

初诊：面白憔悴不荣，喘促短气，语言无力，神情疲惫，咳声低弱，自汗畏风，咽喉不利，口干面红，舌质淡红，脉细软弱。因卫外不固，故自汗畏风，肺阴虚则咽喉不利，口干面红。本证系气阴两虚之证，治宜益气定喘，拟生脉散加味主之。

处方：太子参15g，麦冬15g，五味子10g，沙参20g，玉竹25g，浙贝母10g，山药15g，生地黄12g，甘草6g，黄芪30g，地骨皮12g。

复诊：服4剂后，诸症均感减轻，精神渐爽，口已不干，但自汗仍存，遂上方加龙骨25g，牡蛎30g，白术10g。继服4剂，病情缓解，喘平。

9. 肾虚喘证

患者：秦某，男，65岁。

初诊：形瘦神疲，肢冷面青，喘促日久，呼多吸少，动则喘息更甚，气不得续，汗出，舌质淡，脉沉细。肾为气之根，下元不固，因而气不摄纳，致呼多吸少，动则喘息更甚，气不得续。

肾阳衰，卫外之阳不固致汗出。由于阳气不能温养于外，致使肢冷面青。本证为阳气衰弱之证，治宜补肾纳气，拟金匮肾气丸加味主之。

处方：熟地黄 25g，山药 12g，山茱萸 12g，茯苓 10g，泽泻 10g，牡丹皮 10g，附子 10g，肉桂 10g，人参 12g，五味子 12g，补骨脂 12g，核桃仁 10g，蛤蚧 15g。

复诊：上方服 10 剂，诸症均减，按原方继服 15 剂，病得缓解，精神渐爽，喘平。嘱服金匮肾气丸，早晚各服 10g，以善其后。

10. 寒饮发喘

患者：李某，女，20 岁，萧县梅中学生。

初诊：患喘证，倚息不得卧，面目浮肿，自汗，心下坚硬，月经闭止已经 2 年余，脉浮而弦，舌苔白滑。本证系旧有痰饮，复感寒邪，寒邪痰饮相搏，致喘息不得卧，治宜散寒逐饮。

处方：麻黄 3g，紫苏子 3g，炙桑白皮 3g，半夏 5g，杏仁 3g，厚朴 2g，干姜 2g，水煎服。

复诊：服 2 剂，喘咳基本消失，已能安卧，唯心下坚硬不见消，拟原方加减主之。

处方：半夏 5g，杏仁 3g，桑白皮 3g，紫苏子 3g，厚朴 2g，干姜 2g，金橘 3g，槟榔 3g，沉香 1g，六神曲 3g，水煎服。

按上方连服 6 剂，病痊愈。

11. 痰喘

患者：孔某，男，40 岁，住萧县杜马庄。

初诊：恶寒，喘息，呕吐痰涎，其脉弦滑，舌苔白而腻。本病系内有蓄痰，外感风寒，表里同病，治宜两解之法，处以小青龙汤主之。

处方：麻黄3g，白芍3g，细辛1.5g，干姜3g，炙甘草3g，桂枝3g，五味子1.5g，半夏4g，水煎服。

复诊：恶寒喘息俱去，唯痰喘宿疾未解，遂处以苓桂术甘汤合二陈汤主之。

处方：茯苓4g，桂枝3g，白术3g，甘草2g，半夏4g，陈皮4g，生姜3片，乌梅1个，煎服。

三诊：服后无显著变化，复改用定喘汤主之。

处方：炙麻黄3g，紫苏子3g，杏仁3g，桔梗3g，半夏4g，陈皮3g，桑白皮3g，款冬花3g，黄芩3g，五味子1g，细辛1g，白果10个，甘草1g，生姜5片，水煎服。服3剂后，病愈。

12. 湿邪内蕴致喘

患者：林某，男，39岁。

初诊：病初起恶寒发热，咳嗽气喘，倚息不得卧，痰中有时带血，大便不爽，小便短赤，面黄身肿，舌色紫绛，脉两寸沉涩。本证系湿邪内蕴，阻遏机窍，气机不宣，升降失常所致，拟蠲饮六神汤加减主之。

处方：半夏12g，茯神12g，陈皮6g，旋覆花10g，郁金10g，杏仁12g，枇杷叶10g，木通6g，沉香3g。

复诊：服2剂后，气喘稍平，大便已通，小便量增多，仍原方加减。

处方：半夏12g，茯神12g，旋覆花10g，郁金10g，杏仁12g，桔梗6g，紫苏子10g，木通6g，沉香3g，煎服。

三诊：上方服3剂，喘已大减，已能安卧，唯浮肿未消，胸部喜按，胁痛，易旋覆花汤加味主之。

处方：旋覆花 12g，茜草 10g，葶苈子 6g，丹参 15g，牡丹皮 10g，琥珀 6g，沉香 5g，煎服。

按上方服 3 剂，喘平肿消，症除病瘥。

13. 肺肾虚喘

患者：张某，男，62 岁，住庙街村。

素有咳喘病史已 10 余年，西医诊断为慢性喘息性支气管炎，每感冒或者劳累即诱发其发作。现症见咳嗽气喘，不能平卧，动则气喘，咳吐稠痰，舌苔薄白，脉沉细而滑。本证宜肺肾同治，标本兼顾，拟保元汤合生脉散加味。

处方：黄芪 30g，党参 15g，肉桂 10g，炙甘草 6g，麦冬 12g，五味子 10g，麻黄 10g，附子 10g，枸杞子 25g，葶苈子 12g，大枣 10 枚，煎服。

按上方连服 15 剂，病情得以控制。将上方改为丸剂，早晚各服 10g，以善其后，予以巩固疗效。

四十五、肺 痿

（一）病因

肺痿就是指肺叶枯萎。此病起病原因或从汗出；或从呕吐；或从消渴，小便利数；或从便难，又被快药下利，重亡津液所致。盖津枯液燥，则肺热于痿，清肃之令不行，水精四布失度，津液留贮胸中，得热煎熬，变为涎沫，侵肺作咳，唾白如雪，细末稠厚，即成肺痿。

（二）辨证治疗

肺痿久嗽气虚，热在上焦，发热自汗，口吐浊沫，或唾红丝脓血，宜用举肺汤、玄参清肺饮。

举肺汤：桔梗、甘草、天冬、竹茹、阿胶、沙参、贝母、百合。

玄参清肺汤：玄参、柴胡、陈皮、桔梗、茯苓、麦冬、薏苡仁、人参、甘草、槟榔、地骨皮，加童便1小杯冲服。

（1）若咳声不扬，动则气喘，津液枯燥，则当补气血，生津液。佐以止嗽消痰之类，如人参、玉竹、五味子、阿胶、白芍、麦冬、熟地黄、紫菀、川贝母、杏仁。

（2）若火盛津伤，咳逆气喘，宜用清燥救肺汤主之。

清燥救肺汤：方见秋燥。

（3）如见往来寒热，自汗烦渴，午后潮热，可用紫菀汤加牡丹皮、银柴胡、地骨皮。

紫菀汤：炙甘草、紫菀、桑白皮、桔梗、杏仁、天冬、竹茹。

（4）若痰涎唾多，心中温温液液，宜用炙甘草汤主之。

炙甘草汤：炙甘草、生姜、桂枝、人参、阿胶（蛤粉炒）、麦冬、火麻仁、生地黄、大枣，水酒各半煎，内阿胶烊化服。

方解：人参、炙甘草、大枣甘温益气，生地黄、麦冬、阿胶滋养营血，火麻仁甘润补血，桂枝通阳，生姜温胃，于是合成一张能够补益气血，滋阴和阳而复脉的方剂。

肺痿总以养肺阴，补气血，清金降火为主要治则。若肺痿症见张口短气，则病属危候；肺伤咯血，喉哑失音，则病属不治。

（三）医案

1. 久咳骨蒸

患者：杜某，女，23 岁。

初诊：患者经徐州市第二医院确诊为浸润性肺结核。现症见午后发热，少有恶寒，两颧潮红，潮热盗汗，心烦失眠，烦躁善怒，喘咳，反复咯血，声嘶，舌质红绛，脉象细数。本证因阴不恋阳，热迫液泄，故两颧潮红，潮热盗汗；由于心肝火旺，致心烦失眠，烦躁善怒；燥火伤肺，致喘咳、咯血、胁痛、声嘶。舌质红绛，脉细数，纯属阴虚火旺之象。治宜滋阴清火，潜阳安神，拟秦艽鳖甲汤加减。

处方：银柴胡 10g，知母 10g，秦艽 10g，青蒿 10g，鳖甲 25g，百部 30g，沙参 15g，五味子 6g，白及 12g，乌梅 10g，夏枯草 25g，生龙骨 25g，牡蛎 30g，地骨皮 15g，当归 15g，黄芪 15g，水煎服。

针灸：太溪（补）、鱼际（泻）。

复诊：上方服 10 剂，潮热盗汗除，心烦失眠亦减，唯咳嗽咯血仍作。易百合固金汤加减主之，原方加沙参、麦冬。

针灸：内关、三阴交。

处方：百合 25g，熟地黄 25g，生地黄 15g，麦冬 12g，白芍 12g，贝母 10g，玄参 12g，百部 30g，白及 12g，甘草 6g，桔梗 6g，仙鹤草 15g，三七 3g，煎服。

三诊：上方服 15 剂，诸症已基本消失，精神已爽，潮热退，饮食增加，继处以月华丸，嘱服两月，以善其后。月华丸加味能滋阴降火，消痰祛瘀，止咳定喘，保肺平肝，清风热，杀虫，为治阴虚发咳之好药。

处方：天冬 30g，麦冬 30g，生地黄 30g，熟地黄 30g，山药 45g，百部 60g，沙参 45g，川贝母 25g，阿胶 30g，茯苓 25g，三七 15g，白菊花 25g，白及 30g，五味子 10g，山茱萸 15g，牡丹皮 3g，桑叶 25g，泽泻 10g，共为细末，炼蜜为丸，早晚各服 10g。

2. 久咳肺痿声嘶

患者：孙某，男，23 岁。

初诊：咳嗽痰多，声不扬，午后发热，自汗，头痛眩晕，经徐州市第二医院确诊为浸润性肺结核，脉左弦细，右虚濡。治宜退热止咳化痰，处以枇杷叶汤主之。

处方：炙枇杷叶 15g，冬虫夏草 6g，白果 9g，地骨皮 12g，五味子 3g, 白及 9g, 蛤蚧 15g, 竹沥（冲服）1 茶匙。

针灸：巨骨，以开胸镇咳降逆，宣利肺气。

复诊：服 5 剂，按上穴针 2 次，热汗均减，咳嗽亦轻，仍拟原方加味主之，加麦冬 9g，五味子 6g，姜汁（冲服）半茶匙。

针灸：俞府、云门。君俞府降冲逆之气，理肾气之源；佐云门开胸顺气，导痰理肺。

三诊：服 5 剂，按上穴针 2 次，症减退。继上方连服 15 剂，病愈出院。

3. 咳喘肺痿

患者：王某，男，44 岁，住萧县毛营子。

初诊：午后少有恶寒发热，自汗，频咳，喘促，胸膺偏左隐痛，食欲不振，经西医确诊为浸润性肺结核，脉弦细无力，苔白。治当滋肾保肺，处以百合固金汤加减主之。

处方：百合 9g，生地黄 9g，熟地黄 9g，麦冬 9g，川贝母、当归、桔梗各 6g，白芍、玄参、阿胶珠各 6g，五味子 2g，水煎服。

针灸：俞府、云门。补俞府，以理肾，降冲逆之气；泻云门，以开胸顺气，导痰理肺，标本兼施。

复诊：服 5 剂，脉弦象去，舌象仍同上，咳喘均减，胸痛已消失，仍按原方主之，针灸同上。

三诊：又服 5 剂，诸症均大为减轻，脉已缓和，寒热已退，拟理肾气之源，方处以参麦六味汤主之。

处方：熟地黄 24g，山药 12g，山茱萸 9g，茯苓 9g，牡丹皮 6g，泽泻 6g，沙参 15g，麦冬 9g，五味子 3g，水煎服。

按上方又服 5 剂，愈。

4. 气虚肺痿

患者：杨某，男，41岁。

初诊：患肺痿咳嗽已年余，经治均未收效。现症见午后热，咳嗽，自汗，肢痿不能举动，动则喘促不安，脉虚数，舌白，颜面苍白。此为热在上焦，证属久咳气虚致痿，治当滋阴降火，处以加味知柏地黄丸主之。

处方：熟地黄24g，山药12g，山茱萸9g，茯苓9g，牡丹皮6g，泽泻6g，知母6g，黄柏6g，龙骨24g，牡蛎24g，枸杞子9g，麦冬9g，五味子3g，水煎服。

复诊：服9剂，热退汗止，咳嗽亦大为减轻，仍按原方加减主之。

处方：熟地黄24g，山药12g，山茱萸9g，茯苓9g，牡丹皮6g，泽泻6g，百合6g，款冬花9g，麦冬9g，五味子3g。

三诊：又服10剂，咳嗽止，精神渐爽，脉象仍微数，食欲仍不振，遂改处以五味异功散加味主之。

处方：人参12g，白术9g，茯苓9g，炙甘草6g，陈皮9g，黄芪24g，生姜3片，大枣2枚，水煎服。连服5剂，病愈。

5. 久咳肺痿

患者：孙某，男，22岁，住萧县梧桐村。

于上海某医院确诊为肺结核，曾注射链霉素、服异烟肼皆收效不甚显著。症见午后发热，自汗，手心烦热，面色黧黑，咳嗽，痰中带泡沫，脉沉细数，舌白。遂处以人参养荣汤加味主之，加服百部炒膏。

处方：人参6g，炙黄芪6g，当归6g，肉桂6g，白术6g，陈皮6g，炙甘草6g，白芍9g，熟地黄5g，五味子5g，茯苓5g，远志3g，蛤蚧15g，生姜3片，大枣2枚，水煎，食前服。

另百部炒膏处方：百部250g，水4L。将百部熬数十沸后用细布滤过，再将药渣用布包好，用水3L，煎10沸取汁，将两汁合一起，慢火熬膏，如糖稀状，每饭前用白水搅匀服2汤匙。

针灸：鱼际、太溪、巨骨。鱼际泻肺金之火，逐邪扶正；补太溪理肾气，补水中之土；巨骨开胸镇逆，宣肺利气。

经服汤剂30剂、百部炒膏1kg后，诸症均除。

四十六、肺　痈

（一）病因

肺痈就是一种表现为肺叶生疮，咳唾脓血的疾病。风伤皮毛，热伤血脉，风热相搏，气血稽留，蕴结于肺，或嗜酒炙煿，辛辣厚味，燥热熏肺，以及感受风寒，未经发越，蕴而为热，上熏于肺等，都可以形成本病。此病耗损气血，对生命有很大威胁，所以张仲景谆谆告诫：始萌可救，脓成则死。虽脓成未必皆死，然指示后人对本病应早期治疗，不能因循延误。

肺痈、肺痿同为肺部疾病，因此它们在症状上有好多相似之处，但两者的治法则不相同，所以临床上应加以鉴别。一般来说，肺痈属实，病程较短，症见咳唾涎沫，肌肉消瘦，脉数而虚，治宜润燥。至于肺痿的具体内容，可参考肺痿。这是两症的大概情况。

（二）辨证治疗

此病初起，咳嗽咽干，胸膈必痛，咳嗽之时，其痛更甚，用手按于痛处，则更觉气急，咳嗽，其脉数而有力，倘喉间觉有腥臭气味，则属生痈无疑。本病可分为初起、已成和既溃 3 个阶段。

1. 初起

初起之时，症见咳嗽咽干，胸膈作痛，咳则更甚，其脉数实有力，兼恶寒表证，宜用小青龙汤，使外感之邪仍从表解。

小青龙汤：方见痰饮。

（1）若喘不得卧，胸胀，此为肺气闭塞，宜用葶苈大枣泻肺汤，峻泻肺邪，乘其痈脓未成之际，一祛而平之。

葶苈大枣泻肺汤：方见风温。

（2）若咳逆上气，时时唾浊，其人平素善饮嗜啖，此为痰湿渐渍于肺，宜用皂荚丸，以涤其痰浊。

皂荚丸：皂角，刮去皮，酥炙，为末，蜜丸如梧桐子大，以枣膏和汤服3丸，3日1服。

2. 已成

已成之后，症见咳吐脓痰，臭秽难闻，烦满发热，胸中甲错，宜用千金苇茎汤，下热散结，兼以通瘀。

千金苇茎汤：方见风温。

（1）若唾脓血腥臭，形如米粥，则宜排脓，可用桔梗汤或排脓散加入大剂金银花，或少量鱼腥草，以化毒排脓，清热涤痰。

桔梗汤：桔梗、甘草，水3L煮取1L，分温再服，则吐脓血。

方解：甘草解毒泻火；桔梗清肺利膈，又能开提血气。故本方可表散寒邪，排脓血而补内漏。

桔梗汤（严用和方）：桔梗、防己、桑白皮、贝母、瓜蒌仁、枳壳、当归、薏苡仁、黄芪、杏仁、百合、甘草，加生姜同煎服。此方可治疗肺痈咳吐脓血，咽干，口渴。若大便秘结，可加大黄。

方解：黄芪能补肺气；杏仁、桑白皮、薏苡仁、百合可补肺利气而清火；瓜蒌仁、贝母润肺除痰；甘草、桔梗开提血气，清利咽膈；防己散肿除风，泄温清热；当归和血；枳壳利气。所以此方有清热补肺，利气除痰，消痈排脓的作用。

排脓散：枳实、芍药、桔梗，杵为散，取鸡子黄1枚，以药散与鸡子黄相等，揉和令相得，饮和服之，日1服。

（2）若咳唾脓血，胸满痞胀，是为痰浊脓毒互结。如脉滑有力，体尚壮实，可用三物白散，峻逐痰塞，取吐利以排泄脓毒。

三物白散：桔梗、川贝母、巴豆（去皮心熬黑，研如脂），前2味为散，后纳巴豆，更于白中杵之，以白饮和服。病在膈上必吐，在膈下必利。不利，进热粥1杯，利不止，进冷粥或冷开水1杯。

3. 既溃

既溃之后，如果症见咯吐脓血，午后身热烦躁，胸胁隐痛，口燥咽干，自汗盗汗，此系痈肿脓不净而兼里虚，宜用宁肺桔梗汤佐以养阴之品，或用金鲤鱼汤亦可。

宁肺桔梗汤：苦桔梗、贝母（去心）、当归、瓜蒌仁（研）、生黄芪、枳壳（麸炒）、甘草节、桑白皮（炒）、防己、百合（去心）、薏苡仁（炒）、五味子、地骨皮、知母（生）、杏仁（炒研）、葶苈子、生姜，不拘时服。

金鲤鱼汤：金色活鲤鱼、贝母。先将鲤鱼连鳞刮去肚肠，勿经水气，用贝母细末掺在鱼肚内，以线扎之，将鱼浸童便内，重汤炖煮，鱼眼突出为度，少顷取出，去鳞骨，取净肉浸入童便内炖热。

（1）若溃后咳嗽不休，脓痰不尽，行气虚羸，宜用清金宁肺丸，以清热养阴。

清金宁肺丸：陈皮、茯苓、苦桔梗、贝母（去心）、人参、黄芩、麦冬（去心）、地骨皮、银柴胡、川芎、炒白芍、胡黄连、天冬（去心）、生地黄（酒浸捣膏）、当归身、白术、炙甘草，上为细末，炼蜜为丸，如梧桐子大，每服70丸，食远白开水送下。

（2）若喘满腥臭，浊痰俱退，但觉咳嗽咽干，咯吐痰血，胸肋微痛，不能久卧，此系溃处未敛，可用紫菀汤清补之。渴甚去半夏，加石膏，或用川槿汤养阴补气，收敛疮口。

紫菀汤：方见肺痿。

川槿汤：川槿皮、白蔹，等分水煎。

大抵肺痈以身热脉细，痰色鲜明，饮食正常，脓血渐少，大便通润者为吉。若手掌皮粗，溃后六脉洪数，气急颧红，不思饮食，以及大便燥结的溃后都为不良。

4. 其他

此外，治疗肺痈尚有很多单方，疗效亦很好，今选录如下。

（1）陈芥菜卤半茶杯，以沸豆浆冲服，日服2次，以脓尽为度。

（2）用鲜薏苡仁根捣汁口服，能下臭痰脓浊。

（3）鱼腥草捣汁合白糖，开水冲服，1日2次，每次2小碗左右。脓止后，用白及为末，日服2次，以愈为度。

（4）鲜芦根、冬瓜子，煎代茶饮。

（5）蒲公英250g，猪肉250g。先把肉煨好，入蒲公英同煮，约2小时，食肉饮汤（不放盐），对初期化脓有特效。

（6）金蟾（癞蛤蟆）1个，把蟾剖去肠杂，洗净放瓦片上，用火焙干研细末，每日 1 次，开水冲服。

（7）猪肺 500g，鲜白及 500g。将白及洗净同猪肺煮烂，分 4 天服，连汤一起服完。

（8）白及、糯米各等分，同煮食。

（9）薏苡仁、槟榔共为粗末，加适量蜂蜜调成粥状，置锅内蒸熟，白开水送服，每日服 3 次，儿童减量。此方对肺痈咳嗽、咳黄绿色脓痰或带血、呼吸困难、胸胁疼痛、发热烦躁、口渴等症有效。

以上几方疗效一般都很好，可以采用。

（三）医案

1. 肺痈兼表邪

患者：肖某，男，39 岁。

初诊：咳嗽，吐浓痰，红白相兼，腥臭不堪，气喘不得卧，并伴有恶寒发热，脉浮而数，舌苔白。本证系感风寒，不得发越，停留肺中，蕴蓄为热。遂处以麻杏石甘汤合葶苈大枣泻肺汤主之。

处方：麻黄 9g，杏仁 9g，石膏 30g，甘草 9g，葶苈子 9g，大枣 10 枚，水煎服。

复诊：服 3 剂，仍吐脓痰，脉稍浮缓，遂改用人参白虎汤加味主之。

处方：党参 15g，石膏 30g，知母 12g，甘草 9g，桑白皮 9g，葶苈子 9g，杏仁 9g，百部 9g，水煎服。

三诊：服 2 剂，喘咳均安，脓痰减少，饮食略进，仍拟原方主之。

四诊：又服 3 剂，诸症减，遂改用清燥救肺汤主之，以清肺部余火。

处方：石膏 15g，桑叶 12g，麦冬 9g，阿胶 9g，杏仁 9g，火麻仁 9g，人参 6g，甘草 3g，枇杷叶 3g，川贝母 6g，瓜蒌皮 6g，沙参 9g，玉竹 15g，水煎服。

按上方连服 5 剂，病愈。

2. 湿热肺痈

患者：王某，男，26 岁，住铜山县东沿村。

初诊：先有咯血，继之则咳吐腥臭脓痰，呼吸喘促，自感困难，胸胁隐痛，小便短赤，大便不爽，有时寒热，脉浮滑而数，右甚于左，舌尖绛，舌根苔黄而浊。本病系肺痈，证属外感湿热，蕴结肺脏，蒸灼化脓，处以桔梗汤加减主之。

处方：桔梗 15g，白及 9g，川贝母 9g，甘草 9g，藕节 5g，金银花 9g，薏苡仁 15g，桑叶 5g，天花粉 6g，竹茹 9g，水煎服。

复诊：服 8 剂，诸症均减，脉浮滑不数，苔转白，仍按原方加味主之，加芦根 60g，荷叶 1 张。

三诊：服 6 剂，诸症大为减轻，尚有少量臭痰和血点，遂改用薏苡仁粥主之，以善其后。

处方：三七 60g，白及粉 60g，薏苡仁 1500g。用薏苡仁稀粥加药面 6g，搅匀服之，每日早中晚各服 1 次。

3. 风邪化热成肺痈

患者：权某，女，44 岁，住萧县权窿村。

初诊：初感风邪，咳嗽不爽，恶寒发热，形体消瘦，经西医治疗无效，继之则咳痰浓臭带血，口燥咽干，气促，右胸闷痛，饮食无味，脉滑数右大，舌有腻苔。本证属风邪发表，郁肺化热，治当利肺清热解毒，遂处以桔梗汤合千金苇茎汤主之。

处方：桔梗60g，甘草24g，薏苡仁24g，金银花15g，连翘15g，冬瓜仁30g，桃仁24g，葶苈子9g，芦根120g，水煎服。

复诊：服2剂，排出脓痰甚多，寒热已除，胸痛减轻，仍拟原方减去金银花、连翘，继服之。并加服蛤蚧粉散，每日早晚米汤送服1.5g。

三诊：服3剂，症减，咳脓痰不尽，遂改用蜡蜜蛤蚧丸主之。

处方：蛤蚧（用米醋浸透，焙干研细为末）1对，川贝母（研细末）60g，黄蜡60g，蜂蜜60g。将蜜蜡化开，和蛤蚧、川贝母粉为丸，梧桐子大，每日早中晚3服，每次9g，白开水送服。

连服12日，病愈。

4. 肺火成痈

患者：周某，女，22岁。

初诊：初起发热咳嗽，气粗似喘，倚息不得安卧，咳吐脓血臭痰，经西医治疗未效，现脉浮滑有力，舌白，口不渴。本证系火郁肺金，痰血阻滞，致成肺痈，治当清热利肺。

处方：石膏90g，淡竹叶9g，炒栀子9g，黄连6g，黄芩9g，甘草6g，知母9g，杏仁9g，玄参12g，鲜芦根90g，水煎服。

复诊：服2剂，脓血减少，仍拟原方主之。

三诊：又服2剂，脓血大减，脉象浮缓滑，所吐之痰已无气味，遂改用四汁八味丸主之。

处方：梨汁120g，藕汁120g，萝卜汁120g，姜汁120g，蜂蜜 120g，香油 120g，飞罗面 240g，川贝母 18g。将川贝母研细末，和各药共置磁盒内，搅匀，再置于火瓷碗或砂锅内，放笼中蒸熟为丸，如枣大，每服 3 丸，日 3 服，饭后服用。

四诊：服 1 剂，痰血已基本消失，咳嗽止，继服 1 剂，诸症消失。

5. 肺痈

患者：欧某，女，35 岁，住萧县施庄村。

初诊：初起恶寒发热，继之则日晡潮热，口燥咽干，咳吐脓痰，气味浊臭，脉浮滑而数，舌苔黄而干。本证系风邪袭肺，蕴蓄化热，致成肺痈，治当润肺清热，行痰降气，并少佐散邪。

处方：瓜蒌仁 15g，百合 15g，款冬花 9g，川贝母 9g，白芥子 9g，水煎服。

复诊：服 2 剂，热退，脓痰臭气减少，脉象转缓不数，仍拟原方去白芥子，加甜杏仁 15g，桑白皮 12g，水煎服。

按上方连服 5 剂，病得痊愈。

6. 肺痈气逆

患者：林某，男，42 岁，住铜山林官庄。

初诊：外邪袭肺，蕴郁为热，蒸淫肺脏，积久而成痈。临床表现为咳嗽气喘，吐脓痰，腥臭难闻，大便难，小便短，胃纳不佳，肌肉消瘦，热度渐开，左脉洪，右脉沉弱，舌苔薄黄，曾经西医治疗未效。左脉洪为热，右脉沉弱为肺虚。本证系外邪乘虚而袭，郁热化肺致成肺痈，治当清肺泄热，滋阴降痰。

处方：百合 15g，葶苈子 6g，川贝母 9g，天花粉 9g，瓜蒌仁 9g，马兜铃 6g，天冬 12g，玄参 12g，朱砂（冲服）1g，水煎服。

复诊：服 5 剂，脓痰已转清白，腥臭味已无，热退喘平，食欲增进，二便调和。仍拟原方继服 1 剂，并处以川贝母 6g，朱砂 6g 为末，以商路 6g 煎汤分 3 次送服，病愈。

7. 津液亏损肺痈

患者：朱某，男，69 岁，住萧县白土村。

初诊：患肺痈，舌焦口渴，胸胁疼痛，咳吐脓痰，气味腥臭，大便秘，脉浮数，右大于左，治当救肺生津。

处方：石膏 60g，火麻仁 9g，沙参 9g，甜杏仁 9g，桑叶 9g，炙枇杷叶 9g，阿胶 6g，天花粉 12g，黄芩 12g，甘草 3g。

复诊：服 2 剂，舌润渴止，咳嗽亦减，继处以润肺滑肠之剂主之。

处方：百合 18g，葶苈子 6g，杏仁 9g，天花粉 12g，大黄 9g，番泻叶 15g，瓜蒌 15g，黄芩 9g，白芷 5g，金银花 5g，甘草 3g，藕节 60g，芦根 30g，牛黄丸（2 次服）2 丸。

三诊：本证应以清热除痰为正治之法。因患者年老病久，对肺之化源有虑，所以先以救肺生津，继处以润肺清肠，使其脏腑通调，再处以清热除痰之法。

处方：金银花 30g，枳实 9g，桔梗 90g，甘草 24g，水煎服。

按上方服 4 剂，诸症均愈。

8. 肺痈初期

患者：周某，女，18 岁。

近 3 天来咳嗽，胸痛，咳则痛剧，呼吸不利，痰黏量少，口燥，恶寒发热，舌苔薄而黄，脉浮滑而数。本证为热毒灼肺，气失宣畅，致咳嗽胸痛，呼吸不利；热蒸津液，致痰黏；热盛致口燥；由于卫外受邪，致恶寒发热。从脉舌之象来看，皆属风邪痰热之证。治当清热散风，宣畅肺气，拟银翘散加减。

处方：金银花 25g，连翘 15g，牛蒡子 12g，黄芩 12g，赤芍 12g，桔梗 15g，薄荷 6g，杏仁 12g，前胡 12g，川贝母 10g，瓜蒌皮 10g，甘草 6g，芦根 45g。

按上方服 5 剂，症除病瘥。

9. 肺痈成痈期

患者：毛某，男，55 岁。

初诊：近 4 天来，咳逆上气，喘满，胸闷疼痛，转侧不利，咳吐浊痰，腥臭难闻，开始时高热，时时振寒，现但寒不热，有汗，口干咽燥而不渴，烦躁，舌苔黄腻，脉滑数。本证因热毒壅肺，肺气上逆，致咳逆喘满，胸闷疼痛，以及转侧不利；瘀热内结成痈，致咳吐腥臭；邪正相争，致振寒壮热，表证已罢，但热不寒有汗；热入血分，致口干咽燥而不渴；热毒内炽，致烦躁。从舌脉来看，皆属肺有实热之证。治宜清热解毒，化瘀消肿，拟千金苇茎汤合葶苈大枣泻肺汤加减主之。

处方：金银花 30g，连翘 15g，薏苡仁 30g，桃仁 12g，冬瓜仁 12g，栀子 10g，桔梗 15g，黄芩 12g，知母 12g，甘草 6g，葶苈子 25g，大枣 10 枚，芦根 60g，水煎服。

复诊：服 6 剂后，喘及胸痛均减轻，痰腥臭味也无前甚，热降，胸较前舒畅，仍拟前方加夏枯草 25g，芦根 100g，冬瓜仁 25g。继服 5 剂，症除病愈。

10. 肺痈溃脓期

患者：肖某，男，39 岁。

初诊：患者经县医院内科确诊为肺脓肿，收住内科病房，因住院治疗收效不著，托人找吾医治。临床见咳吐脓血，腥臭异常，胸中烦满疼痛，面赤身热，烦渴喜饮，舌苔黄腻，质红，脉滑数。本证已热壅血脉，瘀结成脓，内溃外泄，肺中蓄脓，肺气胀满，以及痰热内蒸，治当清热解毒，排脓利肺，拟桔梗汤合千金苇茎汤加减主之。

处方：桔梗 120g，甘草 30g，金银花 45g，瓜蒌 30g，薏苡仁 30g，冬瓜仁 30g，桃仁 15g，玄参 20g，川贝母 15g，葶苈子 15g，芦根 120g。

复诊：服 5 剂后，排脓甚多，身热及胸痛减轻，仍上方加鱼腥草 30g，夏枯草 30g，蒲公英 30g，黄芩 12g。

三诊：又服上方 5 剂后，咳喘吐、胸痛及脓血均已消失，精神大爽，遂拟沙参清肺汤，以善其后。

处方：北沙参 30g，黄芪 15g，太子参 15g，白及 15g，合欢皮 45g，白术 10g，山药 45g，麦冬 12g，玉竹 12g，甘草 6g，地骨皮 15g。

按上方继服 7 剂，病愈出院。

四十七、胃痈

（一）病因

胃腑生痈，就叫胃痈。本病多由醇酒炙煿，七情火郁，又复外感寒气，使热浊之气填塞胃脘，胃中清气下陷，营气不从而成。

（二）辨证治疗

此病初起，中脘穴必隐痛微肿，按之坚硬，身皮不泽，寒热如痈，右关脉必沉细，人迎脉来甚盛，继则胸膈痞闷，腹痛连心。初起宜服大射干汤主之。

大射干汤：射干、升麻、白术、赤芍、赤茯苓、小栀子仁。

（1）脉若转洪数，则内脓已成，宜服赤豆薏苡仁汤排之。

赤豆薏苡仁汤：赤小豆、薏苡仁、防己、甘草。

（2）如脉象迟紧，则脓虽未成，已有瘀血，宜用牡丹皮汤下之。

牡丹皮汤：牡丹皮、瓜蒌仁、桃仁（去皮）、芒硝、大黄。

（3）如痰气上壅，用桔梗汤主之。

桔梗汤：方见肺痈。

（4）小便赤涩，腹满不食，用三仁汤主之。

三仁汤：薏苡仁、桃仁、牡丹皮、冬瓜子仁。

（5）体倦气喘作渴，小便频数，宜用补中益气汤加麦冬、五味子补之。

补中益气汤：方见中风。

胃痈若脓从口中吐出，每致毒气蔓延，腐烂肠胃，脾气日衰，饮食少纳，形神憔悴，精耗气渴而毙。外治方法可与肠痈互参。

（三）医案

1. 胃痈吐脓

患者：蔺某，男，39岁，住铜山县沿村。

初诊：初起自觉中部热而隐痛，按之则胃脘坚硬，寒热似疟，继则胸膈痞闷，阵发性腹痛，时吐红痰，腥臭难闻，不咳嗽，脉洪数，舌绛。本证系瘀热留于胃中，治宜清化之剂主之。

处方：射干9g，桃仁15g，薏苡仁18g，冬瓜子18g，犀角（现用水牛角代）6g，赤芍9g，蒲公英30g，金银花24g，川贝母9g，大黄15g，玄明粉9g，水煎服。

针灸：曲池（泻）、中脘（补）、足三里（泻）。曲池清血中之热，行血化瘀；中脘壮胃气，散留邪，安胃和中；足三里引胃气下行，降浊导滞。

复诊：服3剂，脘中之热渐退，吐红痰已止，但仍微恶寒恶热。按原方加减主之，去大黄、玄明粉，加连翘9g，赤小豆9g，芦根30g，水煎服。

三诊：服3剂，症俱愈，唯食欲不振，用针灸取合谷（泻）、足三里（补）。泻合谷升清降浊，补足三里应合谷升下陷之阳，使胃气充而食自进。上穴针 2 次，病愈。

2. 暴发胃痛

患者：高某，男，21 岁，住铜山县南望村。

初诊：初起寒热作渴，中脘隐痛，皮肤不泽，吐腥臭脓痰，继则吐血，脉洪数，舌白。处以射干汤加味主之。

处方：射干 12g，栀子 9g，升麻 3g，白术 9g，赤茯苓 12g，赤芍 9g，薏苡仁 5g，白及 3g，加地黄汁 2 茶匙，白蜜 2 茶匙，和服。

针灸：中脘（补）、足三里（泻）。补中脘壮胃气，散留邪；泻足三里引胃气下行，助中脘以利运行。

复诊：服 3 剂，寒热除，吐脓代血止，但仍吐黄浊痰，脉已和缓，遂处以桔梗汤主之。

处方：桔梗 30g，甘草 15g，水煎服。

针灸：足三里（补）、三阴交（泻）。补足三里升阳益胃，泻三阴交滋阴健脾。

三诊：服 3 剂，诸症悉退，唯体弱，食欲不振，处以补中益气汤加味主之，以善其后。连服 3 剂，身体康复。

处方：黄芪 12g，人参 12g，白术 12g，当归 9g，陈皮 6g，甘草 6g，柴胡 3g，升麻 3g，麦冬 9g，五味子 5g，生姜 3 片，大枣 2 枚，煎服。

3. 喉肿胃痛

患者：沈某，男，15 岁，住萧县邵庄村。

初诊：初起喉肿，不能进饮食，寒热似疟，胃脘拒按作痛，口内时感有血腥气味，脉右寸独大紧数，右关沉细，大便干燥四五日未下，小便短赤。此属胃痈脓已成，遂处以牡丹皮汤主之。

处方：牡丹皮12g，瓜蒌仁15g，桃仁18g，玄明粉15g，大黄24g，水煎服。

针灸：曲池（泻）、三阴交（补）。曲池宣气行血，疏通经脉；三阴交滋阴润燥，益气升清。

复诊：服后大便下，喉肿渐消，唯饮食仍不进，处以大射干汤主之。

处方：射干9g，升麻3g，白术9g，赤茯苓9g，栀子9g，赤芍9g，蒲公英15g，薏苡仁18g，赤小豆15g，水煎服。

针灸：足三里、手三里，以壮元阳，补脏真，升清降浊，导痰行滞。

按上方服5剂，上穴交替取用针3次，病愈。

四十八、肝　痈

（一）病因

肝叶生痈，就叫肝痈。本病多由愤怒忧郁，肝火内盛所致。他如嗜酒过量，肝浮胆横，气血不能顺行，胃中痰浊流于肝络，以及闪挫而气血凝滞，都可以形成本病。

（二）辨证治疗

肝脉布于两胁，所以无论左右，都能生痈，并不专生于左胁。此症初起，期门穴附近隐痛微肿，手不可按，同时呼吸不利，不能转侧，这就是肝脏生痈的证候。若至皮现红色，则内脓已成，势将不能收口。如呼吸时出气流脓，则内膜已伤，多致不救。

（1）肝火盛的，脉必弦数，宜服用柴胡清肝汤，或化肝消毒汤及加味金铃子散等。

柴胡清肝汤：柴胡、黄芩、山栀子、川芎、人参、甘草、连翘、桔梗。

化肝消毒汤：当归、白芍、金银花、黑栀子、生甘草，水煎服。此方可治两胁胀满，畏寒发热，并治肝痈。

加味金铃子散：川楝子、延胡索、青皮、赤芍、甘草、黑栀子、枳壳、通草、橘红，水煎服。

（2）因闪挫气滞，腰胁隐痛的，宜服复元通气散。如闪挫凝瘀于络，胁肋肿胀，脉来弦涩的，宜服清肝活络汤。

复元通气散：小茴香、延胡索、陈皮、甘草、炙穿山甲片（代）、白牵牛子、木香。此方可治疗闪挫气血凝滞，腰引胁痛。

清肝活络汤：当归、赤芍、茜草、桃仁、青皮、郁金、三七、枳壳、紫苏根、泽兰、瓦楞子。此方可治疗闪挫胁痛，瘀滞于络，肋骨肿胀。

（3）如初起时，左胁肋作痛，呼吸不利的，宜服疏肝流气饮。

疏肝流气饮：紫苏根、枳壳、通草、郁金、延胡索、青皮、佛手、当归、乌药、香附。

（4）如六七日后，胁肋微肿，或兼咳嗽，大便不利，脉弦兼滑的，此为夹痰，宜服疏肝涤痰汤。

疏肝涤痰汤：香附、当归、佛手、橘红、瓜蒌仁、郁金、茯苓、紫苏根、枳壳、三七、半夏、竹茹。

（5）既溃以后，如见发热脉数，身体虚羸的，宜服六味地黄汤，以滋肝肾。若溃久气血两虚，脉弱无力的，宜服八珍汤，以补气血。

六味地黄汤：方见痨病。

八珍汤：方见中风。

大抵肝痈穿溃以后，治宜养阴清托为主，不可进人参、黄芪等补气之剂，因为肝为刚脏，溃后肝阴已伤，人参、黄芪补气可以助火炼阴，势必脓反难出，肿痛难除。外治法可与肠痈互参。

（三）医案

1. 愤怒伤肝成痈

患者：孙某，女，39 岁，住萧县耿刘庄。

初诊：初起之时，左胁硬高，拒按，寒热往来，呼吸困难，不能转侧，脉数而弦，舌苔薄白。本证属于风热与肝气相并为患，致成肝痈，治当疏肝清热。

处方：当归 6g，牡丹皮 12g，旋覆花 9g，茜草 9g，降香 6g，延胡索 9g，栀子 9g，黄柏 9g，川楝子 9g。

针灸：肝俞、章门、气海、足三里。肝俞、章门直达病灶，疏肝调气；气海、足三里和中益气，助脾运化。

复诊：服 5 剂，针 2 次（按上穴），脉仍弦数，胁痛顿减，寒热已去，但仍不能转侧，拟原方加味主之。

处方：当归 6g，牡丹皮 12g，旋覆花 9g，茜草 9g，降香 6g，延胡索 9g，栀子 9g，黄柏 9g，桃仁 9g，郁金 9g，川楝子 9g。

针灸：阳陵泉（泻）、三阴交（补）。泻阳陵泉以肃清净之腑，平肝火之横，降逆之势；补三阴交以助脾和中，补中益气。

三诊：又服 3 剂，脉缓，诸症悉退，唯食欲不振，周身倦怠无力，遂处以八珍汤加味，以善其后。

处方：人参 9g，白术 9g，茯苓 9g，甘草 9g，当归 9g，熟地黄 12g，白芍 12g，川芎 6g，黄芪 15g，生姜 3 片，大枣 2 枚，水煎服。

按上方连服 3 剂，病即痊愈。

2. 闪挫成痈

患者：权某，男，44 岁，住萧县权寨。

初诊：初因挫闪，气血凝滞，右胁刺痛，继则期门穴附近红肿隐痛，不能转侧，咯血，呼吸不利，脉弦涩，舌苔薄白。本证系闪挫气血凝滞成痈，治当清肝活络。

处方：当归9g，赤芍9g，茜草9g，桃仁12g，青皮9g，郁金9g，三七3g，枳壳6g，苏木9g，泽兰9g，瓦楞子9g，水煎服。

针灸：期门、肝俞，以直达病灶，平肝利气；上脘健脾和中；涌泉利窍消炎。

复诊：服3剂，咯血止，胁痛减，呼吸少舒，仍按原方主之。

针灸：同上。

三诊：又服3剂，脉已和缓，诸症悉退，唯期门穴附近局部红肿未尽消，处以小建中汤加味主之。连服3剂，病愈。

处方：白芍18g，桂枝9g，炙甘草9g，麦冬12g，牡丹皮9g，三七3g，生姜3片，大枣3枚，水煎服。

3. 肝气夹痰成痈

患者：徐某，男，31岁，住铜山县马林村。

初诊：初起咳嗽，胁痛，继之则期门穴左部红肿刺痛，手不可按，咳嗽频仍，呼吸困难，发热，胸痞不舒，脉弦兼滑，舌白。本证属肝气夹痰，凝结于络，致成胁痛，治当疏肝化痰解郁，处以疏肝涤痰汤加减主之。

处方：何首乌15g，香附9g，赤芍9g，半夏9g，僵蚕9g，茜草9g，枳壳9g，泽兰9g，茯苓9g，青皮9g，郁金9g，葱管9g，水煎服。

针灸：期门、京门、太溪、鱼际。期门、京门直达病灶，疏肝理气；加针太溪补水中之土，化痰止嗽；鱼际泻金中之火，逐邪扶正，滋阴润燥。

复诊：服 3 剂，咳嗽胁痛均减，热退，呼吸渐舒，脉仍弦数，仍处原方主之。

针灸：上穴轮换交替取穴。

三诊：服 3 剂，诸症减，仍有咳嗽，处以六味地黄丸主之，早晚各 1 次。连服 10 余日，恢复健康。

四十九、肠　痈

（一）病因

大肠和小肠生痈，为肠痈。如天枢穴附近肿痛的，是大肠生痈；关元穴附近肿痛的，是小肠生痈。以上两类，都是由膏粱厚味，火毒蕴于肠中，或湿热留滞，或产后恶露不清，或感寒而气血凝滞，以致肠胃传送不利，气血壅滞而成。由火毒与湿热形成的，则发病迅速；因寒邪与瘀血形成的，则发病缓慢。

（二）辨证治疗

如初起时，腹中疼痛，手不可按，并有恶寒发热，脉象数实等症状时，即是生痈之候。大肠痈多大便坠重，右足屈而不伸，小肠痈多小便涩滞，左足屈而不伸，故近世称为缩脚肠痈。如果两者生在肠外的，则二便如常，皆不屈足，伸缩自如。此症虽有大小肠痈之分，但是在治疗上都是一致的。

（1）若初起时病势不甚，脉象迟紧的，为痈脓未成，宜用大黄汤、大黄牡丹汤下之，以祛逐瘀血，瘀尽则愈。

大黄汤：大黄（炒）、朴硝、牡丹皮、白芥子、桃仁（去皮尖），饭前或空腹温服。

大黄牡丹汤：大黄、牡丹皮、桃仁、瓜子、芒硝，上5味，以水6L，煮取1L，去渣，纳芒硝，再煎沸，顿服之。有脓，当下，如无脓，当下血。

（2）若小便闭塞的，仍宜大黄汤加琥珀末、木通，以利其小便。如体虚脉细，不任攻下的，可用活血散瘀汤以和利之，此时更可配用万应膏加入将丹，或硇砂散盖贴痛处，以助其消散。

活血散瘀汤：川芎、当归尾、赤芍、苏木、牡丹皮、枳壳、瓜蒌仁、桃仁（去皮尖）、槟榔、大黄（酒炒）。

万应膏：川乌、草乌、生地黄、白蔹、白及、象皮、肉桂、白芷、当归、赤芍、羌活、苦参、木鳖子、穿山甲（代）、乌药、甘草、独活、玄参、铅粉、大黄。上20味，铅粉在外，用净香油，将药浸入油内，春五夏三秋七冬十候，日数已足，入洁净大锅内，慢火熬至药枯浮起为度。然后用布袋滤过去渣，待油称准，每油500g，兑铅粉250g，用桃柳之枝不时搅之，以黑如镜为度，滴入水内成珠，薄纸摊贴。

八将丹：腰黄（飞）、冰片、蝉蜕（去翅足）、蜈蚣、全蝎、五倍子、穿山甲（代）、麝香，研细末，掺膏内贴之。本方加生半夏、生天南星，则名将丹，效力较八将丹更胜。

硇砂散：硇砂、朱砂、雄黄、火硝、硼砂、麝香、冰片，共为极细末，掺膏药内贴肿处。

（3）若痈成日久不溃，身皮甲错，内无积聚，腹急作痛，身无热而脉数，此系肠中阴冷，不易为脓，宜用薏苡附子败酱散以温发之。

薏苡附子败酱散：附子（炮）、败酱草、薏苡仁，上为末，每服方寸匙，以水煎顿服，小便当下。

（4）若脉见洪数，腹中疼痛，胀满不食，小便淋痛，宜用薏苡仁汤决之。如脓从大便出者易治；如从脐旁出者，即以卧针刺之，外用五虎丹药捻提毒，盖以薄贴；如从脐内出脓者，多属不治。

薏苡仁汤：薏苡仁、瓜蒌仁、牡丹皮、桃仁（去皮尖）、白芍，水煎空腹服。

五虎丹：升药、轻粉、黄连、煅石膏（尿坑中浸泡1年以上者为佳）、冰片，共为细末，瓷瓶密贮，掺疮口，外贴膏药。此药不可多用，多用则疮口作痛。

（5）亦有脐突肿硬，绕脐生疮，此为盘肠痈，治法同上。若腹濡而痛，少腹急胀，时时下脓，时脓毒未解，宜服牡丹皮散。

牡丹皮散：牡丹皮、瓜蒌仁、桃仁、薏苡仁。

（6）若脓从脐出，腹胀不除，饮食减少，面白神疲，此属气血两虚，宜用八珍汤加黄芪、肉桂、牡丹皮、五味子，敛而补之。

八珍汤：方见中风。

肠痈患者转身动作，必须注意徐缓，饮食宜少，质宜软烂，同时更不可受惊，或强行坐立，以免肠断而死。

大抵肠痈初起，疼痛，小便不利，不发寒热的为轻；已成，小腹肿而坚硬，小便数而不利的多险；已溃下脓，里急后重，日夜无度，疼痛不减的为重；溃后，脓秽腥臭，或流败水浊瘀，虚热更增，而不进饮食的多属死候。

（三）医案

1. 小肠痈

（1）患者：许某，男，46岁。

初诊：初起寒热，腹痛溏泄，关元穴右侧坚硬拒按，胀满疼痛剧烈，左脚屈而不伸，尿少，便闭，脉缓紧，舌苔黏腻。西医确诊为阑尾炎，患者不愿开刀，要求中医治疗。此为脓尚未成，可下之，当有血，拟痈攻下之法，遂处以大黄牡丹汤加味主之。

处方：大黄24g，玄明粉18g，桃仁12g，牡丹皮12g，冬瓜仁24g，黄芩9g，金银花24g，紫花地丁24g，连翘15g，青皮9g，乳香9g，水煎服。

针灸：压痛点、阑尾穴、足三里，行强刺激。阑尾穴解结消炎镇痛，足三里泻心胃之火，挫上逆之势。

复诊：服2剂，痛减便利，仍拟前方加减主之。

处方：金银花24g，紫花地丁24g，连翘15g，青皮9g，桃仁12g，牡丹皮12g，冬瓜仁24g，黄芩9g，乳香9g，薏苡仁24g，当归尾9g，玄参9g，甘草6g。

针灸：同上。

按此方连服2剂，痊愈。

（2）患者：王某，女，25岁。

初诊：经西医确诊为阑尾炎，患者拒绝手术，转来中医治疗。右侧少腹麦氏点处阵发性疼痛已经3日，身不能转侧，动则疼痛剧烈，饮食不纳，拒按，左足屈不能伸，诊其脉，沉迟无力，大便虽通而痛甚。依据脉证，脉沉者属里，迟而无力，则是痛；痛而拒按，则属寒；按之有物如瘕，则是气血凝聚。本证治疗，当以解毒为主，调气活血为辅。

处方：蒲公英30g，金银花30g，白芍15g，牡丹皮12g，大黄15g，当归6g，甘草6g，水煎服。

针灸：足三里、麦氏点，行重刺激。足三里用重刺激泻胃火、降逆气，复针麦氏点解结消毒镇痛。

复诊：服 1 剂，刺 1 次，诸症减轻，身可转动，痛处硬结渐软，仍按原方主之。

针灸：同上。

继服 1 剂，配合针灸，痊愈。

2. 慢性肠痈

患者：王某，男，33 岁，梅中教师。

初诊：腹痛绕脐，经西医检查确诊为慢性阑尾炎。临床表现为汗出恶风，周身酸楚，脐周疼痛，大便不爽，小便清利，头晕，身重，精神倦怠，舌白，脉紧，麦氏点触痛。本证属于慢性肠痈，治宜芳香透邪，行瘀定痛。

处方：藿香 6g，陈皮 6g，半夏 9g，茯苓 12g，广木香 5g，砂仁 5g，乳香 6g，没药 6g，白芍 9g，延胡索 9g，佩兰 6g，甘草 3g，水煎服。

针灸：足三里，重刺激。

复诊：服药后，恶风解，其他症状未减，按前方加味主之，加黄芪 30g，茵陈 9g。

针灸：气海、关元，以温下元，振肾阳，滋阴降火。

三诊：服药 3 剂，针 2 次，肌表已解，脉息转缓，腹痛大减，仍按原方去藿香，加苍术 9g 主之。

针灸：同上，交替换取。

四诊：服 2 剂，饮食进，脉已缓和，舌苔干净，腹痛全除。按上方继服 2 剂，痊愈。

3. 肠痈误认为寒

患者：欧某，59 岁，住萧县欧集。

初诊：突然少腹剧痛，并寒热大作，当地西医误认为寒证，竟投以热药服之，经治病情越重，来此治疗。症见口唇焦黑，六脉沉数，关元穴右侧痛处，以手按之，疼痛甚剧，局部高起肿结，寒热交作。本病为肠痈，系热毒瘀结而成，由于误服热药，烧灼肠液，毒甚痛溃，必致引起化脓。治当清热解毒，遂处以加味薏苡仁汤主之。

处方：薏苡仁24g，瓜蒌仁15g，牡丹皮12g，桃仁12g，白芍6g，蒲公英30g，紫花地丁30g，金银花24g，大黄24g，玄明粉9g，乳香9g，水煎服。

针灸：压痛点、足三里，以重刺激。

复诊：服后便通，痛亦大减，仍按原方加减主之，上方去大黄、玄明粉，加冬瓜仁8g。针灸同上。

按上方服3剂，针2次，病愈。

4. 肠痈化脓

患者：张某，男，17岁，住萧县毛营子。

初诊：初起绕脐疼痛，大便坠重，继之便下，脓血腥臭，右足屈而不伸，天枢穴处肿痛拒按，脉数，舌白。本病属大肠痈，治当解毒活血祛瘀，遂处以加味牡丹皮散主之。

处方：牡丹皮12g，瓜蒌仁12g，桃仁9g，薏苡仁15g，红花9g，牛膝9g，广木香5g。

针灸：天枢（泻），以调理肠胃。

复诊：上方服用2剂，痛减，少腹坠重亦轻，遂改用清肠饮主之。

处方：金银花90g，当归60g，生地榆30g，麦冬30g，玄参30g，黄芩6g，薏苡仁15g，甘草9g，水煎服。

针灸：足三里（泻），引气下行，降浊导滞，以利运行。

按上方服 5 剂，配合扎针 3 次（按上交替取穴），痊愈。

5. 大肠痈

患者：谢某，女，39 岁，住萧县大庄村。

初诊：脐左侧疼痛，天枢穴附近肿痛，手不可按，并伴有恶寒发热，大便坠重，右脚屈而不能伸，肌肤甲错，脉数而有力，舌白。本病系大肠痈，遂处以大黄牡丹汤主之。

处方：大黄 30g，牡丹皮 18g，桃仁 15g，冬瓜仁 30g，玄明粉 9g，当归尾 9g，乳香 9g，没药 9g，水煎服。

针灸：气海（补）、天枢（泻）。补气海振下焦之阳，以散群阴；泻天枢调肠胃之气，以利运行。

复诊：服后配针灸，大便 3 次，此时坠重已除，寒热已去，痛减轻，继处以锦草解毒汤主之。

处方：地锦草 10g，槐花 15g，白头翁 9g，侧柏炭 9g，地榆炭 6g，艾叶炭 3g，金银花 9g，生山药 15g，野党参 24g，荆芥 6g，甘草 9g，茯苓 15g，连翘 6g，石菖蒲 7g，蒲公英 15g，水煎服。

针灸：气海、天枢、足三里。

按上方服 5 剂，针 3 次，痊愈。

6. 肠痈初起

患者：张某，男，35 岁。

初诊：前天午后，用平板车拉土，忽腹部疼痛，继则绕脐疼痛，继又移至右少腹，疼痛剧烈，立即来县医院，经外科确诊为急性阑尾炎，因患者本人不愿意行手术治疗，愿服中药，故来此治疗。症见右下腹坚硬，吐恶，胸脘痞满，腹痛拒按，大便已 3

日未下，身热，舌苔黄糙，脉象滑数，病情较重，急拟通肠泄热，行气消炎散结之剂。

处方：金银花 30g，红藤 30g，蒲公英 30g，紫花地丁 25g，当归 12g，赤芍 12g，香附 10g，延胡索 10g，牡丹皮 12g，乳香 10g，冬瓜仁 30g，制大黄 25g，玄明粉（分 2 次冲服）9g，厚朴 12g，枳实 10g，煎服。

复诊：服 1 剂后，大便已行 3 次，腹胀及疼痛均减，呕吐止，热平，右少腹肿硬仍然存在，苔仍黄，脉弦数，易消炎疏散行瘀之剂。

处方：金银花 25g，红藤 30g，蒲公英 25g，紫花地丁 25g，当归 30g，枳壳 10g，桃仁 12g，冬瓜仁 25g，延胡索 10g，赤芍 10g，麦冬 25g，黄芩 10g，玄参 25g，薏苡仁 25g，甘草 6g。

三诊：服 3 剂后，少腹肿块已大为减小，略有隐痛，身热全退，胸腹痞胀亦除，苔薄黄，脉弦滑。上方减去延胡索、桃仁、薏苡仁、赤芍，加青皮 10g。又服 4 剂，病愈。

7. 脓肿已成

患者：谢某，男，32 岁。

初诊：患阑尾炎已 5 日，因患者不愿手术，致脓已成。现腹痛剧烈，腹肌拘急拒按，右下腹可触及肿块，壮热自汗，大便秘结，小便短赤，舌苔黄腻，脉象洪数。此为脓毒蕴结，阳明热盛之证。治当以活血散瘀，排脓消肿为主，拟薏苡仁汤加味主之。

处方：金银花 30g，蒲公英 30g，紫花地丁 30g，薏苡仁 20g，瓜蒌 15g，牡丹皮 12g，桃仁 12g，赤芍 12g，败酱草 30g，大黄 20g，甘草 6g。

复诊：服 2 剂后，腹痛由剧烈变为隐痛，热减，大便通利，右下腹肿块仍存，易仙方活命饮加味主之。

处方：金银花 30g，陈皮 10g，当归 15g，防风 10g，白芷 10g，贝母 10g，天花粉 10g，皂角 10g，炮山甲 10g，制乳香 10g，制没药 10g，甘草 6g，蒲公英 30g，紫花地丁 30g，败酱草 30g。按上方连服 5 剂，痊愈。

五十、癫　狂

（一）病因

　　癫与狂都是表现为精神失常的疾病。癫即文痴，狂是武痴，癫为久病，狂为暴病，癫证多喜，狂证多怒。但是癫证经久，痰火一动，可以出现发狂的证候；狂病经久，神智迷糊，亦能出现癫证的状态。至于癫狂的原因，癫则多由志愿不遂，气郁生痰，痰迷心窍，或因惊恐神不守舍所致；狂则多由忿郁暴怒，肝胆气逆，郁而化火，煎熬成痰，上蒙清窍，或胃热蒸心，或有大惊气逆，扰乱神明所致。总之，癫与狂多系痰火为患，不过癫证多虚，狂证多实，这是两者的不同点。

（二）辨证治疗

　　癫则如醉如痴，言语无序，哭笑无时，甚至不知秽洁，其候多静而昏倦。狂则不能制，气力愈常，多怒不饥，声音壮厉，骂詈不避亲疏，不畏水火，甚则登高逾垣，其候多躁而少卧。至于治法，癫则以清心、豁痰、安神为主；狂则宜先夺其食，或降其火，或下其痰，随证施治。

1. 癫

（1）癫由痰火而起，脉弦滑，舌苔微黄，治宜清心化痰安神，用黄连温胆汤合白金丸，再加石菖蒲、天竺黄、陈胆星、竹沥、姜汁、牛黄、珍珠粉、琥珀、朱砂、马宝之类。如脉实便秘，则滚痰丸、竹沥达痰丸亦可随证选用。

黄连温胆汤：温胆汤加黄连。

白金丸：郁金、白矾，共研细末，水泛为丸，熟汤或菖蒲汤送下。

滚痰丸：方见中风。

竹沥达痰丸：姜半夏、陈皮（去白）、白术（微炒）、大黄（酒浸蒸晒干）、茯苓、黄芩（酒制）、炙甘草、人参、青礞石、焰硝（煅如金色）、沉香（一方无白术、茯苓、人参），以竹沥、姜汁拌匀，盛瓷器内，晒干，研细，如此五六度，再以竹沥、姜汁和丸，如小豆大，每服100丸，临卧时米饮或热汤送下，能运痰从大便出，不损元气。孕妇忌服。

（2）癫由心经蓄热而起，常觉烦躁，鼻眼皆出热气，发作无定时，舌红，脉数，治当清心泻火，宜用万氏牛黄清心丸加石菖蒲、远志、丹参、茯神之类。

万氏牛黄清心丸：牛黄、黄连、黄芩、栀子、郁金、朱砂，共为细末，用腊雪水调面糊为丸，如黍米大，每服七八丸，灯心汤送下。

方解：牛黄清热化痰而透心包；黄连、黄芩、山栀泻三焦实火；郁金宣郁开窍；朱砂重镇。所以本方有清心泻火，安神开窍的作用。

（3）癫证言语失伦，常常嬉笑，此为心虚，治宜养心安神，佐以化痰，用定志丸加竹沥、姜汁、龙齿。

定志丸：人参、茯神、石菖蒲、远志（甘草汤泡去骨），为末，蜜丸梧桐子大，朱砂为衣，饮服 70 丸，亦可作汤服。血虚加当归，有痰加橘红、半夏、甘草、生姜。

方解：人参补心气，石菖蒲开心窍，茯苓能交心气于肾，远志能通肾气与心，且朱砂可清心镇肝。心火旺，则光能及远。

（4）癫证经久，元气虚弱，心气不足，脉虚者，治当通窍养神，如归脾汤、孔圣枕中丹之类。

归脾汤：方见吐血。

孔圣枕中丹：醋龟甲、龙骨研细末入鸡腹煮 1 宿，远志、九节菖蒲各等分，研细末，水泛为丸，热汤送下。

2. 狂

（1）狂证若由忿郁暴怒，肝阳夹痰所致，其脉必弦滑，目赤苔黄。如大便通调的，当以平阳化痰为主，用生铁落饮，甚则加羚羊角、竹沥。如大便秘结，小便赤涩，证实脉实的，当以泻火为主，用当归龙荟丸主之。

生铁落饮：胆南星、橘红、远志、石菖蒲、连翘、茯神、天冬、麦冬、贝母、玄参、丹参、钩藤、朱砂。生铁落煎熬 3 炷香，取水煎药，服药后应任其安神静睡，不可惊骇叫醒。

当归龙荟丸：方见中风。

（2）狂证若因肠胃痰火壅盛而起，其必勇力倍常，奔走不避水火，甚或裸体骂詈，逾垣上屋。治当下其秽浊，宜用加减承气汤。下之后，以芩连清心汤清之。

加减承气汤：生大黄、玄明粉、枳实、煅礞石、皂荚，煎成冲入猪胆汁、米醋，调服牛黄。

芩连清心汤：黄芩、黄连、麦冬、天花粉、茯神、丹参、牛黄、石菖蒲、远志。

（3）狂证若由大惊所致，其症多见狂言多惊，起卧不安。治宜镇肝，宜用许氏惊气丸。火势平定后，用十味温胆汤补虚壮胆以善后。

许氏惊气丸：铁粉、橘红、姜南星、南木香、白僵蚕、白花蛇、麻黄、天麻、紫苏子、全蝎、朱砂、冰片、麝香，同研，蜜丸如龙眼大，每服1丸。

十味温胆汤：党参、茯神、淡竹茹、熟地黄、枳实、姜半夏、陈皮、炒酸枣仁、远志肉、炙甘草、生姜、大枣。

（4）狂久不愈，病情转虚，症见多言多笑。此为心经有热，水不制火，当壮水制火，宜用二阴煎。

二阴煎：生地黄、麦冬、酸枣仁、甘草、玄参、黄连、茯苓、木通、灯心草、淡竹叶，水煎服。

（三）医案

1. 心肝火燥癫狂

患者：刘某，女，28岁，住铜山县马厂村。

初诊：患者性情素来急躁，少言善怒，在劳作中不甚跌仆，受其惊吓，继则感到胸中惕惕跳动，至晚间烦躁不寐，及至夜间竟奔跑于室外，独坐庭中不语，继即啼哭妄骂，不避亲疏，面红耳赤，鼻准发青，目直视，舌苔黄浊，六脉沉滑，左关弦。本证为心肝二经火炽发狂。肝在志为怒，肝火炽，故多怒而善骂；心在志为喜，其声为笑，心火炽，故多喜而发笑。心肝二火俱炽，故啼笑无常。治当清心泻肝。

处方：鲜竹叶卷心 9g，莲子心 9g，栀子 9g，黄连 6g，石菖蒲 6g，柴胡 6g，龙胆草 6g，白石英 60g，黄芩 6g，远志 6g，水煎服。

针灸：百会、风府。百会通阳安神，风府搜风泻火解郁。

复诊：服药后，夜间能安睡，仍按原方主之。针灸同上。

三诊：又服 2 剂，神志逐渐清醒，继处以安神丸主之。

处方：石菖蒲 60g，远志 30g，川贝母 30g，天竺黄 30g，天麻 15g，共为末，蜜为丸，梧子大，日 2 次。

2. 心神惊乱

患者：刘某，女，22 岁，住萧县王山窝。

初诊：患神经错乱已 30 余日，曾经中西医治疗，均收效不大，故来此治疗。时感惊恐，坐卧不安，小便短赤，呓语不休，似癫若痴，脉弦数，苔黄而燥。遂处以加减桂枝龙骨牡蛎汤主之。

处方：桂枝 9g，甘草 6g，龙骨 15g，牡蛎 30g，茯苓 9g，麦冬 9g，水煎服。

复诊：服 2 剂，烦躁已解，惊乱亦定，继处以加味安神汤主之。

处方：茯神 9g，石菖蒲 9g，当归 9g，麦冬 24g，柏子仁 9g，远志 9g，竹茹 6g，炒酸枣仁 12g，天竺黄 9g，橘络 9g，犀角（现用水牛角代）6g，黄连 9g，生地黄 18g，佛手 9g，玄参 9g，香附 9g，甘草 3g，灯心草 6g，水煎分 3 次服。

按上方连服 3 剂而愈。

3. 肝郁痰迷癫狂

患者：王某，男，22 岁，住萧县后窪村。

初诊：曾患过全身筋惕病证，经治愈后，即转为神志不清，嬉笑无常。据其母言，患者曾与爱人感情不睦，经常发生口角，近来病势恶化，嬉笑异常，不避亲疏，有时攀墙爬屋，脉滑数，舌苔黄厚。本证系肝郁生火，痰迷心窍，治宜泻火导郁。

处方：广木香 12g，犀角（现用水牛角代）12g，大黄 60g，牛黄（冲服）1g。将前 3 味煎成 1 大碗，冲服牛黄面，1 次服下。兼用白金丸，以开痰导郁。

白金丸处方：白矾 10g，郁金 30g，共为细末，面糊为丸，如梧桐子大，每服 2g，日 2 次。

复诊：服后，泻大便 4 次，仍原方减大黄 20g 主之。

三诊：服 2 剂，神志清醒，继服白金丸。

四诊：服完 1 料，上诸症痊愈，但筋惕旧疾复作，脉象弦洪。诸风掉眩，皆属于肝。虽痰化清醒，但肝经之郁火仍存，遂处以龙胆泻肝汤主之。

处方：龙胆草 6g，栀子 6g，黄芩 6g，泽泻 6g，生地黄 12g，白芍 9g，车前子 9g，木通 9g，甘草 3g，水煎服。

按上方连服 3 剂，痊愈。

4. 肾虚肝逆狂妄

患者：朱某，男，38 岁，住白土村。

初诊：患精神病，神经错乱，精神恍惚，寤寐不安，喜怒无常，笑哭谩骂，延医治疗，总未见效，来此诊治。现脉细而劲，舌苔微黄，面色苍白。本证属肾水亏而不涵木所致，遂处以小定风珠合甘麦大枣汤主之。

处方：生鸡子黄 1 枚，阿胶 18g，生龟甲 30g，童便 1 盏，淡菜 9g，甘草 9g，小麦 9g，大枣 10 枚。煎取 1 盏入阿胶融化，纳鸡子黄搅匀，冲童便顿服。本方取用小定风珠以滋肾阴，而平肝木，用甘麦大枣汤生津润燥柔肝。

复诊：服药后，精神稍定，仍按原方加味主之，加白芍 9g，麦冬 9g，生地黄 9g，煎法同上。

三诊：服 3 剂，精神清爽，继处以遂心丸主之。

处方：甘遂 6g 为末，以猪心血和甘遂末入猪心内缚定，湿纸包裹，煨热取出药末，加入朱砂末 1g 分作 4 丸，每服 1 丸，用原猪煎汤送服，服后精神恢复。

5. 痰郁发狂

患者：毛某，女，23 岁，住萧县郑台子村。

初诊：初患湿温病，湿盛生痰，潮热不已，就地请医治疗，因过服辛温之剂，以致湿痰蕴结胸中，神志模糊，如见鬼状，两目狰狞，手舞足蹈，烦躁如狂，言语不出，大便已五六日未下，小便短赤，脉弦滑，舌苔黄厚。本证系痰郁发狂，遂处以大陷胸汤主之，以荡涤胸中结痰。

处方：川大黄 15g，甘遂 6g，朴硝（分 2 次冲服）9g。

针灸：风府（泻）、大椎（补）。泻风府搜舌本之风，疏三阳之络；补大椎以调太阳之气，气行痰自利。

复诊：服 1 剂，大便连下 4 次，诸症平息，继处以三仁汤加味主之。

处方：杏仁 15g，半夏 15g，白豆蔻 6g，厚朴 6g，通草 6g，淡竹叶 6g，薏苡仁 18g，滑石 18g，女贞子 9g，石斛 9g，天冬 9g，甘澜水煎，分 3 次服。

按上方连服 3 剂，病愈。

6. 三焦火热发狂

患者：张某，男，25 岁，住萧县纵圩子。

初诊：病初起时，发热恶寒，继之则言语失伦，哭笑无时，狂妄殴人，脉洪而促，舌苔黄糙。本证属于三焦火盛，内迫厥阴所致，治宜泻三焦之火。

处方：鲜芦根 60g，滑石 48g，胆南星 6g，石菖蒲 9g，鲜淡竹叶 9g，竹叶卷心 150 个，磁石 15g，麦冬 9g，知母 9g，甘草 3g，牛黄清心丸（2 次分服）2 丸。

针灸：内关、三阴交。内关清心胸郁热，从水道下行；三阴交滋阴养血，交济水火。

复诊：服 2 剂，诸症均减，仍狂妄无度，遂处以定狂汤主之。

处方：菊花 9g，浮海石 9g，寒水石 9g，生石膏 9g，黄连 9g，栀子 6g，连翘 6g，木通 6g，龙胆草 9g，射干 9g，茵陈 6g，青蒿 6g，大黄 45g。用冰片 5g 研细末，开水两酒杯化开，和拌大黄装入沙袋。先将上诸药装入沙袋，用水 750mL，煎至 500mL，去药袋，再入冰片拌大黄入沙袋，煎 3 沸，取去，汤即成。分 3 次，每次饭后温服。

按上方连服 3 剂，痊愈。

7. 酒狂

患者：王某，男，55 岁，住铜山县东沿村。

初诊：因饮酒过多，以致酲酒不醒，至晚间忽发起癫狂之症。家人认为是酒醉发狂，未曾过问，癫狂遂越来越重，狂言乱语，并彻夜不眠，就地治疗无效，来此诊治。症见面色红紫，呼吸气粗，舌苔黄厚，腹胀硬满，拒按，大便已三四日未解，小便浑浊，脉两寸滑，关尺沉实，系胃肠里实，舌苔黄厚，腹胀硬满，亦属里实证候。本证属于因饮酒过多，酒性多湿，积滞肠胃，蒸变为痰，上闭心窍，以致发狂。治宜豁痰泻火。

处方：远志 6g，大黄 60g，黄芩 9g，青礞石 15g，胆南星 9g，半夏 9g，石菖蒲 9g，郁金 9g，沉香 3g，玄明粉 9g。

复诊：服后，下黏状便 2 次，腹仍感胀满，仍按原方主之。

三诊：又服 2 剂，大便下 4 次，脉证均减。

处方：薏苡仁 18g，瓜蒌仁 12g，半夏 12g，茯苓 12g，沙参 9g，浮海石 9g，水煎服。

按上方连服 3 剂，恢复正常。

8. 误补成癫狂

患者：白某，男，29 岁，住萧县杨楼。

初诊：患者本素体弱，由于患暑病未愈，过服补益之剂，即感胸膈不爽，加之夫妻之间感情不睦，经常吵闹，气郁填胸，以致神志错乱，喜暗畏光，经常自语不绝，狂则手足不闲，入夜竟逾墙爬屋，不避亲疏，不知饮食，大便秘，脉左部弦滑，右部略涩，舌质红，苔微黄。本证系误服温补之剂，气结火郁发狂，火郁里结，火势亦张。

处方：大黄 15g，芒硝 9g，煨甘遂（研细末）6g，瓜蒌 24g。

针灸：神庭、上星、百会、风池通阳安神；气海、足三里、章门振下焦之阳，以散群阴；合谷、曲池、肩井清散开窍。

复诊：服药后，配合针灸，大便下 3 次，精神较前略定，仍按原方主之。

三诊：服后续下大便 2 次，脉转和缓，舌色正常，唯神志有时还模糊，继处以牛黄癫狂丸主之。

处方：沉香 9g，朱砂 6g，麝香 0.3g，牛黄 0.3g，琥珀 6g，广木香 9g，丁香 6g，雄黄 6g，冰片 1g，共为细末，分为 10 包，每服 1 包，日 2 次，用灯心草、薄荷各 1g，煎汤送服。

按上方服尽 1 料，痊愈。

9. 因过服奎宁发狂

患者：刘某，女，21 岁，龙中学生。

患疟疾病，时发时止，间断性发作，已延医半年之久，未能治愈。每及疟疾发作时，即服奎宁，每防止疟疾再发作时，亦有时服用，半年来曾服奎宁 300 余粒。现发狂乱病，自言自语，有时殴人，脉大，面红。本病属于过服奎宁，致火热内扰，治当泻火通脑。

处方：当归 9g，青黛 24g，芦荟 9g，栀子 9g，广木香 3g，麝香 0.5g，大黄 15g，黄连 6g，黄芩 9g，生地黄 15g，龙胆草 6g，加服牛黄清心丸 2 粒。用当归龙荟丸加减服 1 剂后，大泻 1 次，泻后神志清醒，诸症均愈。

五十一、痫　证

（一）病因

痫证，俗名羊角风，方书有马、羊、鸡、猪、牛五痫之名，内属于五脏，这是根据其发作时口中所出音，加以命名的一种临床分类方法。

痫证的病因，有属风属热，痰多火盛，因惊因怒，气血不足，神不守舍等，并有得之于先天之论，但其变化总不出于肝胆心肾。由于心肾虚怯，肝风胆火，倏忽上逆，则痰上壅，心包经脉闭阻，而痫证乃作。其症见猝然晕倒，不知人事，手足搐搦，两目上吊，喉内发出五畜之声，将醒之时，必口吐涎沫，醒后则饮食起居如平人，有时醒后时发时止，或一日三五发，或数日数月后再发，其发作时间长，次数多。或经久失调，遂成痫证，往往情绪变动，一触即发。发作过甚，则精神呆钝，健忘身弱，不耐劳动。

痫证与中风、尸厥区别：虽同有眩仆，但痫证仆地时口中作声，将醒吐沫，醒后又发。而中风等病，仆地无声，醒时无沫，醒后并不发作。痫证与痉病相似，但痫证发时身软，时醒；痉病则身强直，角弓反张，不时醒来。且痉病大都有发热，痫证则无。

（二）辨证治疗

本病的治疗大法，在于治火治痰，但当分清新久虚实。新病多实，主以豁痰顺气，清火平肝；久病多虚，主以调养心肾，安神豁痰。

（1）痫证暴发者，体壮痰多，脉浮滑大。用子和探吐法或三圣散吐其痰，痫证当自愈。如不任吐法，主以豁痰清火，用星香二陈汤加竹沥、石菖蒲、全蝎、黄芩、麦冬。

三圣散：防风、藜芦、瓜蒂，共为末，以咸菜卤汁煎数沸去渣，徐徐温服，以得吐为度。

星香二陈汤：二陈汤加天南星、木香两味。

（2）痫证由于胆火生风，热痰阻络所致，症见直视吐沫，脉来弦数而滑，治当平肝清火化痰，用羚羊角、钩藤、牡丹皮、连翘、天麻、胆南星、竹沥、橘红、前胡之类。如由于痰火上逆所致神志不宁，魂梦惊惕，痫证时发的，当以清火豁痰，镇心安神为治，用安神丸。形实脉实者，可用滚痰丸。

安神丸：人参、茯苓、酸枣仁、当归、生地黄、黄连、橘红、天南星、天竺黄、雄黄、牛黄、琥珀、珍珠，研细末蜜丸，朱砂为衣，如梧桐子大，米饮下50丸，忌动风辛热之物。

滚痰丸：方见中风。

（3）痫有先天性的，幼时即发作，胆小易痫，前人称"胎痫"。方书所谓得之于母腹中，其母孕时，有所大惊，气上而不下，精气并居，故子发为痫疾。治宜先以烧丹丸，镇其怯弱，继以四物汤加黄连，调理数月能愈。

烧丹丸：元精石、轻粉、粉霜、硼砂，研细，入寒食面，水丸成饼，再用面裹煨黄，去面再研，水丸如米大。1岁儿5丸，2岁10丸，温水下，取下恶食为度。先服此丹，继服以四物汤入黄连，再随时令加减，以助药力，须数月方愈。

四物汤：方见麻木。

（4）又有因惊，心神失守，遂成癫痫者，发则涎潮昏塞，醒则精神若痴，夜寐不安，脉动而滑。此由惊动脏气不平，郁而生涎，闭塞诸经，故有是证。治宜除惊，安神化痰用惊气丸。

惊气丸：紫苏子、铁粉、木香、白花蛇、僵蚕、橘红、天麻、天南星、全蝎、冰片、麝香，朱砂为衣，共为细末，蜜丸如龙眼大，每服1丸，薄荷汤或酒下。

（5）若怒触肝火，促发痫证，咬牙、叫吼、遗尿，宜清肝利气，用小柴胡汤去甘草，加青皮。又情怀不舒，郁而生涎，日久发为痫证的，宜调气化痰，用四七汤加木香、天南星。

小柴胡汤：方见伤寒。

四七汤：方见咳嗽。

（6）癫痫日久，发作不常，正气虚弱，脉滑无力，宜予养心安神益智之法，用人参琥珀丸。或肝肾阴虚，脉来弦滑无力，当急培其源，兼安其神，用六味丸加何首乌、白芍、酸枣仁、龙骨。

人参琥珀丸：人参、琥珀、茯苓、茯神、石菖蒲、远志、乳香、酸枣仁、朱砂，研细末为丸。

（7）通治诸痫，可用定痫丸。按诸种原因，加用引药，即愈之后，用河车丸以断其根。

定痫丸：天麻、川贝母、胆南星、半夏、陈皮、茯苓、茯神、丹参、麦冬、石菖蒲、远志、全蝎、僵蚕、琥珀、朱砂。用竹沥、姜汁、甘草熬膏，和药为丸，如弹子大，朱砂为衣。每服1丸，1日2次。本方加人参尤佳。

河车丸：紫河车、茯苓、茯神、远志、人参、丹参，炼蜜为丸，每晨开水送下。

（三）医案

1. 羊痫风

（1）患者：沈某，男，20岁，住萧县邵村。

患羊痫风已有六七年之久。在初起之时，每两三月一发，继之发作较为频繁，症状日渐加剧，甚至每天均有发作。每至发作之时，则晕倒于地，不省人事，口吐白沫，咬牙瞪眼，全身颤抖，待至10余分钟才能苏醒，身体消瘦，面色苍黄，精神萎靡，性急痰多，脉弦滑，舌苔白腻。本证乃脾虚肝旺，土衰木横之候。脾虚则生痰，肝旺则气逆，肝气夹痰浊上升则逆乱神明，而发为痫证。遂处以青龙白虎膏主之。

处方：青果（去核捣碎）300g，白矾24g，石菖蒲90g，胆南星30g，水适量煎浓汁去渣，再煎炼成膏，服时用通草汤磨沉香1g，取膏1汤匙冲服，1日2次，饭前服。

青果疏肝消滞化痰，白矾镇肝以降痰涎，胆南星化痰通络，石菖蒲疏气开窍。服2剂愈。

（2）患者：孙某，男，20岁，住萧县姬村。

患羊痫风病，现已三四年之久，曾延医治疗，终未得愈，发作次数愈来愈频。现面青，脉弦。本证乃肝木过横，气逆成痫，遂处以黄芪赤风汤主之，兼服单味铁锈水治之。

处方：黄芪 60g，防风 3g，赤芍 3g，水煎服，每早晚服汤剂。黄芪祛风补气，加赤芍、防风通络。

铁锈水每次用 2 盏，煎至 1 碗，空腹服，每日服 3 次。铁锈水镇肝益肾，使肝气平、肾水壮，而痫病自除。

按上方配合连续服用 1 个多月，痫病痊愈。

2. 忧郁成痫

患者：祁某，男，32 岁，住萧县祁山窝。

初诊：因忧郁感触，患精神病，在初起时感觉指头如虫爬之状，逐渐至肘膝，继之则入胸中，同时在少腹处有一如蛋卵大之物，愈浮愈高，愈高愈大，继之狂言妄语，捶胸顿足，五六分钟之久，则突然昏倒，肢体强直，口流涎沫，七八分钟后，连声呃逆，逐渐苏醒，醒后则一切如常人。在初起时，每半月之久发作 1 次，继之愈发愈频繁，现每三四小时发作 1 次。经多处治疗，均不见效。脉弦数而滑，舌白苔薄。诸风掉眩皆属于肝，此为肝气上逆，则魂不守舍。遂处以景岳化肝煎加味主之。

处方：青皮 9g，牡丹皮 9g，栀子 9g，白芍 15g，金铃子 9g，陈皮 9g，川贝母 9g，竹茹 18g，枳壳 9g，水煎服。

复诊：服 2 剂，诸症均见好转，继用秘方主之。

处方：薄荷 2g，防风 3g，黄连 3g，荆芥 3g，胆南星 3g，清半夏 3g，金银花 3g，巴豆（去壳去油）2 个。将上药共研细面，再合白面、芝麻烙成干馍，日食 3 次，食尽。上法连食 3 料，病愈，未复发。

3. 痉病

患者：徐某，女，20 岁。

初诊：患痉痫病，时发时止 1 年余。因新患病邪感触，使病状加剧，瞳孔散大，两目直视，泪出如珠，口眼㖞斜，舌喑不语，右手抽搐，左侧偏瘫，形枯肌瘦，呼唤不醒，呆若木鸡状，脉弦急，舌苔中绛边黄。本证系发于久病后，气血皆伤，经络受损，血损则无以荣筋，致孤阳鸥张，狂势莫止。治当滋水涵木，填窍息风，遂处以加减大定风珠主之。

处方：阿胶 9g，龟甲 50g，淡菜 30g，白芍 15g，泽泻 9g，牡蛎 18g，熟地黄 15g，山茱萸 15g，山药 15g，牡丹皮 6g，青葙子 15g，鸡子黄 2 枚，秋石丹 5g，水煎服。

复诊：按上方服 3 剂，神志略见清醒，手足略能转动，言语微弱但能出音，抽搐未平，尚有筋惕肉瞤，口噤流涎，仍按原方加减主之，去淡菜，加西洋参 2g，童便 1 杯。

三诊：按上方连服 25 剂，病情逐步得愈，继处以羊痫风丸，每日服 1 包，连服 10 包，以巩固疗效，后未再发。

五十二、郁　证

（一）病因

郁证是指情志郁结，气滞阴伤，表现为胸胁苦闷，情绪不正常等症状。这种病在临床上是比较多见的，尤其是妇女，最容易发生本症。

对于郁证，前人认为有六气之郁，有五志之郁。所谓六气之郁，即天气外来之郁，郁而不解，多伤经腑，亦即是通常所说的外感诸病，这里不加讨论。至于五志之郁，即所谓七情内起之病，郁而不舒，可以伤气血，损脏阴，是内伤疾病中的一个重要病证。

情志诸病，虽有喜、怒、忧、思、悲、恐、惊等不同，但约而言之，七情内起之郁，其过程大都是始而伤气，继而伤血络，乃成劳。所以一般在治疗方面，亦有共同之处，就是宜于苦辛、凉润、宣通。但这里值得注意的就是种种郁悒。对于医者而言，要能进行说服劝导，排解苦闷；对于患者而言，要能怡情自遣，宽怀调养，才可得到事半功倍，药到病除之效。若忧忿不解，单靠药石，疗效是有限的。

（二）辨证治疗

（1）诸郁证，凡见胸闷，脘痛，不思饮食，吞酸，嗳气，或头痛，或腹痛，或大便失常的，都可以用越鞠丸加减治疗。

越鞠丸：方见痞满。

（2）若气郁生痰，痰与气搏，以致咽中梗阻，胸闷不舒，宜疏郁化痰，用四七汤。如痰气上逆，胸闷呕吐，宜理气化痰，用温胆汤。

四七汤：方见咳嗽。

温胆汤：方见癫狂。

（3）若忧思伤脾，血虚发热，食少倦怠，大便不调，或健忘怔忡，惊悸少寐，宜补益心脾，用归脾汤主之。

归脾汤：方见吐血。

（4）若肝气抑郁，血虚火旺，头痛目眩，烦热口苦，倦怠烦渴，寒热咳嗽，两胁作痛，脐部胀痛，少腹重坠，妇女经血不调，脉弦大而虚，宜疏肝解郁，用逍遥散。若兼有嘈杂吞酸，可加左金丸以泄之。

逍遥散：方见咯血。

左金丸：黄连（姜汁炒）、吴茱萸（盐水泡），水丸，每次用水送下。

方解：吴茱萸辛热，但能行气解郁，引热下行，况且用量只有黄连的1/6，所以不仅合起来能治肝火，还能制止黄连苦寒伤损胃阳。

（5）如悲伤欲哭，像如神灵所作，数欠伸，此名脏躁，乃由于肝气郁结，营血亏虚所致，治宜滋燥缓急，用甘麦大枣汤主之。

甘麦大枣汤：甘草、小麦、大枣，上 3 味，以水 6L 煮取 3L，温分 3 服，亦能补脾气。

方解：小麦能和肝阴之寒热，而养心液；甘草泻心火，而和胃；大枣调胃，而利其上壅之燥。

（三）医案

1. 肝郁

（1）患者：许某，女，58 岁。

初诊：病初起时寒热往来，全身酸痛，服用解表药不效，继则烦躁不寐，头晕目眩，两胁作痛，食欲不振，大便秘结，小便短赤，脉沉弦，舌苔薄白。本证属忧郁伤肝，发于外则寒热往来，全身酸痛；发于上则烦躁不寐，头晕目眩；发于中则两胁作痛，食欲不振；发于下则大便秘结，小便短赤。治当疏肝泄热，和解表里，拟丹栀逍遥散加减。

处方：柴胡 10g，当归 12g，白芍 12g，白术 10g，茯苓 10g，甘草 6g，牡丹皮 10g，栀子 10g，郁金 10g，延胡索 10g，薄荷 5g。

针灸：阳陵泉（泻）、足三里（泻）。泻阳陵泉以肃清净之腑，平肝火之横，降上逆之势；泻足三里以导胃中之邪，通阳和血。

复诊：服药 3 剂，寒热消失，诸症均减，唯两胁仍作痛，治宜宣通络脉，调血理气，继处以加味旋覆花汤。

处方：旋覆花 10g，茜草 10g，当归 6g，桃仁 10g，柏子仁 12g，郁金 10g，延胡索 10g，川楝子 10g，青葱管 7 个，煎服。

针灸：合谷（泻）、气海（补）。泻合谷降逆气，升清气；补气海振下焦之阳气，以散群阴。

三诊：服药 3 剂，大便通利，两胁痛减，易加减小柴胡汤和解之。

处方：柴胡 10g，党参 12g，炙甘草 6g，半夏 10g，郁金 10g，生姜 3 片，大枣 3 枚，煎服。

上方又服 3 剂，胁痛消失，病待痊愈。

（2）患者：董某，男，29 岁。

初诊：患者在胸膺连及左胁部痛甚，目眩耳鸣，两太阳穴剧痛，曾延医治疗数月，未得效果，脉沉紧，舌白。本证系暴怒伤肝，肝郁不舒，治宜平肝泻火调气。

处方：石决明 30g，茯苓 12g，香附 10g，牡丹皮 10g，川楝子 10g，柴胡 10g，延胡索 10g，黄连 3g，橘络 6g，吴茱萸 10g，煎服。

针灸：中脘（补）、足三里（泻）。补中脘以升清，泻足三里以降浊，引气下行，以宽胸解郁。

复诊：服 2 剂，头痛减轻，胸膈少舒，唯胁痛不减，拟加味蒺藜香附汤主之。

处方：蒺藜 20g，香附 15g，白芍 10g，川楝子 10g，钩藤 10g，吴茱萸 6g，青皮 6g，天麻 6g，砂仁 3g，煎服。连服 3 剂病愈。

针灸：合谷（泻）、足三里（补）。泻合谷行气解郁，宣通镇痛；补足三里应合谷，升下陷之清阳，益气升清。

（3）患者：吴某，女，20 岁。

初诊：患胁痛不止，痛甚犹如针刺，食欲不振，消瘦，月经异常，经来量少色黑，脉左部弦数，右部涩滞，苔白。肝喜条达，肝郁则气逆，气逆则痛，肝旺则克脾，脾弱则胃纳不佳，治当疏肝健脾。

处方：柴胡 10g，当归 12g，白芍 20g，白术 10g，茯苓 10g，青皮 10g，茯神 10g，远志 10g，柏子仁 15g，广木香 5g，郁金 10g，降香 10g，生姜 3 片，大枣 3 枚，煎服。

针灸：气海（补）、云门（泻）、三阴交（补）。补气海补气振阳，泻云门降逆止痛，补三阴交补三阴、壮阳益气。

复诊：上方服 5 剂，经来较多，经色转红，但胁痛不减，以祛瘀疏肝为治，拟活络效灵丹加减。

处方：柴胡 10g，当归 15g，乳香 10g，没药 10g，丹参 15g，香附 12g，煎服。

针灸：取章门，以疏肝降逆镇痛。

三诊：服 5 剂，胁痛减轻，继拟逍遥散加味。

处方：柴胡 10g，当归 10g，白芍 10g，茯苓 10g，牡丹皮 10g，栀子 10g，甘草 6g，薄荷 3g，生姜 3 片，煎服。

继服 5 剂，胁痛消失，病愈。

2. 气郁

患者：杨某，女，27 岁。

突然感到喉中如物堵塞，频作嗳气，呼吸感有困难，吞咽不利，脉缓不及四，舌苔薄黄。本证系气郁阻喉，由愤郁而致。治当解郁利气，拟加味四七汤主之。

处方：紫苏叶 10g，厚朴 10g，半夏 12g，茯苓 12g，黄连 5g，白豆蔻 6g，郁金 10g，沉香 3g，桔梗 10g，麦冬 12g，甘草 5g，煎服。

针灸：曲池（泻）、合谷（泻）。曲池走而不守，合谷升而能散，两穴合而清热散风，清咽利膈。

按上方连服 4 剂，症除病愈。

五十三、肝 火

（一）病因

肝火为肝脏病变中常见的疾病。其多由于情志不畅，郁怒伤肝而起，或由肾阴不足，水不涵木所致。大抵由前者引起的多属实火、郁火，由后者引起的则多为虚火，以至其表现亦各有不同，因此在临床上必须分别论治。

（二）辨证治疗

1. 实火

症状：目赤颧红，痉厥狂躁，淋闭疮疡，善饥烦渴，呕吐不寐，吐血便血，咽痛胁痛。

脉象：弦劲有力。

病机：属实火为患。

治疗：初起宜用羚羊角、牡丹皮、山栀、黄芩、淡竹叶、连翘、夏枯草之类，以清肝火。火盛则用龙胆泻肝汤、当归龙荟丸之类，以泻肝火。如果用清肝与泻肝之法不应，又当加入甘草、黄连以泻心火，此为实则泻其子之义。

龙胆泻肝汤：方见中风。

当归龙荟丸：方见中风。

2. 郁火

症状：寒热往来，呕吐酸苦，或乳房结核，或颈生瘰疬，或胁肋作痛。

脉象：郁结不畅。

病机：此为郁火为患。

治疗：宜用木郁达之法，局方逍遥散即为对证良剂。

逍遥散：方见咯血。

若烦热胁痛，胀满吐血，此为肝郁化火，气逆动血所致，又宜用化肝之法，如青皮、陈皮、牡丹皮、山栀、白芍、泽泻、贝母等，以清化肝经郁热。夹痰可加海蜇、地栗、青黛、海蛤壳、瓜蒌霜，以清火化痰。夹瘀可加旋覆花、茜草、郁金等，以祛瘀通络。

3. 虚火

症状：颧红骨蒸，不寐烦躁，嘈杂易饥，头面烘热。

脉象：弦细而数，重按无力，或寸关弦数，尺部细小。

病机：此为水不涵木，木旺生火所致。

治疗：治宜壮水制火，如六味丸、大补阴丸之类。若火盛又可配用泻南补北法，如黄连阿胶汤之类，虚实兼顾，则疗效更著。

六味丸：方见消渴。

大补阴丸：方见呃逆。

黄连阿胶汤：方见伤寒。

（三）医案

1. 肝火实证

患者：金某，女，30 岁。

病初起咽痛，继之两胁亦作痛，目赤颧红，烦躁不宁，大便有时带血，小便短赤，脉弦有力，舌尖红。本证属于肝实火热为患，治当泻肝火，拟当归龙荟丸加味。

处方：当归 10g，龙胆草 12g，黄连 6g，黄柏 10g，黄芩 10g，栀子 10g，大黄 10g，芦荟 10g，广木香 5g，麝香 0.3g，青黛 6g，炒地榆 15g，甘草 6g，生姜 3 片。

针灸：内关、三阴交、大敦、足三里。

按上方服用 9 剂，症除病愈。

2. 郁火

（1）患者：王某，女，25 岁。

初诊：病初起寒热往来，有时干呕，左胁刺痛，左乳房结核，胸膈烦闷，纳差，月经异常，脉沉郁不起，舌苔薄白。本证系郁火为患，致成乳岩，治当木郁达之，拟逍遥散加味。

处方：柴胡 10g，当归 12g，白芍 15g，白术 10g，茯苓 10g，青皮 10g，三棱 10g，牡丹皮 8g，炒栀子 8g，川贝母 10g，泽泻 6g，薄荷 3g，煎服。

复诊：服 10 剂，寒热去，胁痛渐止，结核见消，唯感乏力，继拟香贝养荣汤主之。

处方：党参 12g，白术 10g，茯苓 10g，炙甘草 6g，当归 10g，白芍 12g，川芎 6g，熟地黄 15g，香附 10g，川贝母 10g，枳壳

10g，陈皮 10g，广木香 5g。

三诊：上方服用 10 剂，结核已逐渐消失。继以上两方交替换服，又各服 5 剂，一切症状消失，病愈。

（2）患者：张某，男，33 岁。

病初起寒热往来，呕酸，嘈杂不舒，胸腹时感胀满，左耳后、颈项生瘰疬，如指头大，连窜有 8 个。其脉沉郁不起。本证系郁火结成瘰疬，治当木郁达之，拟逍遥散加味主之。

处方：柴胡 10g，当归 12g，白芍 20g，白术 10g，茯苓 10g，青皮 10g，三棱 10g，莪术 10g，桃仁 10g，红花 10g，陈皮 10g，甘草 6g。并兼服消瘰丸。

消瘰丸处方：玄参 120g，醋煅牡蛎 120g，川贝母 120g，共为细末，炼蜜为丸，早晚各服 10g。

针灸：合谷（泻）、足三里（补）。另取百劳灸 37～100 壮。取瘰疬之第 1 核，以针贯穿核正中，用雄黄末少许，和于艾炷中灸之。

按上方汤剂服用 30 剂，服消瘰丸 2 料，病愈。

3. 虚火

患者：梁某，男，21 岁。

初诊：患阴虚，上实下虚，肝阳上逆，肤热，眩晕，遗精，常彻夜不眠，脉细涩、尺涩，舌苔白。本证系水亏木旺，治当潜阳，拟二甲煎加减。

处方：龟甲 60g，龙骨 20g，牡蛎 30g，胶珠 10g，白芍 12g，玄参 12g，淡菜 10g，生地黄 15g。

针灸：神门通阳安神，关元潜阳育阴，兼灸气海。

复诊：服药 3 剂，诸症大减，能安卧，唯有惊悸，仍按原方加味主之。

处方：龟甲 60g，龙骨 20g，牡蛎 30g，胶珠 10g，白芍 12g，玄参 12g，淡菜 10g，生地黄 15g，山药 15g，朱砂 10g。

三诊：服药 5 剂，遗精止，眩晕除，继拟六味地黄丸，每早晚各服 10g，以善其后。连服 1 个月，痊愈。

五十四、肝　风

（一）病因

肝风同样是肝脏病中的一个疾病。其标多从火化而来，其本则多为阴亏血少。阴亏则阳盛，风从阳化，血虚则生热，热则生风，因此前人有内风多从火出之说。大抵肝风上冒颠顶的，阳亢居多；旁走四肢的，血虚为甚。

（二）辨证治疗

本病的治疗方法，则不外凉肝、息风、滋阴、养血等几个方面。

（1）若肝风初起，上冒颠顶，症见头目眩晕，或耳鸣，或头痛火升，治宜息风和阳，如用羚羊角、牡丹皮、甘菊花、蒺藜、钩藤、桑叶、石决明、天麻之类。如兼胸闷泛恶，舌苔白腻，又宜用半夏、陈皮、茯苓等，以和胃化痰。

（2）若肝风上逆，用息风和阳不效，当急用息风潜阳。盖肝风之来，由于阳亢，阳亢之本，由于阴亏，治标之法，当清风火，治本之法，则当育阴滋肝，息风潜阳，养肝之体，即所以柔肝之用，常用药物如牡蛎、生地黄、女贞子、玄参、白芍、菊花、沙苑子、阿胶之类。

（3）若肝风上逆，中虚食少，又宜培土宁风，如用白芍、甘草、浮小麦、大枣、山药、玉竹、白扁豆、人参、麦冬、甘菊花之类。

（4）若肝风走于四肢，经络牵掣或麻木者，治宜养血息风，所谓治风先治血，血行风自灭。用药如生地黄、制何首乌、枸杞子、巨胜子、当归身、秦艽、牛膝、天麻、钩藤、桑枝之类。

（三）医案

1. 眩晕肝风

患者：吴某，男，32岁。

初诊：初起头晕目眩，脑痛目胀，有时觉热，精神萎靡，面色发红，脉弦细数，舌苔薄白，治当镇肝息风。

处方：牛膝30g，代赭石25g，生龙骨20g，牡蛎30g，龟甲25g，白芍15g，玄参15g，天冬12g，茵陈10g，生麦芽10g，菊花6g，川楝子10g，甘草5g。

针灸：百会（补）、神门（补）、风府（泻）。

复诊：服5剂，头脑痛消，眩晕减轻，仍原方继服5剂。

针灸：曲池（泻）、风池（泻）。

三诊：服后，诸症均退，唯耳鸣仍存，拟夏枯草汤主之。

处方：夏枯草30g，白芍15g，杜仲20g，黄芩10g，菊花10g，蒺藜10g，钩藤15g，石决明25g。

服药5剂，痊愈。

2. 肝风昏迷

患者：吴某，男，55岁。

头目眩晕，视物动摇，时觉脑涨及后脑痛，突然昏迷，两目合闭，心中烦乱，干呕并吐黄水，四肢厥冷，冷汗出，脉沉弦数，舌苔薄白。本证为肝火上逆，治当息风潜阳。

处方：竹茹 12g，茯苓 15g，龙胆草 10g，川芎 6g，天麻 10g，黄芩 10g，黄连 6g，石菖蒲 10g，龙骨 20g，牡蛎 30g，栀子 10g，桑寄生 10g，夏枯草 15g。

针灸：人中（补）、风府（泻）。

上方连服 6 剂，痊愈。

3. 肝阳内风

（1）患者：杨某，男，29 岁。

初诊：形体日渐消瘦，口舌糜烂，肢节麻木，肌肤瘙痒，心悸、眩晕、耳鸣、失眠，脉右虚左数，舌苔薄白。本证系平素劳心过度，阳升内风旋动所致，治当养血息风。

处方：玄参 12g，天冬 12g，白芍 12g，女贞子 12g，生地黄 12g，阿胶 10g，浮小麦 30g，茯神 15g，炙甘草 6g，桑叶 6g，煎服。

针灸：曲池（泻）、三阴交（补）。

复诊：服 5 剂，诸症均为减轻，唯心悸、失眠仍不见效，仍按原方加味主之。

处方：上方加酸枣仁 15g，首乌藤 25g，煎服。

针灸：神门、内关、足三里。

按上方又服 7 剂，头部清爽，精神复如常，病愈。

（2）患者：田某，男，35 岁。

初诊：气冲咽喉，呼吸感有困难，心中懊恼，头动摇，头晕目眩，耳鸣，脉左部弦，舌苔白。本证系阴耗阳元之候，治当养肝体，清肝用。

处方：石决明 30g，钩藤 30g，橘红 5g，茯神 15g，生地黄 12g，白芍 12g，菊花 6g，桑叶 10g，煎服。

针灸：合谷（泻）、足三里（补）。

复诊：服 5 剂，呼吸舒畅，心中亦感舒适，眩晕、耳鸣均为减轻，继拟方如下。

处方：菊花 12g，钩藤 15g，蒺藜 12g，白芍 12g，枸杞子 15g，佩兰 10g，决明子 12g，玄参 12g，茯神 15g，桑叶 6g。

按上方又服 6 剂，病愈。

五十五、不寐

（一）病因

不寐就是失眠。本病在程度上有很大差异，如有初睡即不成寐，到半夜或天明才能睡着的；也有初睡无困难，但一醒即不能再寐的；更有睡后时寐时醒的；甚至有终夜不寐，终年不愈的。

形成不寐的原因也很复杂，如思虑太过，心脾亏弱，忧劳过度，心胆虚怯，痰湿壅遏，胃中不和，以及肝肾阴虚，相火易亢等。这给患者带来很大痛苦，轻则影响工作，重则损害健康。而顽固性的不寐，往往并发头痛、头昏、健忘、怔忡等病症。

（二）辨证治疗

（1）思虑太过，心脾耗损，血虚无以养心，或有系恋，或多妄思，以致终夜不寐，或忽寐忽醒，宜补益心阴，用天王补心丹。便溏者，用归脾丸主之。

天王补心丹：方见虚劳。

归脾丸：方见吐血。

（2）担忧过度，心胆俱怯，触事易惊，宜用安神定志丸。虚烦不眠，可用酸枣仁汤主之。

安神定志丸：茯苓、茯神、人参、远志、石菖蒲、龙齿，炼蜜为丸，如梧桐子大，朱砂为衣，开水送下。

酸枣仁汤：酸枣仁、知母、甘草、茯苓、川芎，水煎服。

方解：本方以知母清相火；茯苓渗湿邪；川芎行气走血，流而不滞，引知母、茯苓搜剔而无余；然后酸枣仁可敛其耗散之魂；甘草以缓其急悍之性。故心神不安，夜不成寐者，服本方后得以安定。

（3）痰湿壅遏，胃中不和，胸膈气闷，寐不得安，宜化痰和中，可用温胆汤、半夏秫米汤主之。

温胆汤：方见癫狂。

半夏秫米汤：半夏、北秫米，水煎温服。

（4）肝肾阴亏，相火易动，魂摇神漾，不得入寐，宜用介类潜阳，咸补甘缓，可用珍珠母丸主之。

珍珠母丸：珍珠母（另研）、当归、熟地黄、人参、茯苓、酸枣仁、柏子仁、犀角（现用水牛角代）、沉香、龙齿，为细末，蜜丸，朱砂为衣，开水送下。

（5）此外，如心火亢盛，少睡即醒，心烦口干，舌红脉数，治宜清火安神，可用朱砂安神丸。若心肾不交，怔忡不寐，宜交通心肾，可用交泰丸主之。

朱砂安神丸：黄连、生地黄、当归、甘草、朱砂（另研），为细末，酒泡蒸饼为丸，朱砂为衣，每服 30 丸，临卧开水送下。

交泰丸：黄连、肉桂心，两味为末，炼蜜为丸，空腹时淡盐水送下。

（三）医案

1. 抑郁不寐

患者：张某，男，21 岁，住时村。

初诊：暑假考学未被录取，心怀抑郁，引起失眠，偶寐则梦飞扬，旋即清醒，精神不振，肌肉日渐消瘦，脉弦细无力。本证系心肾不交，水火不济，神不守舍所致。偶寐善梦，醒则惊悸，虽饮食如常，身体却日渐消瘦，胃络失和。治当清虚烦客热，壮真阴以弥阳。

处方：熟地黄 25g，山药 12g，茯苓 10g，山茱萸 12g，牡丹皮 10g，泽泻 10g，栀子 10g，淡豆豉 15g，煎服。

针灸：神门、通里、复溜、三阴交。

复诊：服药 5 剂，已能入睡，精神渐爽，安胃和中，火能下降，阴阳之路得通，水火得可既济。拟天王补心丹每天早服 10g，六味地黄丸晚服 10g，连服月余，身体逐渐康复。

2. 阴虚阳亢不寐

患者：毛某，女，73 岁，住毛营子。

初诊：患失眠已经 3 个月之久，头晕目眩，耳鸣健忘，四肢疲怠，咽干唇燥，喜凉饮，心悸，心中如失，食不知味，舌苔光绛，脉虚弦，大便燥结，小便短赤，虽年过七旬，但尚有白带。本证属肝肾两虚，虚阳上亢。药应取甘寒，壮水以制火，并嘱其宽心调摄，消除顾虑。

处方：沙参 15g，麦冬 12g，生地黄 20g，熟地黄 20g，山茱萸 15g，茯苓 15g，牡丹皮 6g，泽泻 10g，山药 15g，酸枣仁 15g，女贞子 15g，墨旱莲 15g，白芍 10g，煎服。

针灸：神门、上星、三阴交。

复诊：服药 5 剂，精神舒适，睡眠颇安，仍原方加减。

处方：沙参 15g，麦冬 12g，生地黄 20g，山茱萸 15g，茯苓 15g，牡丹皮 6g，泽泻 10g，山药 15g，酸枣仁 15g，女贞子 15g，墨旱莲 15g，天冬 12g，茯神 15g，浮小麦 25g，煎服。

按上方又服 7 剂，诸症消失，病瘥。

3. 心肾不交不寐

患者：刘某，男，29 岁，住李台子。

初诊：因劳心过度，营气不足，则血虚难以养心，心虚则神不守舍，以致终夜不寐，头晕目眩，耳鸣，神志恍惚，四肢倦怠无力，怔忡健忘，心中虚烦，形体消瘦，脉弦有力，舌苔薄白。本证属于血不养心，以致心肾不交。治当益肾养心，和血安神，拟加味酸枣仁汤。

处方：酸枣仁 15g，茯苓 15g，茯神 15g，川芎 3g，五味子 3g，当归 12g，熟地黄 12g，柏子仁 12g，远志 10g，甘草 5g，朱砂（分 2 次冲服）6g，煎服。

针灸：神门（泻）、内关（补）、俞府（补）。

复诊：服 5 剂，能睡眠 3～4 小时，仍拟原方加减。

处方：酸枣仁 15g，茯苓 15g，茯神 15g，川芎 3g，五味子 3g，当归 12g，熟地黄 12g，柏子仁 15g，远志 10g，甘草 5g，朱砂（分 2 次冲服）6g。

针灸：百会、三阴交。

三诊：又服 5 剂，睡眠渐安，其他症状均减。

处方：冬虫夏草 12g，熟地黄 15g，当归 12g，川芎 6g，白芍

12g，巴戟天 12g，黄精 15g，何首乌 25g，枸杞子 20g，水煎取汁，用药汁炖老母鸡服食。连服 4 剂，病获痊愈。

4. 痰火郁结不寐

患者：黄某，男，22 岁。

初诊：患失眠，经常彻夜不能入睡，头晕，口干，舌绛，脉弦数而滑，食欲不振，同时伴有不断遗精，现已近 4 个月，经多医治疗，均未取效。本证系痰火郁结所致，拟温胆汤加味。

处方：半夏 12g，化橘红 12g，茯苓 10g，炙甘草 6g，竹茹 15g，枳实 10g，胆南星 15g，煎服。

针灸：云门、俞府。

复诊：服 3 剂，吐痰甚多，已经能够入睡，唯食欲不振，继拟半夏汤合桂枝汤主之。

处方：秫米 60g，桂枝 12g，白芍 12g，半夏 25g，甘草 5g，生姜 3 片，大枣 3 枚。

按上方又服 4 剂，诸症消失，病愈。

5. 惊恐不寐

患者：王某，女，26 岁。

初诊：因受惊恐，继之则不寐，并感心胸灼热，嗳气连作，呃逆，脉虚弦，舌白。惊属心与肝胃之病。心气虚则易惊；肝木震动，所以胸热惊骇；胃气壅则生热。心主藏神，惊则神舍空，阳明痰热内居心包，神不守舍。本证治当养心和胃，平肝安神。

处方：沙参 12g，茯神 10g，半夏 10g，丹参 12g，当归 12g，柏子仁 15g，蒺藜 12g，佛手 10g，竹茹 10g，龙骨 10g，旋覆花 10g，代赭石 20g，鸡子黄（分 2 次和服）2 枚。

针灸：大陵（泻）、通里、中封（泻）、足三里（补）。

复诊：服 3 剂，已少能安睡，噫气、呃逆止，仍按原方加减。

处方：沙参 12g，茯神 10g，半夏 10g，丹参 12g，远志 10g，当归 12g，柏子仁 15g，蒺藜 12g，佛手 10g，竹茹 10g，龙齿 10g，鸡子黄（分 2 次服）2 枚。

上方继续服 3 剂，痊愈。

五十六、健　忘

（一）病因

健忘，就是记忆力不好，容易忘事，想起前忘了后，虽再三思索，终是不能想出，因之做事往往有始无终，说话亦有头无尾。心肾亏损，髓海空虚，为健忘的主要因素。而脾为心之子，脾主思，故与健忘亦有密切关系。他如痰饮内留，扰乱神明，亦足以造成本病。

（二）辨证治疗

健忘多由心肾亏损，髓海空虚而成，因之治疗大都从心肾着手，使心之神明下通于肾，肾之精华上升于脑，精能生气，气能生神，神令气清，则健忘自愈。

（1）凡思虑过度，心脾两伤而健忘者，治宜补养心脾，用归脾汤。若精神疲乏者，又宜兼补气血，如人参养荣汤合远志丸之类。

归脾汤：方见吐血。

人参养荣汤：人参、陈皮、黄芪、肉桂心、当归、白术、甘草、白芍、熟地黄、五味子、炒杵茯苓、远志（去心）、生姜、大枣，水煎，食前服。

方解：用熟地黄、当归、白芍以养血，人参、黄芪、茯苓、白术、甘草、陈皮以补气，同时五味子配人参、黄芪能补肺，远志能养心，肉桂能引导诸药生血，而熟地黄补肾，当归、白芍养肝，白术、甘草补脾，于是五脏俱补，气血并生，诸症自除。

远志丸：远志（甘草汤去骨）、石菖蒲、茯神（去木）、白茯苓（一作枣仁）、人参、龙齿（醋煅飞）、朱砂（水飞，一半为衣），共研细末，炼蜜为丸，如梧桐子大，朱砂为衣。每服50～70丸，空腹时沸汤下，临卧时酒送下。

（2）心火不降，肾水不升，神志不宁，恍惚健忘者，宜交心肾，如朱雀丸或六味丸加五味子、远志、朱砂之类。

朱雀丸：沉香、茯苓、人参，蜜丸。

六味丸：方见消渴。

（3）素禀不足，或劳心诵读，以致精神恍惚，容易健忘者，宜补养心肾，如安神定志丸及孔圣枕中丹之类。

安神定志丸：方见不寐。

孔圣枕中丹：方见癫狂。

（4）心气不足，因而怔忡，健忘盗汗者，宜安神固气，如辰砂妙香散。若上虚下热，健忘而口舌干燥者，又宜养阴泄热，如天王补心丹之类。

辰砂妙香散：朱砂（另研水飞）、黄芪、人参、甘草、桔梗、山药、远志、茯神、茯苓、木香（煨）、麝香（另研），为散，不拘时温酒或莲肉汤调下。

方解：桔梗开肺气，木香疏肝脾，朱砂镇心神，麝香解郁结，甘草补脾土。于是，服本方后肺宁气固，心安郁解，梦遗失精自止。

天王补心丹：方见虚劳。

（5）素多痰饮，痰浊上犯，扰乱神明而健忘者，宜化痰宁神，可用茯苓汤主之。

茯苓汤：人参、陈皮、半夏、茯苓、甘草、香附、益智仁、乌梅、竹沥、生姜。

（6）老年神衰善忘，此为生理现象，若能进以培补，如加减固本丸及人参养荣汤之类，多可随证选用。

加减固本丸：熟地黄、天冬、麦冬、炙甘草、茯苓、人参、石菖蒲、远志、朱砂，蜜丸。

（三）医案

1. 惊恐健忘

患者：贺某，男，23岁。

初诊：因惊恐引起，思虑过度，三阴俱伤，痰火郁结，神志恍惚，不能自主，不知饥饱，已成为健忘重症，脉左寸虚滑，右关沉弱。治当调心脾，嘱咐患者注意静养。

处方：茯神12g，远志10g，石菖蒲10g，丹参12g，陈皮6g，半夏10g，琥珀3g，龙齿10g，甘草6g，合欢皮25g，煎服。

针灸：灸百会、悬钟。

复诊：服2剂，右关稍起，左寸微平，舌苔白腻，中宫痰火郁结不开，仍拟原方加味。

处方：茯神12g，远志10g，石菖蒲10g，丹参12g，半夏10g，陈皮6g，琥珀3g，龙齿10g，甘草6g，瓜蒌皮12g，薤白10g，石决明30g，合欢皮25g。

针灸：同上。

三诊：服5剂，诸症俱减，病势已逐渐好转，唯心神恍惚，不能自主，偶一时火升，即坐卧不宁。证系君相二火，时升时降所致，改拟温胆汤加味。

处方：半夏12g，茯神12g，化橘红10g，炙甘草6g，竹茹15g，枳实10g，胆南星10g，石菖蒲10g，朱砂（分2次冲服）10g。

四诊：服4剂，脉已平，舌苔渐化，诸症均为大减，唯痰火未清，胃气未复，仍拟原方3剂。

五诊：诸症基本消失，已能入睡，继拟磁朱丸服用，早晚各服1次，每次10g。连服20余日，病得痊愈。

2. 病后健忘

患者：刘某，女，21岁。

初诊：患者曾患伤寒病，病愈后即患有遇事健忘症，对学习受到很大影响。因病后元气过伤，加之调养不佳，以致心脾受伤，脉弦细无力，舌苔薄白。治宜补益心肾，扶养胃土。

处方：高丽参10g，白术10g，茯苓10g，远志6g，酸枣仁10g，熟地黄15g，山茱萸10g，麦冬10g，芡实12g，半夏6g，石菖蒲6g，肉桂2g，炙甘草3g，广木香2g，朱砂（分2次冲服）3g。

复诊：服3剂，心感舒适，按原方继续服用。

三诊：又服10剂，脉弦已退，健忘有所好转，继拟原方5剂，又处归脾丸日2次，早晚各服10g。服近50天，病情已恢复。

3. 劳心过度健忘

患者：李某，男，63岁。

因操心过度，阴血损耗，以致怔忡健忘。证属心血不足，脉右甚于左，舌苔薄白。生血为心，统血为脾，治当补心健脾，拟归脾汤加减。

处方：炙黄芪 15g，高丽参 10g，白术 10g，当归 10g，茯神 10g，远志 10g，龙眼肉 10g，炒酸枣仁 15g，广木香 5g，麦冬 10g，五味子 5g，炙甘草 5g，煎服。

针灸：劳宫（泻）、足三里（补）、三阴交（补）。

上方共服用 10 剂，诸症渐愈。继拟天王补心丹早晚各服 10g。

五十七、心　悸

（一）病因

悸是外无所惊，自觉心下筑筑，跳动不停，休作有时，不能自主的证候，近世都称为心悸。关于致悸的原因，大半由于气血虚弱，心气不足而起。除此之外，阴虚火旺，或痰火内动，或水饮内停，积留心下等，都可以导致本病的发生。

（二）辨证治疗

本症治疗，以养血宁心，安神定志为主。血虚者安神养血，气虚者补气调神，有痰者豁痰祛浊，有饮者化饮行水。临床可依据不同情况，进行随证施治。

1. 气血虚而悸

（1）其症见面白少气，脉大无力，自觉心中空虚，惕惕而动。此由心气内虚所致，治当益气安神，可服六君子汤加石菖蒲、远志之类。

六君子汤：方见疟疾。

（2）脉来细弱，舌质淡红，唇口无华，夜寐不宁。此由心血衰少，血不养心所致，治当养血安神，可服归脾汤或人参养荣汤。

归脾汤：方见吐血。

人参养荣汤：方见健忘。

（3）若脉来或结或代，心惕不安。此为营卫俱衰，治当阴阳并调，可服炙甘草汤。

炙甘草汤：方见肺痿。

2. 阴虚火旺而悸

（1）如用脑过度，或案牍烦累，心神暗伤，以致遇事易忘，一经思虑则心悸不停，或时悸时烦，心胸跳动，不能安眠。此由心阴不足，心阳独亢所致，法当滋阴降火，安神宁心，宜天王补心丹加朱砂、灯心草主之。

天王补心丹：方见虚劳。

（2）如症见舌红口干，脉细数。此为阴虚火旺所致，又当养阴降火，宜用朱砂安神丸加丹参、玄参、麦冬。

朱砂安神丸：黄连、生地黄、当归、甘草、朱砂（另研），为细末，酒泡蒸饼为丸，朱砂为衣，每服 30 丸，临卧开水送下。

（3）若服之不应，甚则有下午发热，手足心热的，治当偏重滋水养阴，可服六味丸加五味子、麦冬、柏子仁之类。

六味丸：方见消渴。

3. 因痰火而悸

其症见烦躁不眠，梦中恍惚，苔黄脉滑，心中时而动悸。此由痰热内生，上扰心包所致。治宜清心豁痰，可用温胆汤加熟酸枣仁。心火旺盛可佐以黄连、栀子、连翘等。

温胆汤：方见癫狂。

4. 因水饮而悸

（1）其症见心悸头眩，口渴不饮，小便短少。此由水饮内停所致，也称水气凌心。当治其水，可用茯苓甘草汤行水宁心（茯苓宜倍量）。

茯苓甘草汤：茯苓、桂枝、甘草、生姜，清水 4L 煮取 2L，分温 3 服。

方解：淡能渗水，甘能宁心助阳，故用茯苓；辛能散敛，温能发汗解肌，故用生姜、桂枝；益土可以制水，甘平能补气和中，故用甘草。

（2）若口不渴而兼呕恶者，可用小半夏加茯苓汤降逆行水。

小半夏加茯苓汤：半夏、生姜、茯苓，水煎，分温再服。

方解：方中半夏、生姜都是辛温药，能温胃散结而除饮，降逆而止呕，配茯苓淡渗行水，于是膈间停结的水气下行而去，呕吐痞满也就自然消除了。

（3）若头眩目晕，有气欲上冲，而悸在脐下的，可用茯苓桂枝甘草大枣汤，以利水镇逆。

茯苓桂枝甘草大枣汤：茯苓、桂枝、甘草、大枣、甘澜水。

方解：本方用桂枝振奋心阳于其上，茯苓泄肾邪于其下，共起温化太阳寒水的作用；又以大枣、甘草健运中土，俾水邪得以分化，不致泛滥为灾；又取甘澜水载药力速行就下，以抑制其阴邪不再上逆。

（4）若心下悸而四肢厥冷，苔白不渴，头眩，筋惕肉瞤，此乃肾水凌心重证，当急用真武汤温肾制水。

真武汤：茯苓、白芍、生姜、白术、附子，清水 8L，煮取

3L，去渣，温服，1 日 3 次。若咳者，加五味子、细辛、干姜。小便利者，去茯苓。若下利者，去白芍，加干姜。若呕者，去附子，加生姜。

方解：茯苓、白术能补脾土而利水，治疗头眩和心下悸动。生姜能温散在里的寒水而致的腹痛、小便不利、大便下利，以及由于辛温发汗太过而致的头眩、心下悸、肉瞤筋惕等症。

此外，病后心气虚弱，而致心跳不宁的，治当镇心安神，补心气，如用茯神、远志、熟酸枣仁、丹参、当归、龙齿、朱砂之类。

（三）医案

1. 心悸气短

患者：周某，男，21 岁。

初诊：患头痛，有时失眠，行走稍快或劳作则心跳心慌，气短不安，脉濡弱而滑，舌苔薄白。本证治宜镇静，补心安神。

处方：天竺黄 12g，钩藤 10g，茯神 10g，远志 10g，石菖蒲 10g，朱砂块 3g，白茅根 30g，煎服。

针灸：神门（泻）、大陵（泻）、足三里（补）、气海（补）。

复诊：服 3 剂，头痛消失，睡眠亦安，唯心慌心跳未除，拟苓桂甘枣汤。

处方：茯苓 30g，桂枝 15g，炙甘草 12g，大枣 6 枚，煎服。

针灸：同上。

按上方服用 6 剂，诸症消除，病瘥。

2. 心悸不宁

患者：杨某，女，19 岁。

初诊：因为高考，在学校常熬夜失休复习功课，用心过度，以致心悸。现已患病半年之久，经常头痛脑鸣，视物模糊，动摇不定，稍剧动则心跳不宁，脉弦细无力，舌尖赤，苔白。本证属于思虑过度，致心脏虚弱心悸，拟定心汤主之。

处方：龙骨 15g，牡蛎 25g，丹参 30g，茯神 30g，酸枣仁 25g，石菖蒲 12g，煎服。另加服琥珀 3g，朱砂 1g，雄黄 1g，共为细末，在服药前先用白开水送服。

针灸：神门（泻）、通里（泻）、阴陵泉、三阴交（补）。

复诊：连服 3 剂，诸症大减，唯食欲不振，继拟异功散加味。

处方：太子参 15g，白术 10g，茯苓 10g，炙甘草 6g，陈皮 10g，朱砂 1g，琥珀 1g，为细末冲服。

按上方继服 5 剂，病愈。

3. 心脾虚悸

患者：周某，男，29 岁。

初诊：患心悸跳动不安已年余，现突然神志不清，口吐鲜血，脉弦大而空，右甚于左，舌尖赤，苔微黄，胸胁隐痛，颜面及四肢浮肿。本证为心失所主，脾失统摄所致，拟建中汤加味主之。

处方：白芍 20g，桂枝 12g，炙甘草 12g，黄芪 15g，当归 15g，牡丹皮 6g，麦冬 15g，广三七（分次冲服）3g，红糖 60g，生姜 5 片，大枣 5 枚。

复诊：连服 3 剂，神识清爽，吐血已止，唯心跳仍不安，气促似喘，拟加味六君子汤主之。

处方：高丽参 6g，白术（先煎）10g，茯苓 10g，炙甘草 6g，陈皮 10g，半夏 10g，远志 10g，柏子仁 15g，香橼 10g，佛手 10g，麦冬 15g，五味子 6g，广木香 5g，紫菀 5g，生姜 3 片，大枣 5 枚。

按上方共服 15 剂，病愈。

五十八、怔忡

（一）病因

怔忡是心胸跳动，无有宁时，往往上抵心胸，下至脐腹的一种证候。其致病原因主要是思虑过度，心血虚损，以及惊悸等病拖延日久。

（二）辨证治疗

怔忡和心悸，从病因、症状而论，大致相通，不过是病情轻重不同而已。怔忡是胸腹惕惕，无有宁时，心悸则时作时止，休作有时。心悸有虚有实，怔忡则多偏于虚。怔忡的治疗方法与心悸大致相同，以下仅作概括性叙述。

（1）大抵阳气内虚，当用人参、黄芪、白术、炙甘草、茯神之类以补气。

（2）如果阴血内耗，又当用大剂归脾汤去木香，加麦冬、五味子、枸杞子，或与四物汤并用以补阴血。

归脾汤：方见吐血。

四物汤：方见麻木。

（3）体虚质弱，气血两亏，怔忡而睡眠不安的，又当气血双补，养心安神，宜用酸枣仁汤配合十全大补汤、人参养荣汤之类。

酸枣仁汤：方见不寐。

十全大补汤：方见中风。

（4）又有因阳盛火旺，致怔忡不已，甚至出现头晕眼花，齿脱发落，或见异物，惶恐不安等症状的，急宜滋阴降火，补养心神，用平补正心丹佐以大补阴丸，或四物汤加知母、黄柏、龙齿、朱砂、石决明之类，重以镇逆为治。

平补正心丹：龙齿（煅通红）、远志（甘草汤泡去骨）、人参、茯神、熟酸枣仁、柏子仁、当归身、石菖蒲、生地黄、肉桂、山药、五味子、麦冬、朱砂（另研水飞净），研为细末，炼蜜为丸，梧桐子大，朱砂为衣。每服三五十丸，米汤或人参汤、龙眼肉汤、醇酒送下，空腹、临卧各 1 服。一方无酸枣仁、石菖蒲，有车前子、天冬、茯苓。

大补阴丸：方见呃逆。

其他治法，可与心悸互参。

（三）医案

1. 气逆怔忡

患者：陈某，女，54 岁。

初诊：自觉有气从小腹上冲胸部，心惕然而惊，并伴有寒热，气盛血少，火旺痰多，脉左弦而大，右浮滑不匀。本证属气逆火旺怔忡，拟温胆汤加味。

处方：半夏 12g，化橘红 12g，茯苓 15g，炙甘草 6g，竹茹 10g，枳实 10g，石菖蒲 10g，紫苏子 10g，海蛤壳 12g，煎服。

复诊：服 5 剂，诸症均安，继以朱砂安神丸，早晚各服 10g，连服 25 天，病愈。

针灸：气海（补）、肓俞（泻）、三阴交（补）、曲泉（补）。

2. 惊发怔忡

患者：陈某，男，45 岁。

初诊：平素性情急躁。近日家中不甚失火，房屋因火灾受损，患者因失火受惊，遂患有怔忡，日夜不能安眠，由脐至胸总惕然而惊，心脉虚，肝脉旺，拟强心养阴之剂。

处方：生地黄 15g，玄参 15g，麦冬 15g，酸枣仁 15g，高丽参 10g，龙眼肉 10g，当归 10g，白芍 12g，朱砂（分 2 次冲服）3g。

针灸：关元（补）、内关（泻）、三阴交、太冲。

复诊：服 5 剂，已能安眠。

处方：夏枯草 30g，钩藤 30g，远志 10g，茯神 10g，炙甘草 10g，高丽参 10g，麦冬 12g，五味子 6g，朱砂（分 2 次冲服）3g。

三诊：服 5 剂，症状均除，继拟天王补心丹，日服 2 次，早晚各服 10g，以善其后。连服 20 天，病痊愈。

3. 心虚怔忡

患者：彭某，男，49 岁。

初诊：患者平素虚弱。肝为心之母，因平素操劳过度，以致肝木与心火互为煽动，肝阳浮越，致彻夜不寐，心悸怔忡，面色焦黄，言语无力，舌质淡，苔白，脉弦滑数，左关长直。治当清心和胃，佐以平肝。

处方：丹参 15g，陈皮 10g，茯神 12g，郁金 10g，淡竹叶 10g，玄参 15g，半夏 10g，龙齿 10g，石菖蒲 10g，酸枣仁 12g，石决明 25g，龟甲 25g，竹茹 10g，枳实 10g，煎服。

针灸：神门（补）、通里（补）、阳陵泉（泻）、足三里（补）。

复诊：服 10 剂，已能安睡，继拟原方 5 剂。

三诊：服药 5 剂，怔忡渐失，拟天王补心丹早晚各服 10g，嘱服 1 个月，病愈。

4. 怔忡作痛

患者：潘某，男，55 岁。

初诊：病起于下焦，冲心作痛，由脐至胸，如物筑起，怦然而动。每痛时四肢厥冷，指甲发青色，呕吐不能进食，心悸怔忡，脉细涩而迟，苔黄而淡，唇焦面青。本证属虚寒冲逆，治当暖肾平冲。

处方：茯苓 15g，半夏 10g，当归 10g，吴茱萸 10g，川芎 6g，附子 6g，广木香 5g，肉桂 5g，川楝子 10g，炙甘草 6g，沉香（研细末冲服）2g。

针灸：气海（补）、三阴交（补）、足三里（补）。

复诊：服 3 剂痛止，但怔忡未有明显好转，继拟原方加味。

处方：茯苓 15g，半夏 10g，当归 10g，吴茱萸 10g，川芎 6g，附子 6g，川楝子 10g，炙甘草 6g，广木香 5g，肉桂 5g，香附 15g，高良姜 15g，荔枝核 15g，沉香（研细末冲服）2g。

按上方又继服 5 剂，症除病愈。

五十九、汗　证

（一）病因

汗有自汗、盗汗之分。如睡则汗出，醒则倏收的叫作盗汗；不分寤寐，不因劳动，自然汗出的叫作自汗。此外，又有头汗、心汗、手足汗和半身汗等。汗为心之液，肾主五液，故汗出之证，多由心肾两虚所致。如阳虚不能卫外而固密，就会形成自汗，阴虚不能内营而敛藏，就会形成盗汗。所以，古人有自汗属阳虚，盗汗属阴虚的说法。至于头汗、心汗等证，亦各有起因。

（二）辨证治疗

1. 自汗

阳虚则腠理不密，卫气空疏，津液发泄。故表虚自汗，治当实表补阳，使阳气固而汗自敛，表气密而汗自止。如自汗畏寒，宜服参附汤、芪附汤之类。表虚的宜用玉屏风散加牡蛎、浮小麦。

参附汤：方见中风。

芪附汤：川附子、黄芪、生姜、大枣，水煎温服。

玉屏风散：方见痨瘵。

2. 盗汗

阴气亏虚，睡时卫气乘虚陷入，血气无以固其表，故腠理开而汗出，醒则行阳之气复归于表，其汗乃止。治宜补血养心，用当归补血汤加炒酸枣仁。如阴虚血热，盗汗发热，用当归六黄汤。虚人多加人参、黄芪，减黄芩、黄连；身热加地骨皮；心烦加淡竹叶、朱砂、麦冬；脾虚加白术，或用六味地黄汤加白芍、牡蛎、浮小麦、糯稻根须。

当归补血汤：当归、黄芪，清水煎，食前温服。如妇人经行、产后、感冒、发热、头痛者，加葱白、淡豆豉、生姜、大枣。

方解：当归滋阴养血，黄芪乃补气之药，所以 5 倍于当归，盖有形之血，生于无形之气，又有当归为引，则从之而生血。

当归六黄汤：方见痨瘵。

六味地黄汤：方见痿病。

3. 头汗

头为诸阳之首，六阳经皆上循于头。若邪搏诸阳，津液上凑，遍体无汗，只头面有汗，谓之头汗。湿热郁于胃中，上出额汗，小便不利的，乃发黄之兆，用茵陈五苓散加苍术、山栀、六神曲、滑石。头汗，小便自利，渴不欲饮，少腹急结，此为瘀血，宜桃核承气汤下之。如头汗而喘，二便闭塞，四肢热而谵语的，此为内有燥屎，急以承气汤下之。

茵陈五苓散：方见湿温。

桃核承气汤：方见痉病。

4. 心汗

自汗津津，治在当心一片，此由忧思惊恐，心不摄血，津液外泄所致。治当补养心血，益气养神，用天王补心丹。若大便溏泄，用归脾汤。

天王补心丹：方见虚劳。

归脾汤：方见吐血。

5. 手足汗

脾主四肢，手足为诸阳之本。湿邪熏蒸，脾阳被遏，运转失司，津液旁达，故手足汗出。如汗温、肌肤热的，可用二陈汤加黄连、白芍。若阳欲亡而汗凉肌冷，急以参附汤救之。症轻的可用理中汤加乌梅。偏平素因脾胃虚弱的，则用十全大补汤去川芎，加五味子。另有阳明腑证，肠有燥屎，手足溅然汗出的，还需从身热、腹症等方面鉴别，不可混淆。

二陈汤：方见厥证。

理中汤：方见伤寒。

十全大补汤：方见中风。

6. 半身汗

汗出不及遍身，或上或下，或左或右，这是气血不充，内夹水饮，阴阳不相融洽所致。见此症状，往往为偏枯之兆，宜服用十全大补汤、人参养荣汤等，同时加入行经通络之品。若元气稍充，即用小续命汤以开发其表，或用防己黄芪汤以散其湿。此证虽属血虚，却不可用四物汤等阴柔之品，以免闭滞经络，而增他变。

防己黄芪汤：防己（酒洗）、黄芪（酒拌）、白术（姜汁拌）、甘草、生姜、大枣，水煎，温热服。服后当如虫行皮中，腰下如冰，后坐被上，又以一被绕腰下，温令微寒瘥。喘者加麻黄；胃中不和或腹痛者，加白芍；气上冲者加桂枝；下有沉寒者加细辛；因湿为肿者，用此汤调五苓散。

四物汤：方见麻木。

（三）医案

1. 心肾两虚盗汗

患者：宋某，男，24 岁。

每于夜熟睡时则盗汗淋漓不止，已有近半年病史，虽然起居饮食如常，但精神日渐萎靡不振，形容消瘦，脉结而细，舌苔光滑，显系阴阳两虚之候。本证属于阴虚阳亢。心主阳，肾主阴，治当补心阳之虚，下填肾阴之损，使心阳下潜，肾阴上济，则水火相交，阴阳调和，盗汗可止，拟炙甘草汤加味。

处方：野党参 15g，桂枝 10g，麦冬 12g，火麻仁 10g，阿胶 10g，白薇 10g，白芍 10g，淡附子 10g，当归身 10g，麻黄根 10g，浮小麦 30g，炙甘草 20g，煅龙骨 25g，煅牡蛎 25g，生姜 3 片，大枣 5 枚。

针灸：足三里（补）、三阴交（泻）。足三里振阳气，三阴交和阴血，阴阳调和，盗汗可止。

按上方连服 15 剂，病获痊愈。后取穴阴郄、足五里、间使、中极、气海，轮换针 9 次。

2. 阴虚盗汗

患者：王某，女，19 岁。

初诊：患热病，经治疗近 40 日，大热后，但余热不解，盗汗，每夜入寐后，则大汗淋漓不止，衣衫被褥经常浸湿，两颧发赤，口唇枯焦，舌苔绛紫，干燥无津，言语謇涩，气喘息促，烦躁不寐。每汗后则四肢冰冷，身体困倦不支，精神疲惫，口渴，但不喜饮，脉浮濡而细。本证为热烁伤阴，阴虚盗汗。治当潜阳育阴，拟三甲复脉汤加味。

处方：炙甘草 20g，干地黄 20g，生白芍 20g，麦冬 15g，阿胶 10g，牡蛎 25g，鳖甲 25g，龟甲 30g，龙骨 20g，山茱萸 15g，石斛 10g，沙参 12g，酸枣仁 12g。

针灸：合谷（泻）、复溜（补）。合谷清气分之热止汗，复溜温肾中之阳，升膀胱之气，使达于周身，实其卫则汗自止。

复诊：服 4 剂，盗汗止，热退，饮食增进，仍拟原方加减。

处方：炙甘草 20g，干地黄 20g，生白芍 20g，麦冬 15g，牡蛎 25g，生龙骨 20g，山茱萸 15g，石斛 10g，沙参 12g，酸枣仁 12g，玄参 15g，党参 12g。

上方服用 5 剂，症除病愈。

3. 湿热盗汗

患者：李某，男，22 岁。

初诊：素患有劳倦内伤病证，又感暑湿，发热怕冷，夜睡盗汗，面色苍白，肌肉消瘦，身着棉衣，畏寒怕冷，脉沉滑而实，舌苔黄浊，小便浑黄，涩痛，汗液黏腻，臭气难闻。本证为湿热郁结，熏蒸盗汗，拟加减宣痹汤主之。

处方：薏苡仁 30g，赤小豆 25g，海金沙 25g，蚕沙 10g，赤茯苓 15g，栀子皮 10g，扁豆衣 10g，石斛 10g，煎服。

针灸：曲池、委中、下廉。曲池搜风行湿，委中疏风利湿，下廉通阳渗湿，合而宣痹通络，祛风燥湿。

复诊：服 3 剂，汗大减，寒已止，仍拟原方加味。

处方：薏苡仁 30g，赤小豆 25g，海金沙 25g，蚕沙 10g，赤茯苓 15g，栀子皮 10g，扁豆衣 10g，石斛 10g，莲子 15g，沙参 12g，煎服。

上方连服 5 剂，症除病瘥。

4. 阳虚自汗

患者：刘某，女，60 岁。

患者心气虚，发热，自汗不止，脉沉细无力，舌苔薄白。本证属于卫阳不固所致，拟补中益气汤加减。

处方：炙黄芪 15g，高丽参 6g，白术 6g，当归 10g，白芍 10g，升麻 2g，柴胡 2g，桂枝 10g，麻黄根 10g，附子 3g，浮小麦 30g，煅龙骨 15g，煅牡蛎 25g，大枣 6 枚，煎服。

上方服 4 剂，症除病痊。

5. 腰汗

患者：黄某，男，50 岁。

不论寒暑，腰部总是汗出不止，无痛苦感觉，唯腰部却逐渐屈不能伸，现已有近 2 年病史，脉沉缓，苔白。腰属肾，太阳之脉夹肾抵腰。本证属盛阳犯其至阴所致。太阳为寒水，膀胱气化从腰而达，肾气虚，则肾阴不足，所以腰汗越多，小便则越少。

处方：黄芪 120g，牡蛎 240g，浓煎，加酒冲服。

上方服 7 剂，症除病愈。

六十、头　痛

（一）病因

头痛一病，有着各种不同的致病原因。本篇所要讨论的主要是杂病方面的头痛，至于伤寒六经头痛，可于《伤寒论》中研究，这里不再赘述。头痛的原因虽多，但概要言之，可分为风、热、湿、痰、气虚、血虚、食郁等几种。因此，头痛的合理疗法，首先应该寻其所属的主因，辨别其不同类型的症状，以及寒热虚实等整体的病理机转，而予以恰当的治疗，则对任何原因所导致的头痛，都可以除去或减轻。如果采用头痛医头的消极疗法，是不妥当的。

（二）辨证治疗

1. 风头痛

头目必眩晕，怕风，或汗自出。具有发表性，往往眼睑发生抽掣，治宜散风泄热，用芎芷石膏汤。

芎芷石膏汤：川芎、白芷、石膏、菊花、羌活、藁本，水煎服。如风盛，鼻塞目昏，加入防风、荆芥穗。

2. 热头痛

发热心烦，目赤口渴，虽在严寒时候，还喜欢处在风凉的地方，略近温暖或稍见烟火，痛势就发作得更加厉害。治宜清热为主，可用芎芷石膏汤加栀子、连翘、黄芩、薄荷、甘草。大便秘，小便赤，可用大黄、芒硝攻之。

3. 湿头痛

头重不能举，逢阴天更甚，治宜祛风胜湿，内服羌活胜湿汤，外用瓜蒂、松萝茶研细末吹鼻。湿痛兼热，以清空膏主之。

羌活胜湿汤：羌活、川芎、独活、甘草、蔓荆子、藁本、防风，水煎温服。

方解：因为湿气在表，应该用发汗的方法，所以用羌活、独活、川芎、藁本、防风、蔓荆子等辛温升阳、解表发汗的药，使湿气随汗而解。

清空膏：羌活、防风、柴胡、川芎、炙甘草、黄连（炒）、黄芩（一半用酒制），共为极细末，用茶调如膏，抹在口内，少用白汤送下，临卧前服。

4. 痰头痛

多见于素来多痰的患者。每发时两颊青黄，懒于言语，并兼眩晕身重，恶心烦乱，兀兀欲呕，或吐痰涎。治宜和中化痰，用半夏白术天麻汤主之。

半夏白术天麻汤：半夏、白术、天麻、陈皮、茯苓、炙甘草、蔓荆子、生姜、大枣，水煎服。

5. 气虚头痛

朝重夕轻，过劳则甚，痛则微汗，头觉空虚，眼目眩晕，或两太阳穴绵绵而痛，更兼倦怠气短，恶风寒，不思食。治宜补气为主，用顺气和中汤主之。

顺气和中汤：黄芪、人参、白术、白芍、当归、陈皮、甘草、柴胡、升麻、蔓荆子、川芎、细辛，水煎服，食后温服。

6. 血虚头痛

痛虽不甚，而终日惺惺，如细筋牵引，痛连眼梢角，其目涩，下午痛甚，常与心悸、怔忡、呕恶、眩晕等症并见。治宜补血为主，用加味四物汤主之。

加味四物汤：生地黄、当归、白芍、川芎、蔓荆子、黄芩、菊花、炙甘草，水煎服。

7. 食郁头痛

便秘或消化不良，宿食停滞肠胃，浊气上攻所致。其症见胸腹胀满，恶食吞酸，噫出败卵臭气，或饱食则痛势增加。其脉象多见于右手滑盛。宜消导食滞为主，用二陈汤加厚朴、山楂、枳实、六神曲之类。

二陈汤：方见厥证。

8. 偏头痛

此病还有偏头痛，无论偏左偏右，多属痰火为患。偏右侧疼痛的宜用二陈汤加沙参、黄芩、黄连、川芎、防风、胆南星之类。偏左侧疼痛的宜用二陈汤加当归、白芍、川芎、柴胡、白芷之类。又真头痛，脑尽痛，手足寒冷至节，古称绝症，急进黑锡丹，兼灸百会，或可挽救。

黑锡丹：方见中风。

（三）医案

1. 风寒头痛

患者：张某，女，23 岁。

初起形寒头胀，继之作痛，牵及后项板滞，遇风胀痛更甚，倦怠乏力，全身关节不舒，鼻塞，精神困倦，舌苔薄白，脉浮紧。治当疏风散寒，拟菊花茶调散加减。

处方：菊花 12g，荆芥 10g，防风 10g，薄荷 6g，羌活 10g，葛根 10g，辛夷花 15g，苍耳子 15g，白芷 10g，僵蚕 10g，细辛 3g，甘草 6g，煎服。服 5 剂，症除病愈。

2. 风热头痛

（1）患者：刘某，女，19 岁。

在初起之时发热，心中烦躁不安，口渴，如见烟火则头痛剧烈，总喜空气清凉之所，时发时止，脉数有力，舌白。遂拟清热降火之剂。

处方：苍耳子 3g，龙胆草 2g，夏枯草 3g，石决明 3g，菊花 1.5g，生地黄 3g，木贼 3g，防风 2g，羌活 1.5g，桑白皮 3g，酒大黄 3g，蝉蜕 2g，水煎服。

针灸：上星、合谷。

（2）患者：邵某，女，24 岁。

患头痛已有 20 余天，头痛发胀，见风更剧，严重时头痛难忍，口干，目赤，面部潮红，小便短赤，大便干燥，唇鼻发干，舌苔薄黄，脉浮数。本证系风热引起头痛，治宜苦寒降火，拟黄连上清丸主之。

处方：菊花 12g，薄荷 10g，连翘 10g，黄连 6g，黄芩 12g，黄柏 10g，葛根 10g，栀子 10g，姜黄 10g，天花粉 10g，玄参 15g，当归 12g，川芎 6g，桔梗 10g，大黄 12g，煎服。

上方服 5 剂，诸症消失，病瘥。

3. 寒厥头痛

患者：金某，女，19 岁。

患剧烈头痛，肌热，恶寒，肢节沉重，脉微细，舌白。本证系阴盛于下，阳格于上之寒厥头痛。拟羌活附子汤主之。

处方：羌活 15g，制附子 15g，煎服。

针刺：大椎、曲池、合谷。

4. 梅毒后遗头痛

患者：孙某，男，49 岁，住萧县姬村。

初诊：患头痛已经三四年之久，延医不效，曾患梅毒，每及发作时则头痛剧烈，不可忍受，此时不敢移动，动则眩晕、耳鸣，脉滑数，苔白。处以搜风败毒散加减主之。

处方：土茯苓 40g，白鲜皮 3g，苦参 3g，金银花 3g，黄柏 1.5g，皂角子 10 粒，薏苡仁 8g，木通 3g，防风 2g，车前子 5g，水煎服。

复诊：上方服 10 剂，头痛渐轻，唯面色苍白，气促似喘，仍原方加味主之。

处方：原方加西洋参 2g，黄芪 5g，水煎服。

继服 10 剂，头痛消失，眩晕、耳鸣均除。

5. 血虚头痛

患者：赵某，女，25 岁。

初诊：因产后失血过多，引起头痛。开始痛自眉梢上攻，眩晕继之头痛，偏在两侧，目胞酸重，怕见阳光，喜静恶烦，有时痛甚，犯恶欲吐，睡眠不宁，面色㿠白，口唇舌质色淡，脉细弱，已有2个月。本证系肝血不足，阴不敛阳，虚阳上扰所致，拟天麻钩藤饮合四物汤主之。

处方：天麻10g，钩藤15g，石决明25g，栀子10g，黄芩10g，茯神10g，桑寄生10g，杜仲12g，益母草12g，当归12g，生地黄12g，白芍15g，首乌藤15g，煎服。

复诊：服5剂，诸症均减，进一步养血治本，潜阳治标，拟驯龙汤主之。

处方：生地黄15g，当归12g，白芍12g，菊花12g，薄荷6g，独活6g，桑寄生10g，龙齿10g，钩藤10g，沉香3g，羚羊角1.5g，珍珠母30g，煎服。

按上方服4剂，诸症均除，病愈。

6. 痰浊头痛

患者：赵某，男，43岁。

初诊：患头痛已3个月之久，痛时昏厥，胸膈满闷不舒，呕恶痰涎，舌苔白厚黏腻，脉濡滑。本证系痰湿中阻，治宜健脾化痰，拟半夏白术天麻汤。

处方：半夏10g，茯苓12g，陈皮10g，天麻10g，黄芪12g，党参10g，苍术10g，白术10g，泽泻10g，干姜10g，六神曲10g，麦芽10g，黄柏10g。

复诊：服3剂，诸症减轻，仍拟原方加胆南星10g，枳壳6g。又服3剂，症除病愈。

7. 偏头痛

患者：孟某，男，24 岁。

患左侧头痛已 1 年之久，时愈时发，每及发作时有隐隐作痛，愈发愈重，严重时则剧痛如裂，难以忍受，呻吟不止，脉弦微数，舌白。拟清上蠲痛汤加减。

处方：当归 10g，川芎 6g，羌活 10g，防风 10g，菊花 10g，蔓荆子 12g，麦冬 10g，独活 10g，黄芩 10g，细辛 3g，红花 6g，柴胡 10g，龙胆草 6g，生地黄 10g，白芷 10g，甘草 5g，煎服。按上方服用 5 剂，痊愈。

针灸：风府、通里。

8. 伏邪头痛

患者：巩某，女，20 岁。

每天早晨起床后，即感头痛剧甚，晚间则周身酸楚，屡治不效，已有 5 个月，脉缓，关上微弦，舌苔根浊而滑，口渴尿赤。本证因伤暑贪凉，温湿熏蒸，伏邪久积，致头痛不解。拟达原饮合何人饮主之，使邪从膜原而解。

处方：槟榔 12g，厚朴 10g，草果 10g，知母 10g，黄芩 10g，白芍 12g，野党参 12g，何首乌 20g，炙甘草 5g，生姜 3 片，煎服。

针灸：曲池、合谷。

上方服 4 剂，病愈。

六十一、 眩 晕

（一）病因

眩，谓目视发黑；晕，谓头如旋转。眩晕相兼，其人即头眩眼暗，如立身舟船之上，起则欲倒，故本病通常又被叫作头眩眼黑之病。引起眩晕的原因，概言之有外感、内伤。从外感来的六淫之邪，都可以导致眩晕。以头为诸阳之会，耳目为清空之窍，外邪之袭，表阳与清道，首当其冲。内伤导致的头痛，情况就比较复杂。有肝风内动的，即所谓"诸风掉眩，皆属于肝"；有痰湿壅遏的，即所谓"无痰不作眩"；有属于气虚的，即"中气下陷，清阳不升"；有属于血虚的，即"心脾两伤，血不充脑"；又有下焦命门火衰，虚阳上浮，亦能令人眩晕。但总的来说，外感眩晕多猝然发作而暂时；内伤眩晕多缠绵，属实眩晕比较少，属虚眩晕比较多。又外感眩晕比较少，内伤眩晕比较多。而风木之动和脾湿生痰，致使头晕眼花，尤为临床所现。

（二）辨证治疗

外感眩晕在临床所见，有两种情形：一种是纯由外感而来，眩晕仅是六气病中的一个分证。另一种是宿有眩晕，因新感而触发，形成新感与宿疾同时皆病。但无论何种，都必具六气之形症。

治疗方法：纯属外感的，但治其本气，表邪解而眩晕自除。若新邪引动旧病，则治宜酌量情况，两面兼顾。

至于内伤眩晕，当分别其因而施治。

1. 肝阳眩晕

（1）如肝火内动，风阳上扰，头晕眼花，脉弦发热，或寒热往来。治宜平肝息风，用丹栀逍遥散加甘菊花、煨天麻、钩藤。

丹栀逍遥散：逍遥散加牡丹皮、栀子。

（2）若肝气厥逆，木强贼土，眩晕，呕吐不食，宜平肝和胃，用本事钩藤散加减。

本事钩藤散：钩藤、甘菊花、防风、陈皮、半夏、茯苓、人参、茯神、麦冬、石膏、甘草，上为末，加生姜，煎服，去渣，温服。

（3）若肝风夹火热上冲，头目眩晕，耳内鸣响。宜泄热平肝，用羚羊角、栀子、连翘、天花粉、牡丹皮、生地黄、桑叶、钩藤、天麻等。

2. 痰浊眩晕

（1）痰浊中阻，胸脘痞闷，恶心欲呕，头额作胀，心悸眩晕不能起，脉缓，苔腻。此为痰湿为重，宜运脾化湿利痰，用半夏白术天麻汤。

半夏白术天麻汤：半夏、天麻、白术、茯苓、橘红、炒麦芽、神曲、人参、黄芪、苍术、黄柏、泽泻、干姜。

（2）如痰湿而兼气郁，凝结为患，头眩，大便秘结，手指、臂麻木，不能抬举，或肢体经脉发生结核。宜化痰兼以利气，用指迷茯苓丸。

指迷茯苓丸：半夏、白茯苓、枳壳、玄明粉，共研细末，河水煮米糊和丸，如梧桐子大，白滚水送下。

（3）如脉滑兼有弦象，苔腻或水滑。此为痰饮中阻，清浊升降失常。宜运脾以蠲痰饮，用导痰汤加泽泻、白术。

导痰汤：方见痉病。

（4）如脉形滑大而数，舌边较红，眩晕而且易于动怒。此属痰火，用二陈汤加黄芩、栀子。

二陈汤：方见厥证。

（5）如痰火上冲，晕眩不可当，脉滑，便秘。则以大黄酒炒为末，茶汤调服。

3. 虚证眩晕

（1）心脾荣气亏虚，心烦少寐，头昏目眩，脉形细涩，间或便溏。宜予调荣补血，用归脾汤主之。

归脾汤：方见吐血。

（2）若下焦真阴不足，水不涵木，阴虚阳旺，头昏目眩，脉形细数或有弦象。宜滋水生木，兼以息风，用六味地黄丸去山茱萸，加白芍、菊花、牡蛎。

六味地黄丸：方见痿病。

（3）中气不足，清阳不升，面白少神，便溏食减，时时眩晕，懒于动作，脉大无力，宜补中益气，扶中土以升清降浊，用补中益气汤主之。

补中益气汤：方见中风。

（4）若下焦命门火衰，虚阳上浮，头面时时大热，眩晕欲倒，脉浮而空，两尺尤虚。宜引火归原，兼补真阴，用金匮肾气丸加鹿角膏主之。

金匮肾气丸：方见消渴。

鹿角膏：古方用 1 味鹿茸，浓煎频服。

（5）若火虚之人，眩晕自汗，气短脉微，宜大补气血，用十全大补汤，甚者加人参、附子。

十全大补汤：方见中风。

（三）医案

1. 肝肾两虚眩晕

患者：崔某，女，25 岁。

初诊：家庭人口较多，平素营养较差，因家事经常忧郁，因而伤肝，肾水不足，水不涵木，致清阳下陷，发生眩晕。近来，头额前胀痛，视物不清，又时走路不稳，下肢软弱，食欲自渐减少，面色苍白，精神疲惫，言语无力，稍加劳作则心跳气喘，脉沉细若无，舌苔薄白。本证为肝肾两虚，清阳下陷。督脉总督诸阳，督脉虚，则发为眩晕。拟升阳和营之剂主之。

处方：太子参 15g，何首乌 25g，巴戟天 10g，肉苁蓉 12g，鹿角霜 20g，升麻 5g。用汤剂送服全鹿丸 10g，早晚各服 1 次。

复诊：上药服 10 剂，诸症大为减轻，拟左归饮加味。

处方：熟地黄 30g，山药 12g，山茱萸 12g，枸杞子 20g，茯苓 10g，女贞子 12g，当归 12g，牛膝 10g，菟丝子 12g，鹿角 15g，龟甲 25g，炙甘草 6g，生地黄 15g，煎服。

三诊：服 6 剂，诸症基本消失，饮食增加，嘱按原方继服 4 剂。

2. 肝阳眩晕

患者：贾某，女，35 岁。

初诊：头部经常发胀发痛，时有眩晕，不能左右顾盼，头晕心慌，泛泛欲吐，经常失眠，夜寐梦多，腹胀，腰及下肢经常有寒冷感，稍劳作即引起躁扰不安，肘膝关节酸楚，纳差，面色晦滞，舌质淡，苔薄白而腻，脉右弦滑、左细。本证系肾阳不足，脾胃运化不健，肝肾阴血亦亏，肝阳上扰所致。治宜健脾温肾，潜阳安神。

处方：何首乌 30g，当归 12g，白芍 12g，枸杞子 15g，菟丝子 15g，远志 10g，菊花 12g，蔓荆子 12g，柏子仁 15g，酸枣仁 15g，香附 10g，砂仁 5g，女贞子 15g，合欢皮 15g，珍珠母 30g，煎服。

复诊：服 5 剂，诸症均减，仍守原方继服 5 剂，诸症消除，病愈。

3. 湿痰眩晕

患者：韩某，女，50 岁，住铜山县韩山村。

初诊：身体肥胖，生子女甚多，因暑寒感冒，继则发生眩晕，面色微黄，两颊淡白，鼻息微促，呼吸不畅，咳嗽，睡时喉中有痰鸣声，语声重浊，头晕目眩，脉弦滑，关部脉沉短。本证系痰湿内蕴，郁结脾肺两经，湿痰上攻，清阳不宣所致。头为清阳之会，清阳不宣，则浊阴不化，发为眩晕。拟加味二陈汤。

处方：半夏 12g，化橘红 12g，茯苓 10g，胆南星 10g，石菖蒲 10g，远志 10g，薏苡仁 20g，双钩 15g，茵陈 10g，升麻 3g，甘草 6g，僵蚕 10g，加磁朱丸 20g，日服 2 次，早晚分服。

复诊：上方服用 10 剂，诸症均除，唯食欲不振，继拟六君子汤 4 剂以善后。

处方：野党参 4g，白术 3g，茯苓 3g，甘草 2g，陈皮 3g，半夏 3g，生姜 3 片，大枣 2 枚。

按上方服 4 剂，病痊愈。

4. 支饮眩晕

患者：陈某，男，35 岁，住陈腰庄。

平素因劳倦过度，忽然淋雨冒寒，初感四肢倦怠无力，食欲不振，继之头目眩晕，全身浮肿，肤色发黄，起卧不安，行动困难，小便短，脉濡而缓，舌苔白厚腻，现有 4 个月之久。所谓心下有支饮，其人苦冒眩。拟泽泻汤主之。

处方：泽泻 25g，白术 15g，煎服。按上方服用 5 剂，痊愈。

针灸：内关（泻）、中脘（补）、足三里（泻）。

5. 肾虚眩晕

患者：徐某，男，43 岁，住萧县徐油坊。

初诊：患眩晕病，面色发赤，不能熟睡，卧则不能起，行走必得人扶，现已近年余，延医久治，均未获效。脉沉弦，左尺细小，舌苔薄白。本证系肾虚眩晕，肾虚则水不涵木，使肝气逆上而眩晕，治当滋水涵木。

处方：熟地黄 25g，山药 12g，山茱萸 12g，茯苓 10g，枸杞子 15g，杜仲 12g，菟丝子 12g，补骨脂 12g，天麻 10g，黄柏 10g，龟甲 30g。

针灸：天柱、大杼。

复诊：服 10 剂，诸症均减，仍依前方加减。

处方：熟地黄 15g，山药 12g，山茱萸 12g，枸杞子 15g，菟
丝子 12g，女贞子 15g，桑椹子 12g，杜仲 12g，补骨脂 12g，天麻
10g，鱼脑石 10g。

针灸：俞府、云门。

三诊：服 7 剂，眩晕又减，仍拟原方加减。

处方：紫河车 20g，太子参 15g，菟丝子 12g，山药 12g，桑
椹子 12g，熟地黄 20g，补骨脂 10g，五味子 5g，黄柏 10g。

上方服 5 剂，症除病愈。

六十二、胁　痛

（一）病因

胁痛是指一侧或两侧胁肋部疼痛。由"邪在肝，则两胁下痛""肝病者，两胁下痛引少腹"可知，胁痛一症和肝经有密切关系。然其中有因肝实火盛而引起的，也有因肝郁不达或肝虚血燥引起的，不能混为一谈。至于胁痛由跌仆损伤，恶血停留，或痰饮流注，或肝肾阴虚，气滞不运而引起的，临床亦屡见不鲜。一般来说，左胁痛者多属瘀血，右胁痛者多属痰气。除此之外，还有房劳过度，肾阴不足而造成的。所以本病主要也是着重辨识虚实，则治疗时方能有所遵循。

（二）辨证治疗

（1）胁痛属于肝实火盛的，其人善怒，两胁下痛，脉弦口苦，宜清肝汤以清肝火。若兼烦热，口渴，或二便热涩不通，可用当归龙荟丸泻肝火。

清肝汤：白芍、当归、川芎、山栀、牡丹皮、柴胡，水煎服。

当归龙荟丸：方见中风。

（2）胁痛由于肝郁不达的，则气机不舒，两胁疼痛，筋骨拘急，可用枳壳煮散，或柴胡疏肝汤以疏肝散郁。

枳壳煮散：枳壳、细辛、桔梗、防风、川芎、葛根、甘草，共为细末，姜枣同煎，去渣，空腹温服。

柴胡疏肝汤：柴胡、陈皮、川芎、芍药、枳壳、香附、炙甘草，水煎食前服。

（3）胁痛由于肝虚血燥的，其症见胁下筋急，不得太息，目昏不明，遇劳则甚，或忍饥即发，宜用滑氏补肝散以补肝血。

滑氏补肝散：熟酸枣仁、熟地黄、白术、当归、山茱萸、山药、川芎、木瓜、独活、五味子，上为末，水煎服。

（4）跌仆损伤，恶血停留而引起的，症见左胁下痛，按之更甚，宜复元活血汤以活血行瘀。

复元活血汤：柴胡、天花粉、当归、穿山甲（代）、甘草、红花、桃仁、大黄，酒煎服。

方解：大黄、桃仁、红花、穿山甲（代）能破瘀行血；当归能活血消瘀；天花粉能润燥消瘀；甘草和中，使破瘀血的药不伤好血；柴胡引诸药直达胁下；酒能活血通络。所以本方能祛除由于跌打损伤造成的瘀血积在胁下，达到恢复血脉正常运行的效果，所以叫复元活血汤。

（5）胁痛因痰饮流注的，症见咳嗽气急，引胁下痛。轻可用香附旋覆花汤，蠲饮通络，重则用控涎丹逐之。

香附旋覆花汤：香附、旋覆花、紫苏子霜、陈皮、半夏、茯苓、薏苡仁，水煎温服。兼腹满者加厚朴，痛甚者加降香末。

（6）肝肾阴虚，气滞不运，胁肋疼痛，胸腹胀满，脉来细弱或弦，舌无津液，喉咽干燥，宜滋阴降火，可用一贯煎。若单纯由于气滞作痛的，不得俯仰屈伸，脉来沉弦，宜理气化痰，用二陈汤加枳壳、木香、香附。

二陈汤：方见厥证。

（7）羸怯之人，房劳过度，肾气虚弱，两胁间隐隐作痛的，宜补肾和血，可用熟地黄、补骨脂、阿胶、川芎、当归、续断、杜仲、牛膝等。

（三）医案

1. 肝气胁痛

患者：张某，女，28岁。

初诊：因家事不遂，常易怒，以致郁结，情志失调，发作时右胁先痛，时痛时止，继之左胁、胸肩、背部均痛，不得转侧，呼吸不畅，咳嗽尤剧，有胀滞，胸闷太息，舌苔白微腻，脉弦，治宜疏肝散邪理气，拟四逆散加减。

处方：柴胡10g，白芍15g，枳壳10g，甘草6g，青皮10g，川楝子10g，当归12g，川芎6g，牡丹皮8g，栀子8g，煎服。

复诊：按上方服4剂，症状减轻，仍拟上方加味。

处方：柴胡10g，白芍15g，枳壳10g，甘草6g，青皮10g，川楝子10g，当归12g，川芎6g，牡丹皮8g，栀子8g，郁金10g，丹参15g，桃仁10g，红花10g。

按上方又服6剂，症除病愈。

2. 瘀血胁痛

患者：刘某，男。

因与别人打架斗殴，胁痛如刺，疼痛剧烈，皮肤出现青紫伤痕，痛处不移，按之亦痛，瘀停胁肋。治宜活血行瘀为主，用复元活血汤加味。

处方：柴胡 10g，当归 10g，桃仁 10g，红花 10g，穿山甲（代）10g，天花粉 10g，大黄 10g，土鳖虫 10g，丹参 15g，赤芍 10g，没药 10g，乳香 10g，甘草 6g，三七（冲服）6g，水煎分 2 次服。

按上方服用 4 剂，痛止病愈。

3. 气滞血瘀胁痛

（1）患者：李某，女，20 岁。

初诊：肝气不舒，胁痛，时如针刺，胃纳不佳，面黄肌瘦，月经异常，量少色黑，脉左部弦而微数，右部沉涩而滞，舌白。肝善条达，肝郁则气逆，气逆则冲胁作痛。肝木克土，土弱则纳食不佳。治当疏肝健胃，佐以补血之剂，拟逍遥四物汤。

处方：柴胡 10g，白芍 15g，白术 10g，茯苓 10g，当归 12g，川芎 5g，生地黄 10g，牡丹皮 8g，栀子 8g。

针灸：章门、三阴交。

复诊：服 7 剂，经来比前较多，经色较前色红，但胁痛仍在，患者气血双虚，拟补气养血健脾，处归脾汤。

处方：黄芪 15g，高丽参 6g，白术 10g，茯神 12g，龙眼肉 10g，当归 12g，远志 8g，广木香 5g，炙甘草 6g，生姜 3 片，大枣 4 枚。

三诊：服 10 剂，胃纳渐增，面色较润泽，精神清爽，胁痛亦减，唯左胁仍疼痛，治当祛瘀疏肝。

处方：柴胡 10g，当归 12g，乳香 10g，没药 10g，丹参 15g，香附 10g。又服 5 剂，症除病愈。

（2）患者：尤某，男，35岁，住萧县邵庄。

初诊：胁痛时作，每痛前心中烦闷不安，小便短赤，继之则胁痛加剧，经治不效，脉弦微数，重按无力，右胁上部拒按，舌尖赤。本证属肝火郁结，肝气不舒，血凝气滞所致，治当平肝养血治其本，解毒止痛治其标。拟四物汤合疏肝流气饮主之。

处方：生地黄12g，白芍12g，当归10g，金银花10g，连翘10g，郁金10g，延胡索10g，香附10g，栀子10g，枳壳6g，木通6g，乳香6g，没药6g，甘草6g，沉香3g，川楝子10g，煎服。

复诊：服6剂，诸症大减，唯精神不振，饮食不佳，仍按上方加减。

处方：党参12g，黄芪15g，薏苡仁25g，生地黄12g，白芍12g，当归10g，金银花10g，连翘10g，延胡索10g，香附12g，枳壳6g，没药6g，茯苓10g，沉香3g，甘草6g，川楝子10g。

按上方又服7剂，痛解病瘥。

4. 暴怒伤肝胁痛

患者：张某，女，36岁。

因暴怒伤肝，肝气不舒，致右胁剧痛，拒按，痛引右臂，时轻时重。痛甚时则身体前屈，面色发赤，口发苦，时作呕吐，脉弦滑，舌苔灰白，小便黄赤。本证属于暴怒伤肝，肝木横逆，致其胁痛，治当疏肝降逆。

处方：柴胡10g，栀子10g，白芍12g，青皮12g，郁金10g，延胡索10g，厚朴8g，代赭石25g，半夏10g，川楝子10g。按上方连服6剂，痊愈。

针灸：阳陵泉（泻）、足三里（泻）。

5. 痰饮胁痛

患者：祁某，男，50岁。

患胁痛，呕吐痰涎，已7个月之久，经治不效，脉弦滑，舌苔白腻。本证系痰饮内聚，致成悬饮内痛，治当导痰平气。

处方：香附10g，枳壳10g，白芥子12g，橘络10g，青皮10g，广木香5g，白豆蔻5g，控涎丹（分2次冲服）3g。按上方连服4剂，痛除病愈。

针灸：曲池、阳陵泉。

六十三、 胸 痹

（一）病因

胸痹是胸中痹着不通的意思，凡胸中气塞及有痛感的，就叫作胸痹。引起本病的原因是胸中阳气不布，阴邪上逆。其主症为胸满喘急，短气不利，痛引心背。至于治法，当以旋转上焦清阳，疏利膈间痰气为主。

（二）辨证治疗

（1）喘急咳唾，胸背痛，短气，寸口脉沉迟。此由阳气衰微，阴寒结聚所致。治以通阳为主，宜用瓜蒌薤白白酒汤。如胸痹不得卧，心痛彻背，此为痰饮内阻，宜在前方之中加半夏，以逐痰饮。

瓜蒌薤白白酒汤：瓜蒌（捣）、薤白、白酒，上3味同煮，分温再服。

方解：瓜蒌性润，专以涤垢腻之痰；薤白臭秽，用以通秽浊之气，同气相求；白酒熟谷之液，色白通于胸中，使佐药力上行极而下。

（2）若心中痞痛，气结在胸，胸满，胁下逆抢心，此为痰气结聚于胸中，气逆不降所致。治宜降气涤痰，用枳实薤白桂枝汤主之。

枳实薤白桂枝汤：枳实、厚朴、薤白、桂枝、瓜蒌（捣），上5味，以水5L，先煮枳实、厚朴，去渣，纳诸药，煮数沸，分温3服。

方解：枳实、厚朴泄其痞满，行其留结，降其抢逆，得桂枝化太阳之气，而胸中之滞塞自开。以此3药与薤白、瓜蒌之专疗脾痹而同用，亦有祛疾如尽之意。

（3）若胸中气塞，俯仰不舒，此为痰气痞结，气机不畅所致。治宜开其气郁，橘枳姜汤主之。

橘枳姜汤：陈皮、枳实、生姜，上3味，以水5L，煮取2L，分温再服。

方解：气塞短气，非辛温之药不足以行之，陈皮、枳实、生姜辛温，且同为下气之药。

（4）若胸痹气逆，心悬而痛，此为饮邪上逆，可用桂枝生姜枳实汤，以通阳散结。

桂枝生姜枳实汤：桂枝、生姜、枳实，以水6L，煮取3L，分温3服。

方解：枳实、生姜可以治寒气，消胸痹。悬痛属饮，生姜可以散之。桂枝可伐肾邪，正其能事，不但可调和营卫，亦可除痹。

（5）如果痛势剧烈，心痛彻背，背痛彻心，此为大寒之气直逼心胸，治当大辛大热，迅逐除邪，用乌头赤石脂丸主之。

乌头赤石脂丸：蜀椒、附子、干姜、赤石脂、乌头，上5味为末，蜜丸如桐子大，先食服1丸，日3服。

方解：本方既有附子之温，而复用乌头之迅，佐赤石脂入心以固涩而收阳气。

（6）若胸痹时发时止，缓则痛暂止，急则痛复作，此由寒湿俱盛所致，法当温化寒湿，可用薏苡附子散。若病延日久，络脉瘀阻，当兼通其络，可用旋覆花汤主之。

薏苡附子散：薏苡仁、大附子，上2味，杵为散，服方寸匙，日3服。

方解：薏苡仁入肺利气，附子温中行阳。

旋覆花汤：方见鼓胀。

（三）医案

1. 寒邪胸痹

患者：鲍某，女，32岁，住萧县红庙。

患者心胸彻背，往来寒热，已五六日，苦不能支，经治不效，脉微细，舌白，神倦，不思饮食。本证属寒邪留于胸膈所致，治当宣通胸膈，以散寒邪。处以瓜蒌薤白白酒汤主之。

处方：瓜蒌30g，薤白15g，半夏15g，白酒60g，水煎服。

针灸：内关、三阴交。内关清心胸，散寒定痛；三阴交滋阴养血，交济坎离而退寒热。

服上方1剂，针1次，汗彻头彻足，寒热顿解，痛消病愈。

2. 血虚胸痹

患者：刘某，女，20岁，萧县师范学生。

心胸经常疼痛，有时疼痛牵及两胁，按之稍感舒适，脉细无力，舌白。本证属血虚所致，处以加减补血汤主之。

处方：当归 9g，酒炒白芍 6g，川芎 3g，阿胶 6g，枸杞子 12g，酸枣仁 9g，茯苓 9g，陈皮 5g，五味子 3g，广木香 3g，生姜 3 片，大枣 3 枚，水煎服。

按上方连服 6 剂，痛除病愈。

3. 肝郁胸痹

（1）患者：黄某，女，29 岁，萧县幼儿园教养员。

患心胸连左胁痛，目眩耳鸣，头部两太阳穴处亦痛，经治不效，脉左关弦而有力，舌白。本证属肝郁不舒，致胸胁作痛，治当平肝泻火调气。

处方：石决明 15g，赤茯苓 9g，香附 12g，牡丹皮 9g，川楝子 6g，柴胡 6g，延胡索 9g，黄连 3g，橘络 3g，吴茱萸 5g，水煎服。

针灸：曲池、阳陵泉。曲池清里走表，阳陵泉泻肝平里，合而清利疏泄。

按上方服 4 剂，针 2 次，痛消病愈。

（2）患者：刘某，男，29 岁，住萧县花园社。

初诊：胸膺疼痛，牵及少腹亦痛，现已年余之久，经久治不愈，脉弦而有力，舌白。本证系肝气郁结，木火条达而作痛，治当疏肝调气，处以芍药甘草汤主之。

处方：白芍 60g，甘草 12g，牡丹皮 12g，广木香 5g，水煎服。

针灸：气海（补）、足三里（泻）。补气海，振元阳，回生气，散群阴；泻足三里，引气下行，降浊导滞，助气海以利运行。

复诊：服 2 次，针 1 次，胸痛止，胁痛增甚，治仍疏肝调气，处以加味蒺藜香附汤主之。

处方：蒺藜 15g，香附 15g，白芍 9g，川楝子 6g，钩藤 6g，吴茱萸 5g，青皮 15g，天麻 3g，砂仁 3g，水煎服。

按上方连服 2 剂，病愈。

4. 血热胸痹

患者：刘某，女，21 岁，萧县师范学生。

右侧胸胁剧烈疼痛，并牵连肩部，举动不便，口渴喜冷饮，睡眠不好，大便每三四日一次，体质健壮，脸色红艳，脉弦实，舌绛。本证系血热壅滞。依据通则不痛，治疗以活血行瘀之法。

处方：延胡索 9g，丹参 9g，红花 9g，泽兰 12g，桃仁 9g，大黄 9g，当归尾 9g，水煎服。

针灸：内关、三阴交。取内关清心胸郁热，三阴交滋阴养血，一以清上，一以滋下。

上方连服 15 剂，交替取穴针 4 次，诸症消失。

5. 心阳不振胸痹

患者：尤某，男，45 岁。

初诊：患者已经胸痹 4 个多月，胸闷憋气，阵发性胸痛，气短心悸，面色苍白，倦怠乏力，畏寒肢冷，有时自汗，夜寐不安，食欲不振，小便清长，舌淡胖嫩，苔白腻，脉沉结代。本证系胸阳不振，心脉闭阻，致胸闷憋气，阵发性胸痛，心悸气短，面色苍白。由于中阳不运，致倦怠无力，畏寒肢冷，食欲不振及夜寐不安等。治当温心阳，宣脉络。拟瓜蒌薤白桂枝汤加味主之。

处方：瓜蒌 25g，薤白 15g，桂枝 20g，党参 15g，丹参 25g，

当归尾 12g，香附 12g，郁金 12g，桃仁 10g，红花 10g，川芎 10g，白术 10g，干姜 10g，甘草 6g，煎服。

复诊：按上方服 15 剂，胸闷气短、心悸胸痛诸症均减，仍原方加旋覆花、失笑散。

又服 15 剂，诸症均有缓解。

6. 气滞血瘀胸痹

患者：彭某，男，41 岁。

初诊：患阵发性心胸刺痛，痛引肩背，胸闷气短，舌质暗，舌边尖有瘀点，脉沉涩。此系气滞血瘀，阻塞心络，气机不畅，致阵发性心胸刺痛，痛引肩背，胸闷气短。治当行气活血，化瘀通络。处以血府逐瘀汤主之。

处方：当归 12g，赤芍 12g，川芎 6g，生地黄 15g，柴胡 5g，枳壳 6g，桔梗 6g，牛膝 10g，桃仁 12g，红花 10g，甘草 6g。

复诊：服 10 剂，心胸刺痛、胸闷气短有明显减轻，原方加延胡索 10g，降香 10g，丹参 25g，失笑散（包煎）15g。

又服 12 剂，上列症状得到缓解。

7. 肝肾阴虚胸痹

患者：孙某，男，54 岁。

初诊：患者胸痹已经年余，胸闷气憋，头昏耳鸣，口干目眩，夜寐不宁，盗汗，腰酸腿软，舌质嫩红，脉细数。治当滋补肝肾，活血化瘀。拟六味地黄丸加味主之。

处方：生地黄 25g，熟地黄 25g，山药 12g，山茱萸 12g，茯苓 10g，泽泻 10g，牡丹皮 10g，何首乌 30g，枸杞子 15g，女贞子 12g，桃仁 12g，红花 10g，桑椹子 30g，生龙骨 15g，生牡蛎 15g。

复诊：上方服用 12 剂，诸症均有减轻，仍胸闷、气憋、胸痛，易养阴通痹法。

处方：党参 20g，麦冬 15g，五味子 10g，瓜蒌 25g，薤白 15g，生地黄 20g，枸杞子 12g，女贞子 12g，桑椹子 30g，延胡索 10g，桃仁 12g，红花 10g，失笑散（包煎）15g。

上方服用 10 剂，诸症全消失，病得缓解。

8. 阴阳两虚胸痹

患者：赵某，男，54 岁。

初诊：患者胸痹已年余，胸闷胸痛，有时憋醒，心悸气短，头晕耳鸣，食欲不振，倦怠，腰酸腿软，恶风肢冷，舌质紫暗，苔白少津，脉结代。本证系气血两虚，血行不畅，心气不佳，以及阳气虚弱所致为阴阳两虚之候。治当调补阴阳，益气养血，处以炙甘草汤加减主之。

处方：炙甘草 15g，党参 12g，生地黄 15g，桂枝 15g，熟附子 6g，麦冬 12g，薤白 12g，当归 12g，丹参 25g，阿胶 10g。苏和香 1 丸送服，另加服柏子养心丸早服 1 丸，金匮肾气丸晚服 1 丸。

复诊：上方服 15 剂，及加服丸药，胸闷胸痛、心悸气短、头晕等症均减轻，脉结代亦除。

处方：仍按上方，桂枝加至 25g，另加桃仁 12g，红花 10g。又服 12 剂，诸症得到缓解。

六十四、胃 脘 痛

（一）病因

胃脘痛，在古代方书里多作心痛。其痛多在胃脘至歧骨陷处，与真心痛的痛甚，手足寒冷至节，旦发夕死，夕发旦死有别。

至于本病的致病原因，古人分为气、血、冷、火、痰、食、虫、悸、疰等9种。然此病初起，大多因于纵恣口腹，喜好辛酸，或恣饮热酒，或喜食生冷，或忧思郁结，日积月累，致脾胃之气升降失司，肝木乘机侮其所胜，脾胃受克，气机郁滞，遂成本病。而气之所以受阻，推其原因则有因寒、因热，以及湿痰、食积、血瘀等。这些常见的种类，随证说明如下。至于虫痛则在诸虫门内讨论，这里不再赘述。

（二）辨证治疗

1. 寒痛

二便清利，手足逆冷，吐涎沫，其痛绵绵不休，得寒饮更甚。治宜温中散寒理气，用千金高良姜汤。如脉沉细，冷汗时出，气微力弱，可用白术、附子温之。

千金高良姜汤：高良姜、厚朴、当归、肉桂心、生姜，水煎服。

2. 热痛

脉数实，口渴面赤，身热便闭，其痛或作或止。治宜清中理气，用统旨清中汤主之。

统旨清中汤：黄连、山栀、陈皮、茯苓、半夏、甘草、草豆蔻，水煎温服。

3. 痰饮痛

恶心烦闷，时吐黄水，腹中辘辘有声，此为停饮，宜用胃苓汤。若脉滑而实，恶心烦满，时吐酸水，隐隐作痛，得辛热而痛暂止，此为痰积，宜用豁痰安胃散主之。

胃苓汤：方见水肿。

豁痰安胃散：天南星、半夏、橘红、香附、滑石、枳壳、青皮、玄明粉、苍术、砂仁、茯苓、甘草、木香、白螺壳（煅），研细末。

4. 气痛

脉沉涩，或结，或弦，胸中气塞，时太息，攻刺胀痛，宜四七汤或沉香降气散主之。

四七汤：方见咳嗽。

沉香降气散：沉香、砂仁、炙甘草、香附、延胡索、川楝子，为细末，淡姜汤送下。

5. 食痛

恶心厌食，饱满，噫气如败卵，其痛得食辄甚，脉多滑实。

治宜消导，用香砂枳术丸加六神曲、莪术。如初起食在膈间，以指探吐之。

香砂枳术丸：木香、砂仁、枳实、白术、陈皮、半夏，另加六神曲、莪术、荷叶包陈米，煨饭为丸。

6. 血痛

痛如刀刺，有定处而不移，或饮下作呃，或有积块，或大便色黑，其脉涩。治当破血逐瘀，轻则手拈散，重则桃核承气汤主之。

手拈散：醋延胡索、醋五灵脂、草豆蔻、没药，各等分，研细末，酒调下。

桃核承气汤：方见痓病。

古人认为真心痛是死证，喻嘉言以大剂人参、甘草，稍加生姜、附子、豆蔻以温之，或可挽救。因此，不能委之于死而不治。

（三）医案

1. 木土不和胃痛

（1）患者：张某，女，55岁。

初诊：中脘疼痛，胸部不舒，痛连两胁，食入欲吐，时作嗳气，经徐州市第二医院内科确诊为胃溃疡。脉左部微弦，右部濡弱，舌边红，苔燥。左脉弦系肝木不达，右脉濡为脾土不健，木不达则郁而侮土。本证属木土不和，治当平木培土，拟启膈散加减。

处方：丹参 15g，沙参 15g，茯苓 25g，川贝母 10g，郁金 10g，荷叶 12g，砂仁 5g，乳香 6g，没药 6g，牡丹皮 10g，煎服。

针灸：足三里、三阴交。取足三里升阳益胃，三阴交滋阴健脾，合而疏经解郁镇痛。

复诊：服药 3 剂，疼痛大减，继拟香砂六君子汤加味。

处方：野党参 15g，白术 10g，茯苓 10g，炙甘草 6g，半夏 10g，陈皮 10g，广木香 5g，砂仁 5g，赤芍 10g，川楝子 10g，生姜 3 片，大枣 4 枚。

三诊：服药 5 剂，诸症减，胃痛已解。

处方：何首乌 25g，石斛 10g，酸枣仁 12g，远志 10g，山药 15g，山茱萸 12g，麦冬 12g，鸡内金 10g。按上方服用 10 剂，病愈。

（2）患者：丁某，男，39 岁。

胃脘时常作痛，牵引肩背，久治不愈，脉弦实。本证属木气犯胃作痛，拟薤白降气汤。

处方：薤白 20g，煅瓦楞子 15g，瓜蒌仁 12g，香附 12g，赤芍 10g，半夏 10g，延胡索 10g，香橼 10g，乌药 10g，砂仁 5g，吴茱萸 6g，煎服。服 5 剂，痊愈。

针灸：中脘（补）、足三里（泻）。补中脘，壮胃气，散寒邪；泻足三里，引胃气下行，降浊导滞，助中脘以利下行。

（3）患者：胡某，男，50 岁。

初诊：患阵发性中脘部疼痛，并牵引胸胁作痛，用手按之稍舒，每得食后稍止，缠绵不已，脉弦虚。本证属于胃气弱，土受木克，治当调中健胃，扶土抑木，拟六君子汤加减。

处方：党参 15g，白术 10g，半夏 10g，炒白芍 10g，化橘红 6g，干姜 6g，砂仁 5g，桂枝 6g，炙甘草 6g，煎服。

复诊：服药 2 剂，痛即消失，继拟香砂六君子丸，每服 10g，早晚各服 1 次, 以善其后, 嘱服 7 天。

针灸: 中脘 (补)、足三里 (泻)。补中脘以升清, 泻足三里以降浊, 合而中气调畅, 阴阳和合。

2. 胃虚痛

患者: 刘某, 男, 52 岁。

已有近 20 年胃痛病史, 经本院内科确诊为胃溃疡。痛时常在空腹, 得食或用温水袋暖可以缓解, 伴见泛酸, 畏冷喜暖, 舌质淡, 苔薄白, 脉沉细无力。本证主要由于脾阳衰微, 中气薄弱, 常因受寒、气恼等诱因而致反复发作。治当温养益气, 拟黄芪建中汤加味。

处方: 黄芪 30g, 党参 15g, 当归 15g, 桂枝 10g, 白芍 20g, 炙甘草 10g, 蒺藜 45g, 枳实 15g, 白及 15g, 乌药 10g, 陈皮 6g, 半夏 10g, 黄连 3g, 吴茱萸 10g, 生姜 3 片, 大枣 4 枚, 红糖 60g, 水煎分早中晚 3 次服。加服呋喃唑酮, 早晚汤剂送服。

上方连服 7 剂, 诸症消除, 病愈, 至今已近 1 年未曾复发。

3. 胃气痛

患者: 黄某, 女, 22 岁。

初诊: 中脘剧痛, 并牵引两胁作痛, 每食饮后则痛更甚, 经久治均未收效, 脉弦实。本证属肝胃不和, 土受木克, 治当疏肝健胃, 拟加味茯苓半夏汤主之。

处方: 茯苓 20g, 半夏 10g, 炒白芍 12g, 枳壳 10g, 陈皮 6g, 黄连 5g, 木瓜 6g, 砂仁 5g, 吴茱萸 6g。

针灸: 足三里, 以壮元阳, 补脏腑, 健脾和胃, 升清降浊, 止痛。

复诊：服 2 剂痛解，隔两天又痛，继拟加味半夏泻心汤。

处方：黄连 5g，干姜 5g，广木香 5g，炒三仙各 10g，槟榔 12g，炒莱菔子 10g，半夏 12g，松香 10g，香橼 10g，荔枝核 12g，川楝子 10g。又服 3 剂，病愈。

4. 气滞中脘痛

（1）患者：刘某，男，59 岁。

初诊：由于饥饱无有定时，以致伤及脾胃，中脘经常作痛，并牵连及背，每及食后则感胀闷不舒，时吐清水，吞酸嗳气，已有近 20 年胃痛病史，经县医院内科检查确诊为胃溃疡，脉沉涩而小，舌苔白，大便黏滞。本证系中气虚弱，清气不宣，气机不利，治当理气和胃。

处方：黄芪 30g，桂枝 10g，白芍 20g，炙甘草 6g，厚朴 10g，大腹皮 12g，黄连（吴茱萸制）6g，鸡内金 10g，砂仁 5g，延胡索 10g，香橼 10g，肉豆蔻 2g，干姜 1g，茯苓 3g，益智仁 2g，生姜 3 片，大枣 4 枚，红糖 60g，煎服。

针灸：合谷、足三里。合谷升下陷之阳，足三里益气升清，胃肠并调。

复诊：服 3 剂，中脘痛止，诸症均除，唯有时吐酸，拟乌贝散以除胃酸。

处方：海螵蛸 60g，象贝母 10g，炒陈皮 10g，煅牡蛎 20g，共为细末，每早晚用开水冲服。

（2）患者：高某，男，37 岁。

患胃脘痛，已有 4 年病史，时发时止，病时呕吐酸水，嘈杂不舒，现又发作剧痛，食不能进，大便秘结，已六七日不解，胃脘并牵及少腹疼痛。治当降气镇痛润肠，拟苏子降气汤加减。

处方：紫苏子 12g，厚朴 10g，枳实 10g，槟榔 10g，半夏 10g，化橘红 10g，火麻仁 10g，郁李仁 10g，青皮 6g，当归 10g，肉桂 5g，焦山楂 120g，砂仁 5g，大黄（后入）15g，甘草 5g，煨干姜 5g，煎服。服 2 剂，痛解便通，病瘥。

针灸：丰隆、阳陵泉。丰隆其性通降，从阳明引气下行，得太阴湿土以润下；阳陵泉性亦沉降，斜针向下透足三里，从木以疏土。

5. 湿郁中脘痛

患者：刘某，女，43 岁。

初诊：中脘痞闷，经常隐隐作痛，呕吐稀痰后即感少舒，纳差，脉弦，舌苔白滑。本证系湿痰阻滞中脘，清阳不宣，以致作痛。治当宣湿化气，宣气解郁，拟加味二陈汤。

处方：香附 15g，半夏 10g，陈皮 6g，薤白 10g，郁金 10g，大腹皮 10g，泽泻 10g，吴茱萸 6g，白豆蔻 6g，茯苓 15g，枳实 15g，白术 10g，煎服。

针灸：足三里、三阴交。足三里升阳益胃，三阴交滋阴健脾，合而调和阴阳，疏经解郁。

复诊：服 3 剂，诸症均减，继拟二陈汤合五苓散主之。

处方：半夏 15g，化橘红 12g，茯苓 10g，炙甘草 6g，猪苓 10g，白术 10g，泽泻 10g，桂枝 10g，桃仁 10g，小茴香 10g，乳香 10g，荔枝核 12g，川楝子 10g。

按上方继服 5 剂，症除病愈。

六十五、腹　痛

（一）病因

腹痛就是指腹部疼痛，其痛的范围包括胃脘以下、脐部四旁及毛际以上，它为多种疾病的一个症状。其分类的方法，有以部位来分的，如痛在中脘属太阴脾，痛在少腹左右属厥阴肝，痛在脐腹正中属少阴冲任；有以痛之有形与无形来分的，如气郁、寒热、血虚为无形，食积、瘀血、虫积为有形。前者是就各经所隶属的部位而言；后者是究其病因，归之于有形、无形两类。临床上如能按照它所属的部位，分别有形、无形，则已能得其治疗的要领。这里仅按气郁、寒热、血虚、食积等来分述，至于瘀血痛已见胃脘痛内，癥块现积聚门内，在此不赘述。

大抵有形之痛，必痛有常所，而胀无休止；无形的痛，必痛无定处，而或胀或止。气聚则痛而见形，气散则平而无迹，又痛而满闷多实，饥则闷者多虚，饱则剧者多实。这种辨别虚实的方法，在临床上是很重要的。

（二）辨证治疗

（1）感寒腹痛，气滞阳衰，其痛绵绵而无增减，喜热手按，脉来沉迟，治宜温中，香砂理中汤去白术主之。如痛而兼呕，脉来弦滑，此由气虚夹痰所致，治宜健运，香砂六君子汤去白术主之。

香砂理中汤：即理中汤加木香、砂仁。

香砂六君子汤：方见痞满。

（2）身热腹痛，烦躁不寐，时作时止，热手按而不减，大便闭，小便赤，唇干口渴，脉数，此为积热。甚者可用二陈汤加厚朴、枳实、茯苓、黄连、山栀、芍药，微者可用金铃子散主之。

二陈汤：方见厥证。

金铃子散：金铃子、延胡索，研细末，温酒调下。

方解：金铃子苦寒，疏肝泄热，延胡索理气和血止痛，因此本方治疗肝胃气痛疗效可靠。

（3）气滞作痛，其脉沉弦，腹胀疼痛，得矢气则痛减，气闭则痛甚，治宜破滞理气之剂，如木香顺气散主之。若腹痛连脘，不能进食，食则呕逆，脉弦，此为肝气乘胃，治宜平肝和胃，用新定吴茱萸汤主之。

木香顺气散：木香、香附、槟榔、青皮、陈皮、厚朴、苍术、枳壳、砂仁、甘草，水煎服。

新定吴茱萸汤：人参、吴茱萸、黄连、茯苓、半夏、木瓜、生姜，水煎服。

（4）胸腹饱满，痛不饮食，嗳腐吞酸，痛而欲利，或一条杠起，手按则痛，此为食积，治宜消导，用平胃散加枳实、山楂、麦芽、砂仁、木香，或予厚朴三物汤微下之。

平胃散：方见泄泻。

厚朴三物汤：大黄、枳实、厚朴，水煎服，以利为度。

方解：此方不减大黄，必先通便，便通则肠胃畅而脏腑气血通，通则不痛。本方与小承气汤似同实异，方中厚朴用量大致 1 倍于大黄，而枳实亦多 2 枚，且又先煮枳实、厚朴，后纳大黄，是取枳实、厚朴的大力行气止痛，大黄则不过助其通便，非若小承气汤三物同煮，是欲大黄能荡实除滞。承气意在荡实，三物意在行气。

（5）若其痛悠悠不已，痛亦不甚，左手脉多不足，饥劳益甚，此为血虚，治宜缓中补虚，用芍药甘草汤加肉桂心、生姜、当归。

芍药甘草汤：方见泄泻。

（6）脐中痛不可忍，喜按者为气虚虚寒，宜用通脉四逆汤加白芍，以温通阳气。若脉沉实，口渴，腹满，便闭，是有燥屎，则宜承气汤下之。

通脉四逆汤：炙甘草、附子、干姜，水煎服。

方解：厥甚者，脉必绝，附子辛热，用以复脉回阳；下利清谷，胃必寒，干姜辛温，用以温胃止利；甘草甘平，用以佐干姜、附子之热，而回厥逆。

（7）少腹两旁疼痛，为肝经之气不和，宜疏通其气，实者宜香苏饮加当归、白芍、柴胡、橘叶，虚者宜乌梅丸。

香苏饮：香附、紫苏梗、陈皮、甘草，为末，加姜葱同煎，温服。

方解：紫苏疏表气而散外寒；香附行里气而消内壅；陈皮能兼行表里之气，以佐之；甘草和中亦能解表，为使。

乌梅丸：方见痢疾。

（三）医案

1. 寒积腹痛

患者：刘某，男，32岁。

恶寒腹痛，继之腹部鼓胀，剧烈疼痛，拒按，经县医院外科确诊为肠梗阻，经灌肠和服用药物均未见效。脉沉滑，舌苔秽浊，腹壁紧硬如鼓。本证发于寒冷冬季，感受寒冷，腹部胀痛拒按，舌苔浊，脉沉滑。内有积聚甚为明显，系寒邪犯胃，宿食停滞为寒中之实。当温下法，拟外治走马汤主之。

处方：巴豆（去油）12粒，杏仁（微炒粉碎）7粒，布裹加水4匙，待浸出药液后服用。服药后3小时，腹中鸣响，泻浊物甚多，臭气1夜下15次，诸症消失，病愈。

2. 寒热腹痛

患者：刘某，女，60岁。

突患剧烈腹痛，手足厥冷，骨节烦痛，背部尤甚，昼夜呻吟，不得安眠，现已3日，经治不效，脉微无神，舌苔黄燥，大便已7日未下。本证系劳倦伤食，复感受寒邪，气机被阻，蕴郁生热，寒热冲激，致以腹痛，拟附子泻心汤加减主之。

处方：附子25g，大黄15g，羌活15g，水煎分2次温服。换上方共服3次，诸症消失，病瘥。

针灸：中脘（补）、足三里（泻）。取中脘，壮胃气，散寒邪；泻足三里，引胃气下行，降浊导滞，助中脘以利下行。

3. 冷积腹痛

患者：欧某，女，50岁。

初诊：患者身体平素虚弱，又常食生冷之物，致积聚腹痛，绕脐疼痛，痛甚时则四肢厥冷，水饭不能入，少饮则呕吐不止，脉沉细欲绝。脉沉属里证，细为阳微，阳微则火衰不能生土，土虚则不能运化食物，致冷积作痛。里有积聚，当用下法，若泻下太过，恐有亡阳之变。本证治当温通并用，拟温脾汤加减。

处方：党参15g，当归15g，炮附子15g，干姜12g，甘草5g，芒硝12g，大黄12g，煎服。

针灸：气海、肓俞。取气海振下焦之阳，以散群阴；肓俞降冲逆之气，以利运行。

复诊：服1剂，大便仍未通，仍拟前方加味。

处方：党参15g，当归15g，炮附子15g，干姜12g，甘草5g，芒硝12g，大黄12g，火麻仁12g，郁李仁12g。

针灸：丰隆、阳陵泉。取丰隆通经降气，从阳明下行，得太阴湿土以润下。阳陵泉性沉降，从木以疏土，则大便自下。

又服1剂，大便通畅，皆黑色粪便，腹痛消失，病得痊愈。

4. 虚寒腹痛

患者：陈某，男，50岁。

偶患腹痛，大便硬，面色苍白，脉沉迟，喜按，舌苔滑润。本证属虚寒腹痛，治当温中祛寒，拟真武汤加味。

处方：附子15g，白芍25g，枳实25g，茯苓20g，白术10g，生姜15g，水煎温服。

针灸：气海、天枢。取气海振下焦之阳气，以散群阴；天枢调肠胃之气，以利下行。

按上方连服3剂，痊愈。

5. 冷滞腹痛

患者：李某，男，29 岁。

初诊：偶饮冷水后，即感觉胃中胀闷，继之腹部作痛，剧甚，并作呃逆、嗳气，食则呕吐，坐卧不安，脉象沉细，舌苔白滑。本证多冷滞腹痛，拟香砂理中汤加味。

处方：党参 15g，炒白术 12g，炙甘草 6g，干姜 12g，广木香 5g，砂仁 5g，桂枝 12g，白芍 12g，煎服。

针灸：中脘（补）、足三里（泻）。取中脘壮胃气，散寒邪；足三里引胃气下行，降浊导滞。

复诊：服 3 剂，腹胀消，呃逆、嗳气皆平，唯胸膈仍感不爽，继拟六君子汤加味。

处方：党参 12g，白术 10g，茯苓 10g，炙甘草 6g，半夏 12g，陈皮 10g，附子 6g，肉桂 6g，生姜 3 片，大枣 3 枚，煎服。服 3 剂病愈。

6. 寒凝少腹痛

患者：居某，男，28 岁。

初诊：患少腹痛，无寒热，二便正常，呼吸微弱，时有肠鸣，小腹隐痛，按之则止，大肠柔软，无硬满，无拒按，脉沉细无力，舌苔薄白。本证系寒凝腹痛，治当散寒行血。

处方：当归 12g，桂枝 10g，白芍 15g，细辛 3g，木通 10g，炙甘草 6g，吴茱萸 10g，延胡索 10g，乌药 10g，香附 15g，高良姜 15g，川楝子 10g，生姜 3 片，大枣 3 枚，煎服。

针灸：气海（补）、足三里（泻）。

复诊：服 2 剂，腹痛减轻，仍拟原方加味。

处方：当归 12g，桂枝 10g，白芍 12g，细辛 3g，木通 10g，炙甘草 6g，吴茱萸 10g，延胡索 10g，桃仁 10g，郁金 10g，乌药 10g，香附 15g，高良姜 15g，川楝子 10g，生姜 3 片，大枣 3 枚，煎服。针同上法。

三诊：又服 2 剂，痛已经不发作，食量增加，脉已和缓，唯感周身倦怠乏力，继拟补中益气汤加减。

处方：炙黄芪 15g，党参 12g，白术 10g，当归 10g，陈皮 10g，柴胡 6g，升麻 5g，炙甘草 6g，香附 10g，麦冬 12g，五味子 6g，白芍 15g，生姜 3 片，大枣 3 枚，煎服。

按照上方服 3 剂，病获痊愈。

7. 脐腹痛

患者：谢某，男，24 岁。

患脐腹痛，痛时多在脐腹周围，喜手按及温敷，肠鸣，自利，饮食少味，消化迟钝，舌苔白腻，脉沉无力。本证系受寒或食生冷引起，治当散寒和中，拟排气饮加味。

处方：厚朴 12g，乌药 10g，香附 10g，藿香 10g，枳壳 6g，广木香 6g，陈皮 10g，泽泻 10g，肉桂 6g，附子 6g，煎服。

按上方连进 4 剂，痊愈。

六十六、腰　痛

（一）病因

腰痛是指腰部疼痛。腰痛一症，有外感有内伤，此外又有瘀血、闪挫等因。一般而论，外感腰痛，多因感风冒雨，或坐卧湿地，久久得之；肾虚腰痛，多由房劳而得，精气不足，足少阴气衰所致。是以病因多端，症状各异，治疗也就不同，兹分别说明于下。

（二）辨证治疗

（1）腰痛因于风：脉来浮弦，痛多抽掣，牵引腿足，或拘急且酸，而上逆背脊。治宜祛风除湿，扶正祛邪，可用独活寄生汤主之。

独活寄生汤：独活、桑寄生、秦艽、防风、细辛、川芎、当归、熟地黄、白芍、肉桂、茯苓、杜仲、牛膝、人参、甘草，水煎分3次服。

方解：独活、细辛能入足少阴肾经，温通血脉，配合秦艽、防风来疏通经络，升发阳气而祛风邪。桑寄生益气血而祛风湿，配合杜仲、牛膝来强筋健骨而固肝肾。熟地黄、当归、白芍、川芎活血养血，人参、肉桂、茯苓、甘草益气补阳。所以本方既能祛邪，又能补正，对肝肾阴虚有热，被风寒湿邪乘虚而入所造成的腰膝疼痛，脚腿冷痹无力，屈伸不便的顽固痹证，有能使之屈伸自如的良好疗效。

（2）腰痛因于寒：腰背拘急，腰冷如水，痛不可伸，见热则缓，见寒则增，治宜辛温散邪，用五积散加吴茱萸、桃仁、杜仲。

五积散：方见积聚。

（3）腰痛因于湿：身重脉缓，天阴更甚，腰溶溶如坐水中，治宜健脾行湿，可用肾着汤主之。

肾着汤：甘草、茯苓、干姜、白术，水煎服。

方解：本方干姜辛热以燥湿，白术苦温以胜湿，茯苓甘淡以渗湿，甘草甘平和中补土。此肾病而皆用脾药以益土，正所以制水。

（4）腰痛因于瘀血：其痛如刺，日轻夜重，大便黑或秘结，治宜活血祛瘀，如四物汤加桃仁、穿山甲（代）、延胡索、大黄之类。外用酒糟，将生姜、葱白捣烂罨之，尤效。

四物汤：方见麻木。

（5）腰痛因于闪挫：动作则痛甚，不能俯仰转侧，即在呼吸时亦牵引疼痛，当理气和血，用复元通气散热酒调下。

复元通气散：舶上茴香、穿山甲（代）、延胡索、白牵牛子、甘草、陈皮、南木香，为细末，食前热酒调下。

（6）肾虚腰痛：其痛悠悠，腿足痿软，不耐运行久立，喜手按摩。如肾阳虚弱，脉微无力，小便清利，神疲气短，宜温补肾阳，肾气汤合青娥丸治之。如肾阴虚弱，脉数无力，虚火时炎，小便黄赤，宜壮水之主，六味地黄汤加续断、杜仲、牛膝治之。

肾气汤：方见消渴。

青娥丸：补骨脂、杜仲、核桃仁、蒜（熬膏），研细末，蒜膏为丸，如梧桐子大，空腹温酒下，妇人淡醋汤下，或改作汤剂。

六味地黄汤：方见痿病。

此外，痛久络虚，则宜调补奇脉，如用核桃仁、当归、杜仲、羊腰、鹿角、枸杞子、牛膝、补骨脂之类。

（三）医案

1. 寒湿腰痛

患者：张某，男，34 岁。

初诊：患腰痛已年余，腰部冷痛重着，轻则不利，渐渐加重，有酸胀感，痛处觉冷，遇阴寒天气疼痛更剧，牵及一身板滞，两腿发酸，舌苔白腻，脉象沉缓。本证由于寒湿之邪流着不去，阻塞经络，气血不畅，故腰部冷痛而兼重着，转侧不利。因寒湿停聚，所以阴雨天寒湿则甚。治疗宜祛寒行湿，温经通络，拟甘姜苓术汤加味。

处方：炙甘草 12g，干姜 10g，茯苓 12g，白术 10g，杜仲 12g，牛膝 12g，狗脊 10g，桑寄生 12g，川续断 12g，木瓜 15g，薏苡仁 25g，煎服。

复诊：上方服 7 剂，腰痛减轻，余症均减轻，易独活寄生汤。

处方：独活 10g，桑寄生 12g，防风 10g，桂枝 10g，细辛 3g，秦艽 10g，杜仲 12g，牛膝 10g，党参 12g，茯苓 10g，甘草 6g，熟

地黄 12g，白芍 12g，川芎 6g，煎服。

三诊：上方服 4 剂，诸症均大为减轻，仍拟原方。

按上方又服 5 剂，症除病愈。

2. 湿热腰疼

患者：孙某，女，27 岁。

初诊：患腰痛已 2 个月，髋部也痛，痛处伴有热感，小便短赤，舌苔黄腻，脉象濡数。本证因湿热壅于经络，筋脉弛长，使腰髋弛痛，伴有热感。由于湿热下注，使小便短赤。治当清热化湿。

处方：黄柏 12g，苍术 10g，牛膝 10g，槟榔 10g，薏苡仁 25g，泽泻 10g，木瓜 15g，乌药 10g，当归尾 10g，生姜 10g，黑豆 30g。

复诊：上方服 6 剂，腰痛减轻，小便转清。上方加茯苓 15g，石膏 25g，白芍 60g，甘草 15g。

又服 5 剂，痛除病愈。

3. 肾虚腰痛

（1）患者：朱某，男，44 岁。

初诊：患腰痛已 2 年有余，腰痛酸软，绵绵不绝，腿膝无力，遇劳则甚，卧则轻减，少腹有时拘急，面色㿠白，口中和，手足经常发凉，舌色淡，脉沉细。本证系肾精亏虚，髓海不充。腰为肾之府，所以腰痛而腿膝无力。治当温补肾阳，以右归丸加味。

处方：熟地黄 25g，山药 12g，山茱萸 12g，枸杞子 15g，鹿角胶 10g，当归 12g，杜仲 12g，菟丝子 12g，附子 6g，肉桂 6g，补骨脂 12g，核桃仁 10g，水煎服。

复诊：上方服 10 剂，腰痛减轻，精神爽快，仍原方加味。

处方：熟地黄 25g，山药 12g，山茱萸 12g，枸杞子 15g，鹿角胶 10g，当归 12g，杜仲 12g，肉苁蓉 12g，巴戟天 10g，仙茅 10g，菟丝子 12g，肉桂 10g，附子 10g，补骨脂 12g，核桃仁 10g。

三诊：按上方服用 5 剂，腰痛基本消失，四肢转温，仍按原方。

四诊：继服 5 剂，腰痛基本消失，精神振作，身觉温暖。为巩固疗效，嘱患者继服 5 剂。同时嘱患者服药结束后，用猪腰子 1 对洗净，加杜仲45g，加入黄酒20mL，食盐 10g，水 2 碗，文火煮熟，食腰饮汤，可连吃 3 剂。

随访 1 年，未见复发。

（2）患者：郑某，男，37 岁。

初诊：患腰痛已年余，腰痛酸软，绵绵不绝，全身酸软无力，遇劳则甚，心烦失眠，口燥咽干，面色潮红，五心烦热，舌色红，脉细数。本证因肾精亏虚致腰痛酸软；阴虚则津液不足，致心烦失眠、咽干；阴虚不能潜阳，致面色潮红、五心烦热。本证治疗当滋阴清火，拟左归丸加味。

处方：熟地黄 25g，山药 12g，山茱萸 12g，菟丝子 12g，枸杞子 12g，鹿角胶 10g，龟甲胶 10g，牛膝 10g，知母 10g，黄柏 10g。

复诊：服 10 剂，诸症均减，仍拟原方，鹿角胶易鹿角 12g，龟甲胶易龟甲 30g，加猪脊髓 30g。

三诊：按上方服 10 剂，腰痛基本消失，为巩固疗效按上方加 3 倍量，配成药丸，早晚各服 10g。

4. 产后腰痛

患者：郝某，女，23 岁。

初诊：产后已 2 个月，感受寒邪，腰痛伛偻，昼夜疼痛呻吟，板滞不能转侧，身曲不能仰直，舌苔薄白，脉象缓不及四。本证系热邪深入少阴，血脉闭不能复出。治宜和阳解凝，拟阳和汤合二陈汤加味。

处方：鹿角胶 12g，熟地黄 30g，麻黄 5g，肉桂 6g，炮姜 6g，甘草 6g，白芥子 10g，半夏 10g，茯苓 10g，爪红（橘红）20g，片姜黄 12g，海桐皮 12g。

针灸：委中、肾俞。

复诊：服 4 剂，腰能伸直，痛大减，仍拟原方加附子 10g。

三诊：上药继服 5 剂，痛除病愈。

针灸：然谷、三阴交。

5. 湿郁腰痛

患者：陈某，女，55 岁。

初诊：下焦湿郁，痛引腰部，有时牵引少腹隐痛，两腿酸软无力，脉弦滑，舌苔薄白。处以芍药甘草汤主之。

处方：白芍 30g，甘草 8g，何首乌 6g，独活 3g，桑寄生 3g，水煎服。

复诊：服 3 剂，腹痛减轻，而少腹拘急，遂改处以枳实芍药散加味主之。

处方：白芍 10g，枳实 10g，丹参 5g，木瓜 5g，牛膝 3g，水煎服。

按上方继服 5 剂，腰痛消失，痊愈。

6. 瘀血腰痛

患者：魏某，男，31 岁。

患腰痛已有 3 个月，腰痛如刺，痛有定处，先是俯仰不便，继之痛剧不能转侧，痛处拒按。本证因跌仆挫伤所致，使瘀血瘀阻经脉，致气血不能畅通，舌质紫暗，脉涩。治当活血化瘀，理气止痛。拟身痛逐瘀汤加味。

处方：当归 12g，川芎 6g，羌活 10g，秦艽 10g，牛膝 10g，地龙 10g，香附 10g，桃仁 10g，延胡索 10g，五灵脂 10g，穿山甲（代）6g，红花 10g，小茴香 10g，没药 10g，甘草 6g，细辛 3g，杜仲 12g。

按上方连服 5 剂，腰痛消失，病获痊愈。

7. 脊痛

患者：刁某，男，36 岁。

患脊痛有 4 个月，痛处多在背部中间，胸部前伸不能挺直，偶然挺直较感舒适，但不能持久，疼痛严重时脊背觉冷，腰部亦感发冷，如风寒侵袭，小便频数清长，腿足酸软。本证为督脉阳虚，拟右归丸加味主之。

处方：熟地黄 25g，山药 12g，山茱萸 12g，枸杞子 12g，杜仲 12g，川续断 12g，鹿角胶 10g，狗脊 12g，肉苁蓉 12g，巴戟天 12g，肉桂 10g，附子 10g，甘草 6g，桂枝 10g，独活 10g。按上方连服 16 剂，症除病愈。

8. 腰背及坐骨痛

（1）患者：蒋某，男，27 岁，住萧县黑柳树村。

初诊：因前过受寒冻，患坐骨神经痛，曾久治无效，脉沉弦。本证系风寒著于经络，处以附子细辛汤加味主之。

处方：麻黄3g，附子5g，细辛2g，当归3g，川芎2g，羌活3g，淫羊藿3g，威灵仙3g，木瓜3g，牛膝3g。

复诊：服2剂，痛减，继以前方加味主之。前方加黄芪5g，杜仲3g，水煎服。

按上方连服5剂，愈。

（2）患者：申某，男，27岁。

初诊：患背痛已经2个多月，背痛时感到背部板滞不舒，有时连及后项肩胛板滞。本证由太阳经受寒邪引起，拟羌活胜湿汤加味主之。

处方：羌活10g，独活10g，防风10g，麻黄10g，桂枝10g，藁本10g，蔓荆子10g，川芎10g，甘草6g。

复诊：上方服4剂，背痛减轻，仍原方加味。

处方：羌活10g，独活10g，防风10g，麻黄10g，桂枝10g，藁本10g，蔓荆子10g，川芎10g，杜仲12g，狗脊12g，续断12g，细辛3g，甘草6g。

三诊：按上方又服5剂，背痛消失。为巩固疗效，上方去细辛，嘱继服用3剂。药服尽后，诸症全除，病获痊愈。

（3）患者：陈某，女，22岁，萧县师范学生。

初诊：腰背酸痛，若劳作则疼痛更甚，四肢倦怠，心悸耳鸣，夜睡多尿，大便如常，月经量少，白带甚多，脉濡虚，舌淡白。本证系肝脾两虚，督带两脉不通。治当补肝肾，固督带。处以左归饮加味主之。

处方：熟地黄8g，山茱萸5g，枸杞子3g，山药5g，茯苓5g，金樱子5g，芡实8g，杜仲5g，续断5g，鹿角胶5g，甘草1g，水煎服。

复诊：服药 2 剂，腰背痛大减，带下渐少，舌脉如前，仍拟前法治之。

处方：龟鹿二仙胶 5g，山茱萸 5g，菟丝子 3g，熟地黄 3g，山药 6g，牛膝 3g，金樱子 8g，芡实 8g，杜仲 8g，狗脊 5g，水煎服。

三诊：服 3 剂，收效。继处以左归丸 12g，党参 5g，当归 3g。

四诊：上方服 7 日，诸痛俱愈，遂以归脾丸善其后，每日 2 服，每次 3g。连服 15 日，痊愈。

六十七、便　秘

（一）病因

便秘即大便秘结不通，排便时间延长，或有便意而排出困难。至于形成便秘的原因，前人在临床实践中有着丰富的经验，认为便秘有许多种不同的性质和类型。例如，张洁古认为脏腑之秘，不可一概论治，有虚秘、实秘、气秘、风秘、冷秘、热秘，以及老人与产后，发汗、利小便过多，气血未复以致便难等证型。后张景岳根据疾病的性质，又对本症做了简要的归纳。他把阳结、阴结概括为六证，阳结即实秘、热秘、风秘、气实而秘。阴结即冷秘、气虚而秘。我们认为这样的归类方法颇为简明扼要，是可以效法的。

（二）辨证治疗

便秘的一般症状为大便燥结，排便困难，费力气，三五日或六七日方大便一次。长期便秘的患者，往往有全身不适的症状，如自觉腹部有紧张的鼓满感觉，并常伴有腹痛、恶心、嗳气、食欲减退、头痛、眩晕等症。由于粪便停蓄，排便困难，用力太过，每易续发痔核和疝气。

便秘的一般疗法，虽然均以通下为主。但是李东垣《兰室秘藏》中说："治病必究其源，不可一概用巴豆、牵牛之类下之，损其津液，燥结愈甚，复下复结。"据此可知对便秘的患者，不可滥用泻药下之，而应察其不同的情况，采用下列各种不同的治法。

1. 热秘

其症见面赤身热，口燥唇焦，舌苔黄，小便赤，喜冷恶热。宜用清泻之剂，如凉膈散之类。如热结太甚，非攻下不可，诸承气汤选用。大便硬，小便少，此名脾约，宜脾约麻仁丸治之。

凉膈散：方见痰饮。

脾约麻仁丸：大黄、枳实、厚朴、赤芍、火麻仁、杏仁，研末蜜丸，如梧桐子大，空腹时开水下，每服50丸。

方解：燥者濡之、润之，以火麻仁、芍药、杏仁。结者攻之、下之，以大黄、枳实、厚朴。火麻仁、杏仁多脂润肠，白芍养阴和里，大黄通便泄热，更加枳实、厚朴顺气除结，助推荡之力。

2. 冷秘

由冷气聚于肠胃，致阴凝困结。其症见唇淡，舌苔白，小便清，喜热恶寒。虚寒者宜用温润之法，如理中汤加当归、芍药或半硫丸；实寒者可用温下之法，如温脾汤。

理中汤：方见伤寒。

半硫丸：半夏、硫黄各等分，研极细末，以生姜汁浸蒸饼和丸，如梧桐子大，每服15~20丸，温酒或生姜汤送下。

方解：硫黄大热，能补命门真火；半夏辛温，能散结降浊；生姜汁温中散寒，和胃健脾，纯是温热之品。当老年人下元虚冷而致便秘，犹如水寒成冰，非温不化，所以本方能通。若误用于老年人津液不足的便秘，不但无效，并能伤津，使大便更加燥结，必须注意。

温脾汤：大黄、干姜、附片、肉桂、甘草、厚朴、枳实，水煎服。

方解：因为里寒非温不散，实则非攻不除，所以寒热并用，才能清除寒实，消积止痛。

3. 气秘

气内滞而大便不行，其脉沉，其人多噫，心腹痞闷，胁肋膜胀，宜用顺气法，气顺则自通。轻则如杏仁、瓜蒌、枇杷叶、郁金、枳壳、紫菀之类；重则宜六磨饮子。气虚便秘，宜黄芪汤。

六磨饮子：沉香、木香、槟榔、乌药、枳壳、大黄各等分，热汤磨服。

黄芪汤：黄芪、陈皮共为细末，火麻仁研烂，以水投取浆水1盏，滤去渣，于银器内煎，候有乳起，即入白蜜1大匙，再煎令沸，调药末，空腹食前服。

4. 虚秘

年高精血不足、新产妇人血去过多，以及发汗、利小便、病后元气未复，皆能作秘，此为虚秘。唯当益气养营，可用益血润肠丸或五仁丸。瘦人血枯火秘，可用通幽汤或更衣丸。

益血润肠丸：当归、熟地黄、荆芥、枳壳、火麻仁、杏仁、肉苁蓉、紫苏子、橘红、阿胶，蜜丸如桐子大，每服五六十丸，空腹白汤或酒下。

五仁丸：桃仁、杏仁、柏子仁、郁李仁、松子仁、橘红，蜜丸如桐子大，每服 50 丸，空腹米汤饮下。

通幽汤：生地黄、熟地黄、桃仁、红花、当归、甘草、升麻，水煎调槟榔末，温服。

方解：幽门不通是因为胃中有热而干燥，于是浊气不得下降，不仅大便艰难，还能因浊气上逆造成噎塞。所以用生地黄、熟地黄、当归养血润燥，桃仁、红花活血润燥，炙甘草、升麻疏畅胃气，上升清气，下降浊气，使幽门得通，噎塞、便秘自然消除。

更衣丸：朱砂、芦荟，各研细末，滴酒和丸。

方解：芦荟苦寒，润下通便；朱砂甘寒，生津下达。所以本方通利大便的功效可靠。但芦荟气极秽恶，所以用好酒少许，辟秽和胃。

5. 风秘

其症见脉弦，大便秘涩，不思饮食。治宜润燥祛风，用东垣润肠丸主之。

润肠丸：当归尾、羌活、大黄、桃仁、火麻仁，蜜丸如梧桐子大，每服三五十丸，白开水送下。

方解：当归尾、桃仁活血润燥，羌活疏散风邪，大黄破结通便，火麻仁滑肠利窍。所以本方能够治疗脾胃中有伏火、大便秘涩不通，以及风热肠燥的风秘和血虚有火而肠燥的血秘。

实秘包括在热秘、寒秘、气秘之内，不再赘述。

（三）医案

1. 热秘

患者：欧某，男，37岁。

患便秘，大便干结，五六日才得大便一次，口臭唇焦，面赤身热，小溲短赤，苔黄燥，脉象滑实。本证因肠胃积热，耗伤津液，致使大便干结；脾胃之热熏蒸于上，所以口臭唇疮；身热面赤为阳明热盛之候。本证治疗当清热润肠，拟麻子仁丸加味。

处方：火麻仁15g，白芍15g，枳实12g，大黄12g，厚朴10g，杏仁12g，芦荟12g，朱砂（冲服）3g。

按上方连服3剂，症解病瘥。

2. 津亏便秘

患者：赵某，男，31岁。

初诊：患温病后仍有余热，昼静夜剧，不能入睡，形容憔悴，身体消瘦，渴不多饮，大便常秘，六七日大便一次，粪如羊屎，两足不能直伸，神昏，舌燥，齿垢干枯，脉象细数无力。本证属于应下失宜，正虚邪实。若不下恐火盛而伤津，患者病久，正气大衰，肠中宿垢未通，津液大亏，热邪无有出路。因此本证治疗应以滋阴增液，开浊窍为主。拟增液承气汤加味，以养阴通胃腑。

处方：太子参15g，当归12g，生地黄30g，玄参25g，麦冬20g，阿胶10g，海参15g，大黄10g，芒硝10g，煎服。另服紫雪丹。

复诊：服药2剂后便解，神智清，舌燥已渐化，仍以原方继服 3 剂。

服后便通，诸症消失，病愈。

3. 气秘

患者：仇某，女，39 岁。

初诊：患者嗳气频作，胸胁痞满，纳食减少，欲便不得，腹中胀痛，舌苔薄腻。本证因情志失和，肝脾之气郁结，气机壅滞，致嗳气频作，胸胁痞满；因脾气不运，使纳食减少；由于气机郁滞，失于宣达，传导失职，糟粕内停，致欲便不得，腹中胀痛。治当顺气行滞。

处方：乌药 12g，槟榔 15g，木香 6g，沉香 5g，枳实 12g，大黄 12g，芦荟 12g，胡黄连 12g，煎服。

复诊：服 2 剂，便通胀减，已思饮食，仍拟原方继服 3 剂，诸症均减，病愈。

4. 血虚便秘

患者：冯某，女，32 岁。

初诊：面色及唇爪皆㿠白无华，时觉头眩心悸，大便努挣难下，舌质嫩，色淡白，脉细涩。此为血虚证。血虚心失所养，则心悸，面色㿠白；头目失养则眩晕；因血虚津少，不能润滑肠道，使大便难下。治当养血润燥。

处方：当归 12g，生地黄 15g，桃仁 12g，火麻仁 12g，枳壳 6g，生何首乌 25g，玉竹 12g，知母 6g，肉苁蓉 12g，黄芪 20g。

复诊：上方服 4 剂，大便已能顺下，头眩心悸均减，仍拟原方 4 剂。

三诊：又服 4 剂，诸症又较前大减，为巩固疗效，嘱按原方继服 3 剂，告愈。

5. 虚秘

患者：蒋某，女，73 岁。

初诊：因病后精血不足，患便秘已 10 日，不食不饥，无坠痛，舌润不渴，小便清长，脉迟软。本证属虚秘，拟黄芪建中汤主之。

处方：黄芪 30g，当归 12g，桂枝 12g，白芍 20g，炙甘草 10g，大黄（后下）10g，饴糖 60g，生姜 3 片，大枣 4 枚。

复诊：服 3 剂，便已通不燥，已能进饮食。拟上方减去大黄主之。

按上方又服 5 剂，大便正常，饮食健旺，病愈。

6. 阴结便秘

患者：黄某，女，41 岁。

患大便燥结，欲便不能，少腹坠而里急，微渴，舌苔微黄，脉短涩无神，现已 19 日。本证属气血两虚，阳气衰弱，津液不行，如水结冰，致成阴结便秘。肺与大肠相表里，肺气足，则大便输送自如。二阴为肾之窍，肾气足，则二便正常。治当补气滋肾。

处方：黄芪 30g，当归 12g，肉苁蓉 15g，菟丝子 15g，肉桂 10g，附子 10g，吴茱萸 6g，火麻仁 10g，郁李仁 10g，芒硝（后入）10g，煎服。

按上方连服 3 剂，症解病瘥。

7. 脏结

患者：梁某，男，50 岁。

初诊：患者大便不通，烦躁不安，夜不能寐，口干而燥，食欲不振，脉左关濡，右关弱，两尺沉微。本证系脏结便秘，治宜通幽润肠。

处方：肉苁蓉 15g，枸杞子 12g，当归 15g，阿胶 10g，火麻仁 15g，生地黄 12g，熟地黄 12g，红花 10g，番泻叶 15g，煎服。

复诊：上药服 2 剂，大便通畅。继拟麻子仁丸，每天早晚各服 10g，白水送服，以巩固疗效。连服 3 天，大便正常，诸症消失，病愈。

8. 冷秘

患者：石某，女，76 岁。

初诊：患大便秘结，面色清淡，腹中气攻疼痛，大便艰涩，小便清长，四肢不温，喜热恶冷，舌质淡白，苔白润，脉沉迟。本证系虚人脏冷而血脉枯，老人脏寒而气道涩。阴寒内生，流于肠胃，阴气固结，阳气不运，使肠道传送无力，而致便秘。此属脾肾阳虚内寒之象，治当温通开秘。

处方：肉苁蓉 15g，当归 12g，火麻仁 10g，核桃仁 10g，半夏 10g，硫黄（分 2 次冲服）3g。

复诊：上方服用 4 剂，诸症均减，仍按原方继服 2 剂，症除病愈。

六十八、疝 气

（一）病因

疝在古代文献中有两种含义：一种是指腹中作痛，控引上下，如《黄帝内经》之冲疝、心疝，《金匮要略》之寒疝，以及巢元方所说的厥疝、瘕疝、寒疝、气疝、盘疝、腑疝、狼疝等。另一种是指睾丸肿痛，控引少腹，即张子和所谓的寒疝、水疝、筋疝、血疝、气疝、狐疝、癞疝等七疝。这里就是依据子和所说的七疝来讨论的。不过七疝中的筋疝、血疝并不是疝气的疾患，这是需要说明的。

疝有7种，多属肝经为病，但是致病的原因则各有不同。如久坐湿地，或寒冬涉水，或欲后受寒，则每成寒疝。如醉后行房，汗出遇风，以致寒湿聚于囊中，则每易形成水疝。如房事劳伤，或服壮阳之药，湿火下注，则每成筋疝。如盛暑入房，气血失道，渗入膀胱，留而不去，或情欲太浓，忍精不泄，则每成血疝。如愤怒抑郁，气滞不宣，则易成气疝。如脾虚下陷，肝木制土，则每成狐疝。如地气卑湿，湿伤于下，则每成癞疝。总的来说，寒、湿、热三气之邪，实为疝病的主要原因。至其病理，则与肝经有密切关系，因为肝脉循环阴器，抵少腹。是以治疝病大法，多从肝经入手。在用药方面，除筋疝、血疝之外，每以辛香流气为主，盖肝得疏泄，则病自愈。至于分证用药，则各有专方，兹分述如下。

（二）辨证治疗

1. 寒疝

阴囊清冷，结硬如石，阴茎不举，或控睾而痛。治宜温经散寒，如吴茱萸汤加附子，或用肉桂、小茴香、吴茱萸、川椒、葫芦巴、乌药、橘核等味。

吴茱萸汤：方见脚气。

2. 水疝

阴囊肿痛，皮色光亮如水晶，不热不红，内有聚水，或囊痒搔之出黄水。宜服利湿之剂。轻则用五苓散加萆薢、薏苡仁，重则用禹功散加肉桂末，再以细针针之，引去水气。

五苓散：方见伤寒。

禹功散：牵牛花、小茴香（炒），为细末。

方解：牵牛辛烈，能达右肾命门，走经隧，行水泻湿，兼通大肠风秘、气秘；小茴香辛热温散，能暖丹田，祛小肠冷气，固下焦以泄阴邪。

3. 筋疝

阴茎肿大，或破溃流脓水，或茎中作痛，痛极发痒，或挺纵不收，出白物如精，随小便而下，此即外科中的下疳。治宜清泻湿火，如用龙胆泻肝汤或黄连解毒汤之类。外掺珍珠散，贴以黄连膏。

龙胆泻肝汤：方见中风。

黄连解毒汤：黄连、黄芩、黄柏、栀子，水煎服。

方解：黄连泻中焦火热，黄芩泻上焦火热，黄柏泻下焦火热，栀子通泻三焦火热从膀胱而出，全是苦寒之药，所以凡是三焦实热火邪引起的烦躁昏狂、火热干呕、口燥咽干、错言乱语、不得睡眠、吐血衄血，以及阳毒发斑等症，均可使用本方治疗。

珍珠散：珍珠（研细末）、炉甘石（煅）、尿浸石膏，共研细末，掺之。

4. 血疝

少腹两旁横骨端约纹中（腹股沟）结成痈肿，形如黄瓜，久则破溃流脓，此即是外科中的便痈（又名鱼口便毒）。若初起见有寒热往来等表证，宜用解表法，如荆防败毒散。如表解而肿不消，宜调气通瘀，如用红花散瘀汤，外用万应膏加八将丹、硇砂散外盖患处，以促其消散。若已成脓，宜按外科溃疡处理。

荆防败毒散：人参败毒散加荆芥、防风。

红花散瘀汤：红花、当归、皂角刺、生大黄、连翘（去心）、苏木、炒穿山甲片（代）、石决明、炒僵蚕、乳香、贝母、牵牛花，酒水煎服。

万应膏：方见肠痈。

八将丹：方见肠痈。

硇砂散：方见肠痈。

5. 气疝

上连肾俞，下及阴囊，偏坠而痛或不痛。治宜辛香利气，如天台乌药散，或用香附、川芎、青皮、木香、枳实、乌药、橘核之类。

天台乌药散：乌药、木香、小茴香、青皮、高良姜、槟榔、川楝子、巴豆，共8味。先将巴豆打破，同川楝子用麸炒，候色黑，去巴豆与麸不用，余药研成细末，温酒送下。

方解：寒湿入肝肾，结成寒疝，当用温散调气的方法，所以方中用乌药、木香、小茴香、青皮、槟榔等行气散结，又用高良姜以辛热散寒。更妙的是巴豆与川楝子同炒，去巴豆不用，这就使川楝子入肝理气而不苦寒，并借巴豆的辛热，同入肝肾祛寒湿，同时用酒送服，增强了散寒理气的力量，所以止寒疝结痛的效果良好。

6. 狐疝

卧则入少腹，行动则出少腹而下入阴囊，如狐之出入无定。宜用升举之法，如补中益气汤，或用逐气温经之法，如金匮蜘蛛散、酒煮当归丸之类。

补中益气汤：方见中风。

蜘蛛散：蜘蛛（熬焦）、桂枝，上2味为散，饮和服，日再服，蜜丸亦可。

方解：蜘蛛，其性有毒，服之能令人利，得桂枝引入厥阴肝经而治狐疝。

酒煮当归丸：当归、附子、小茴香、川楝子、丁香、木香、延胡索、全蝎，为末，酒和丸，酒下。

7. 㿗疝

阴囊肿大如痘，不痛不痒，不易愈，亦不危害生命。治宜辛香燥利，如荔枝散，或三层茴香丸之类。

荔枝散：荔枝核、沉香、大茴香、木香、川楝子、青盐，共为细末。

三层茴香丸：大茴香、川楝子、沙参、木香，为细末，饭为丸，空腹盐汤下。此第 1 层服完，照前方加荜茇、槟榔，丸法如前，此是第 2 层。再不愈，服第 3 层，即第 2 方加入茯苓、附子，丸法、服法如前。此方对数十年之久的囊肿如升如斗皆可除根。

陈修园疝病统治方法：以二陈汤为主，加猪苓、泽泻、白术、桂枝、小茴香、木通、川楝子。如外寒重者再加干姜、附子；热重加黄柏、知母；小便如膏，加石菖蒲、萆薢；气上冲去白术，加肉桂、吴茱萸、当归；阴囊肿如水晶，加薏苡仁、桑白皮；痛不可忍，恐瘀血酿脓外溃，加桃仁、红花、乳香；顽麻不痛，加川芎、槟榔；痒加蒺藜。

（三）医案

1. 暴感寒湿成疝

患者：李某，男，39 岁。

初诊：因外出淋雨，归家后即寒热往来，继而头痛如劈，绕脐疼痛并牵引胁下，下引少腹至睾丸，阴囊肿大，舌苔白滑，脉弦数。本证系暴感寒湿成疝，治当苦辛通法，处以椒桂汤加味主之。

处方：川椒（炸黑）20g，桂枝 20g，柴胡 20g，高良姜 10g，青皮 10g，陈皮 10g，小茴香 12g，吴茱萸 12g，广木香 5g，川楝子 10g。

复诊：服 3 剂，寒热头痛消失，疝痛减轻，仍原方加荔枝核 12g，橘核 12g。服 3 剂，症除病瘥。

针灸：大敦、合谷、复溜。

2. 寒疝

患者：马某，男，35岁。

患疝气，阴囊肿硬而冷，控睾而痛，胁下牵及腰痛亦剧，阴茎不举，喜暖畏寒，形寒足冷，苔白，脉沉弦。本证系肝脉络于阴器，上抵上腹，阴寒内盛，入于厥阴之络，故见阴囊冷痛。寒主收引，故肿而且硬，痛引少腹。阴寒内盛，寒为阴邪，阴盛则阳气不布，致形寒肢冷。治当温肝散寒，拟天台乌药散加减主之。

处方：乌药 10g，吴茱萸 10g，厚朴 10g，高良姜 10g，青皮 10g，肉桂 10g，小茴香 10g，广木香 5g，槟榔 12g，荔枝核 15g，橘核 15g，川楝子 12g，煎服。

按上方连服 5 剂，诸症消失，病愈。

3. 偏坠

（1）患者：金某，男，19岁。

患右偏坠，少腹牵引睾丸坠痛，阴囊肿硬而痛，舌苔白，脉沉弦，处以三捷汤主之。

处方：青皮 10g，肉桂 6g，槟榔 20g，大茴香 10g，黄柏 3g，木通 15g，紫苏叶 6g，香附 12g，当归尾 10g，茯苓 15g，柴胡 10g，荔枝核 15g，橘核 20g，生姜 5 片，煎服。

按上方服 4 剂，症除病愈。

（2）患者：张某，男，14岁，住老山口村。

患左偏坠，睾丸肿胀如盏，少腹牵引睾丸及右胁下偏痛，发热，脉弦紧，舌苔白。邪居厥阴表里俱急，治当苦辛温下法两解之，处以大黄附子汤主之。

处方：大黄 5g，附子 5g，细辛 3g，水煎服。

针灸：行间、三阴交。

服 2 剂，针灸 1 次，病愈。

4. 气疝

患者：杨某，男，11 岁。

患疝气已近两年，阴囊肿胀偏痛，少腹结滞不舒，缓急无时，往之因念及号哭引起病发，舌淡苔薄，脉弦。本证因愤怒哭号则气机逆乱，如气窜于下，则阴囊肿胀。由于气虚下陷，使阴囊气肿，少腹气滞不舒，气升降聚散无常，所以发作缓急亦无常。治当益气举陷，处以补中益气汤加减主之。

处方：茯苓 10g，牛膝 6g，葫芦巴 10g，柴胡 3g，炙甘草 3g。

按上方连服 6 剂，囊皱肿消，症除病愈。

5. 肠疝

患者：孟某，男，39 岁。

初诊：患疝气已年余，阴囊偏有大小，时上时下，似有物状，卧则入腹，立则入囊，胀痛难忍，舌苔薄白，脉弦虚。本证系肝气失于疏泄，流注无定，聚散无常，致阴囊偏有大小，时上时下，状如有物。本证即俗说之小肠疝，即此疝出入上下往来，正与狐相类也。治当疏肝理气，处以导气汤加减主之。

处方：小茴香 20g，吴茱萸 20g，木香 5g，川楝子 10g，乌药 12g，延胡索 10g，青皮 10g，橘核 15g，当归 12g，白芍 12g，煎服。

复诊：上方服 6 剂，痛较前减轻，别无变化。拟原方加入肉桂 10g，附子 6g。

三诊：服 5 剂，较前又有轻感，时上时下仍有，仍以上方加味。

处方：黄芪 30g，党参 15g，当归 12g，白芍 12g，乌药 12g，延胡索 10g，小茴香 20g，吴茱萸 20g，青皮 10g，木香 5g，肉桂 6g，附子 6g，橘核 20g，柴胡 3g，升麻 3g，川楝子 10g。

按上方服用 12 剂，痊愈。

6. 小儿疝气

患者：张某，男，3 岁。

患疝气已半年，右睾肿大偏坠，有时自能收回，每至哭闹时复发，睾囊肿大，少腹胀痛，遂拟单方治疗。

内服处方：荔枝核 3g，小茴香 2g，青皮 5g，水煎服，早晚各 1 次。

外用处方：厚朴 10g，连钱草 10g，艾叶 10g，槐树枝 30cm，葱须 2 个，煮水熏患处后洗，日 3 次。

按上方内服外洗用 5 剂，痊愈。

六十九、小便不通

（一）病因

小便不通，其病变虽在膀胱，但小便出于气化，而决渎由于三焦。如上焦之气不化，则肺不能通调水道，下输膀胱，所谓上窍闭而下窍亦塞，因此有用吐法，有用清肺法，使肺气通调，则小便自利。中焦之气不化，所谓脾病则九窍不通，小便不利便是其中之一，故有用分利法、补中法，使清浊分而升降利，则小便亦通。下焦之气不化，其因有三：一为火衰不能化水，是无阳则阴无以化。一为肾与膀胱俱热，是无阴则阳无以化。所以在治疗上，前者宜温补阳气，后者宜坚阴化气，阴阳恢复，气化得行，则小便自通。此外，尚有血瘀气滞，亦能引起小便不通，治当祛瘀理气，气行血畅，小便自能通调。

（二）辨证治疗

（1）小便涓滴不通，诸药不效，或服药即时吐出，或服攻下药不利，宜用宣上法，以木通、老葱煎汤服，顷时探吐，再服再吐，以尿通为度。肺经有热，渴而小便闭，宜清肺热，用黄芩清肺饮。肺燥不能生水，气化不及州都，脉右寸独数大，小便点滴而下者，宜清肺而滋化源，用生脉散去五味子，加大剂紫菀治之。

黄芩清肺饮：黄芩、栀子，清水煎，热服探吐之。不应，加淡豆豉1小撮。

生脉散：方见秋燥。

（2）胃中湿热不化，渴而小便不利，宜分利法，用四苓散。气虚伤湿，渴而小便不利，宜益气分利，用春泽汤。

四苓散：方见痞满。

春泽汤：茯苓、白术、猪苓、泽泻、人参、桂枝，水煎服。

（3）气虚下陷，升降不通，而小便不利者，宜升举法，用补中益气汤加木通、车前子，升清以降浊。

补中益气汤：方见中风。

（4）热在下焦而不渴，小便涩痛，肚腹肿胀，当以坚阴化气法，用滋肾丸。

滋肾丸：黄柏、知母、肉桂（为末），水泛为丸，开水送下。

方解：湿热在下焦，肾与膀胱的阴分被耗伤，气化不行，小便不得出，所以用黄柏、知母的苦寒，清热燥湿而兼滋阴，更配少许肉桂，温养命门真阳，蒸水化气，小便自通。

（5）下气火虚，水不能行，以致小便不通者，宜补肾阳，用金匮肾气丸。

金匮肾气丸：方见消渴。

（6）小便不通，腹下痛闷难忍，如覆碗者，为实，必须辨其在气在血，在气分则口渴，在血分则不渴。如气壅于下者，宜理气化滞，用六磨汤。血瘀于下者，宜破血逐瘀，用代抵当丸。

六磨汤：沉香、木香、槟榔、乌药、枳壳、人参各等分，热汤磨服。

代抵当丸：方见噎膈、反胃。

本病还有一些外治方法，如：①独头蒜 1 枚，栀子 3 枚，盐少许，捣烂，摊布贴脐上，良久即通，未通涂阴囊上，立效。②食盐 250g 炒热，布包熨之。③用活田螺 1 个，连壳捣为泥，入麝香末，研细末，少许置脐上，以蛤蜊合之，外系以帛。

（三）医案

1. 小便癃闭

患者：沈某，女，22 岁。

初诊：因盛夏在院中乘凉熟睡，待醒后则感小腹闷痛，屡欲小便，自疑深受风寒，郁滞作痛，经多处治疗，均不见效。临床表现为舌苔灰白，脉沉涩。本证属阳陷阴结，膀胱失去气化功能，三焦决渎障碍，气陷不升，浊阴不降所致，依据欲降先升之理治之。

处方：黄芪 45g，升麻 15g，牛膝 25g，石菖蒲 6g，小茴香 5g，海金沙 25g，灯心草 3g，煎服。

复诊：服 2 剂，小便已通如常，大感松舒，仍按原方加减主之。

处方：黄芪 45g，牛膝 25g，海金沙 25g，赤小豆 25g，茯苓 15g，灯心草 3g，煎服。继服 2 剂，痊愈。

2. 小便不通

患者：杨某，男，62 岁。

初起小便短赤，尿道刺痛，3 日后点滴俱无，胸闷欲死，经治不效。临床表现为呼吸短促，气粗声浊，面红唇紫，瞳孔缩小，从脐腹胀痛至上脘，痛不可按，十指俱成紫色，脉象沉细而数，舌苔微黄。遂采用外治通法，借其辛窜之气，以通膀胱。

处方：大葱 150g，盐 90g，共炒熟熨少腹，冷则换之。

针灸：合谷（补）、足三里（泻）。

经熨及针灸约 3 小时，小便即通，并且量多，腹胀消除，唯少腹隐痛，遂拟海金沙散，通膀胱，泻三焦之火。

处方：海金沙 25g，大腹皮 25g，木通 10g，泽泻 10g，牛膝 25g，甘草 6g。连进 2 剂，症除病瘥。

3. 热结小便不通

患者：杨某，男，29 岁。

初起小便短赤涩痛，肚腹肿胀，继则点滴不下，疼痛不止，脉右寸数大，舌黄微燥。本证属热结膀胱，治宜分利，拟加减五苓散主之。

外用处方：食盐 250g，炒热包于手巾内热熨小腹，冷则换之。盐性咸寒，善能软坚开结，借其热以通膀胱之气。

内服处方：猪苓 10g，泽泻 10g，土茯苓 100g，炒栀子 10g，木通 10g，海金沙 30g，甘草梢 6g，煎服。

热熨 4 个小时，继服汤剂 2 剂，便通痛解，病愈。

4. 膀胱积热小便闭

患者：邵某，男，28 岁。

初诊：初期小便量少热赤，继之便闭，小便胀满特甚，神情不安，口渴不欲饮，舌质红，根部苔发黄，脉数。本证系积热壅结膀胱，故尿闭不通。水热互结，膀胱气化不利，致小腹胀满。由于津液不布，故虽渴不欲饮。舌质红，为阴分受伤；脉数，为下焦积热所致。本证治疗以清热坚阴兼利水，标本兼治，拟加味知柏八味丸主之。

处方：生地黄 25g，山药 12g，山茱萸 12g，茯苓 10g，泽泻 10g，牡丹皮 10g，知母 10g，黄柏 10g，牛膝 25g，车前子 25g。

复诊：按上方服 2 剂，小便已通，但仍不畅。遂以上方加金钱草 30g，海金沙 25g。继服 2 剂，症除尿通，病愈。

5. 肺热气壅小便闭

患者：谢某，女，35 岁。

患者小便点滴不通，咽干，烦渴而欲饮，呼吸短促，舌苔薄黄，脉数。本证系肺热上壅，气逆不降，不能通调水道，下输膀胱，致使小便不通。对于咽干烦躁及呼吸短促和苔黄脉数，皆属里热所致。本证根源在肺，非单纯治疗膀胱所能解决。本证治疗既要清泻肺热，又要滋养化源，再兼清热通利，使其上清下利，病得其解。

处方：黄芩 12g，茯苓 15g，桑白皮 12g，麦冬 15g，栀子 10g，木通 12g，金钱草 60g，海金沙 25g，滑石 30g，甘草梢 5g，车前子 25g，煎服。

按上方连服 4 剂，症除病解，遂愈。

6. 膀胱阻塞小便闭

患者：刘某，男，27 岁。

患者在 10 天前出现小便滴沥不畅，继则尿如细线。昨天突现小便不通，小腹胀满隐痛，舌色紫，有暗蓝斑点，脉涩。本证因瘀血败精阻塞膀胱尿道之间，致使小便不通，小腹胀痛。此证虚中有实，故舌色紫而有瘀点，脉沉涩。本证应行瘀散结，清利水道。

处方：生地黄 15g，当归 12g，穿山甲（代）10g，桃仁 12g，芒硝 10g，大黄 10g，肉桂 5g，牛膝 30g。按上方服 5 剂，症除病瘥。

七十、遗尿、失禁

（一）病因

虽不能严格以年龄规定，但一般遗尿多见于童稚，失禁多见于老人。无论遗尿，还是失禁，均属热者少，虚寒者多。至于病理变化，两者均同肾与膀胱有密切关系。肾司二便，膀胱主约束，如果肾气虚弱或膀胱不约，都可导致本病，所以在治疗方面都以补肾固脬为主。

（二）辨证治疗

（1）小儿遗尿，在一二岁时，多为生理状态，因其肾气未充，无须服药。除此之外，均为病理状态。若属于热的，用沈氏閟泉丸；如因于寒的，用沈氏閟泉丸去山栀，加山茱萸、补骨脂。成人睡中自遗尿，属于下元虚冷的，宜温摄下元，用螵蛸丸；因于恐惧而辄自遗尿的，此为心气不足，下及肝肾，宜补益心脾，用归脾丸。

沈氏閟泉丸：益智仁、茯苓、白术、白蔹、黑栀、白芍各等分为末，蜜丸。

螵蛸丸：桑螵蛸、鹿茸、炙黄芪、煅牡蛎、赤石脂、人参，为末，山药糊丸，盐汤下。

归脾丸：方见吐血。

（2）老人溺频数，若由于膀胱血少，阴火偏旺，宜滋肾中真阴，补膀胱津液，用六味丸加麦冬、五味子。若由于下元虚寒，肾不摄水，以致溺多的，宜用六味丸或生料鹿茸丸。若年老滴沥不禁，为真阳不固，宜用固胩汤。

六味丸：方见消渴。

生料鹿茸丸：鹿茸、椒红、肉桂心、附子、牡蛎、补骨脂、石斛、肉苁蓉、鸡内金、沉香、桑螵蛸，为末，酒糊丸，如梧桐子大，每服 30 丸，空腹时温酒送下。

固胩汤：桑螵蛸（酒炒）、黄芪（酒炒）、沙苑子、山茱萸、当归（酒炒）、茯神、益母子、生白芍、升麻、羊胩（煎汤代水），再煎，温服。

（3）胩气不足，溺频而白昼尤甚，用缩泉丸。夜间尿多，用八味丸加五味子。

缩泉丸：乌药、益智仁（煨）等分为末，酒蒸，山药糊丸，盐汤下。

八味丸：即肾气丸，方见消渴。

（4）溺后余沥，属肾气虚，用茯菟丸加覆盆子、益智仁。

茯菟丸：白茯苓、菟丝子（酒浸）、石莲子，研细末，酒煮糊为丸，如梧桐子大，每服三五十丸，空腹时盐汤送下。

（三）医案

1. 睡中遗尿

患者：张某，女，21 岁。

患者从童年起即有此证。现症见形体消瘦，精神不振，舌苔薄白，脉细尺弱。本证系童年遗尿至成年一直未愈。本病不仅与肾虚相关，与心脾亦有关系，故致睡中遗尿而不觉。从症状表现上来看，心虚致精神困倦，不能振作，脾虚致精微不足以营养周身，使形体消瘦，肾虚使膀胱约束无权，不自觉遗尿。治当补养心脾肾。

处方：桑螵蛸25g，龟甲30g，生龙骨25g，党参15g，茯神10g，远志10g，当归10g，石菖蒲10g，生白芍12g，沙苑子12g，山茱萸12g，茺蔚子15g，升麻5g，黄芪30g，用羊脬1个煎汤代水煎服。上方连服35剂，症除痊愈。

2. 阴虚阳亢遗尿

患者：郭某，男，24岁。

初诊：遗尿，小便频数而多，尿道微痛，尿如米泔水，已5个月之久，经治不效。现脉沉数无力，舌苔淡红干燥，面青体瘦，声低食减。本证系阴虚阳亢，肾水不能制火。治当补脾滋肾，兼化湿利水。

处方：茯苓10g，薏苡仁25g，山药15g，芡实15g，莲子15g，泽泻10g，益智仁12g，木通10g，车前子15g，生地黄15g，玄参15g，栀子10g，牛膝15g，萆薢15g，煎服。

复诊：上药服7剂，诸症均减，仍原方加减。

处方：茯苓10g，薏苡仁25g，山药15g，芡实15g，莲子15g，山茱萸12g，车前子15g，生地黄15g，玄参15g，栀子10g，牛膝12g，萆薢15g，益智仁15g，木通10g。

三诊：上方又服7剂，小便已转正常，唯次数仍多，继处以桂附八味丸主之。

处方：熟地黄 25g，山药 12g，山茱萸 12g，茯苓 10g，泽泻 10g，牡丹皮 10g，附子 10g，肉桂 10g。

按上方服 1 个月，病愈。

3. 肾气不足失禁

患者：张某，男，19 岁。

初诊：患尿失禁已有半年之久，神疲怯寒，形体衰弱，头晕腰酸，两足无力，小便滴沥不断，舌质淡，脉沉细尺弱。神疲怯寒，是肾阳不足，精血虚弱，阳气不得温煦所致；形体衰弱，头晕，腰酸，两足无力为元气衰疲，外不能充养肌肤，内不能输布气血所致；小便滴沥不禁是肾虚，膀胱之气不固所致。治当温肾固涩，拟菟丝子丸。

处方：菟丝子 15g，肉苁蓉 12g，牡蛎 25g，附子 10g，五味子 10g，鹿茸 3g，鸡内金 15g，桑螵蛸 25g，益智仁 15g，乌药 12g，山药 15g。

复诊：服上药 10 剂，诸症减轻，仍服原方。

三诊：又服 6 剂，病情向愈，拟缩泉丸合生脉饮加味主之。

处方：益智仁 15g，乌药 12g，山药 15g，党参 15g，麦冬 15g，五味子 10g，煅牡蛎 25g，龙骨 15g，煎服。

继服 10 剂，诸症消除，病获痊愈。

4. 脾肺气虚失禁

患者：张某，男，29 岁。

患尿失禁已有 4 个月，少腹时有坠胀感，尿急频数，尿量不多，滴沥不禁，舌质淡红，脉虚软无力。本证因脾肺气虚，下陷少腹，所以感到坠胀。肺虚而治节失司，膀胱被下陷之气所迫而无约束之力，致尿频滴沥不禁。本病治疗当益气升陷，拟补中益气汤加味主之。

处方：黄芪 45g，当归 12g，党参 15g，白术 10g，陈皮 10g，柴胡 6g，升麻 6g，益智仁 15g，桑螵蛸 20g，五味子 10g，甘草 6g，菟丝子 3g。按上方服 16 剂，病愈。

5. 便频失禁

患者：孙某，男，69 岁，住萧县龙山子。

初诊：小便频数，滴沥不尽，脉滑数，苔白。此系阴火偏旺，治当滋肾阴，补膀胱津液，以六味地黄汤加味主之。

处方：生地黄 8g，山药 3g，山茱萸 3g，茯苓 4g，牡丹皮 2g，泽泻 2g，益智仁 3g，覆盆子 3g。

复诊：服 3 剂，诸症剧减，原方加减主之。

处方：生地黄 8g，山药 3g，山茱萸 3g，茯苓 4g，牡丹皮 2g，泽泻 2g，麦冬 3g，五味子 1g，水煎服。

七十一、遗　精

（一）病因

遗精是一种表现为睡眠时精液外泄的疾病，在临床上可分为有梦和无梦两类。有梦而遗的叫遗精，无梦而遗的叫滑精。考遗精一症与肝肾二脏有着密切的关系。因为肾藏精，肝司疏泄，肾之阴虚则精关不固而滑脱，肝之阳强则相火内炽而遗泄。大抵有梦而遗多为相火内炽，无梦而遗多属肾关不固。但是精之藏蓄虽在于肾，而精之主宰则在于心。心藏神，神气安定，则精液自藏。若心有妄念，或外有妄遇，则心火一动，相火亦随之而动。心相妄动，精舍失宁，精随之以泄。除此之外，尚有烦劳过度，脾胃受伤，致心肾不交，以及脾胃湿热下注，扰乱精宫等，都可以导致遗精。凡此种种，当审其因而分别论治，方不致误。

（二）辨证治疗

（1）有梦遗精，脉来尺部洪大，舌边红刺，此由相火内炽，阴精走泄所致，治以清泻相火，宜用封髓丹。如阴已虚，可以三才封髓丹或大补阴丸，随证选用。如脉来左关弦数，阴茎易举，或茎中痒痛，常欲小便，此为肝经湿火下注，可用龙胆泻肝汤以泻肝火。

封髓丹：黄柏、砂仁、炙甘草，研细末，炼蜜为丸，空腹时服，淡盐汤送下。

方解：黄柏能坚肾清火，砂仁能温健脾运，引五脏六腑之精归藏于肾，而甘草既可益脾气，又能调和黄柏、砂仁的一寒一温，使水火既济，相火不再妄动，自然神气安宁，夜眠酣畅，而梦遗失精自止，于是肾气足而能摄精，所以将本方命名为封髓丹。

三才封髓丹：天冬（去心）、熟地黄、人参、黄柏（酒炒）、砂仁、炙甘草，研为细末，水煮面糊丸，如梧桐子大，每服50丸。用肉苁蓉切片，酒浸1宿，次日煎三四沸去渣，空腹时送下。

大补阴丸：方见呃逆。

龙胆泻肝汤：方见中风。

（2）若脉象细涩，寐则梦遗，心热口渴，此为肾阴内损，心阳暗炽，治宜凉心摄肾，可用天王补心丹。如左寸独旺，神思不宁，此为心火内炽，又当清心安神，用黄连清心饮。

天王补心丹：方见虚劳。

黄连清心饮：黄连、生地黄、当归、甘草、酸枣仁、茯神、远志、人参、莲子肉，各等分，研粗末，清水煎服。

（3）若烦劳过度，脾胃受伤，食减便溏，以致心肾不交，而为心悸失眠，梦遗失精，当补益心脾，可用归脾汤。

归脾汤：方见吐血。

（4）若遗泄频来，溲热而赤，舌苔白腻，此由脾胃湿热流入肾经所致，当清化湿热，如用萆薢、黄柏、黄连、茯苓、泽泻、薏苡仁之类，或秘精丸、猪肚丸均可选用。

秘精丸：附子、煅龙骨、酒肉苁蓉、牛膝、巴戟天，研细末，炼蜜为丸，如梧桐子大，每服30丸，空腹盐酒或盐汤送下。

猪肚丸：煅牡蛎、白术、苦参，研为细末，以猪肚煮极烂，挫研如膏，和丸如梧桐子大，每服30丸，米汤或热汤送下，每日三四次。

（5）若精关不固，无梦而泄，治宜固摄收脱，用金锁固精丸或水陆二仙丹，如见心脾气虚，饮食少进，可加人参、黄芪。

金锁固精丸：芡实、莲须、沙苑子、煅龙骨、牡蛎、煅粉，共研细末，用莲子粉煮米糊为丸，如梧桐子大，淡盐汤送下。

方解：人身精藏于肾，肾虚就不能摄精，于是精滑不固。因此本方用沙苑子补肾益精，芡实固肾补脾，牡蛎清虚热、补肾水，再配莲子须、煅龙骨涩精固肾，莲子清心固肾。所以本方能够秘固肾气，收涩精液，而遗精自止。

水陆二仙丹：金樱子（熬膏）、芡实（蒸熟为粉），共为丸。

方解：本方金樱子、芡实甘能益精，润能滋阴，涩能止脱，一生于水，一生于山，故名水陆二仙丹。

（6）若老年滑脱不禁，脉弱无力，腰以下有冷感，此为下焦元阳虚弱，治宜温补元阳，可用鹿茸大补汤。

鹿茸大补汤：肉苁蓉、杜仲、人参、白术、肉桂、附子、白芍、半夏、五味子、当归、熟地黄、黄芪、茯苓、鹿茸、甘草。

（三）医案

1. 心肾不交遗精

患者：张某，男，25岁。

患遗精已半年，经多处治疗不效。每梦中遗精，次日头昏目眩，心悸，精神不振，体倦无力，小便短黄有热感，舌质红，脉细数。本证系君火亢盛，心阴暗耗，心火不能下交于肾，肾水不能上济于心。水亏火旺，扰动精室，致使精液走泄。心火偏亢，火热耗伤心营，营虚则心悸。由于外不充养肌体，所以体倦乏力，精神不振，头昏目眩。因心火下移于小肠，热入膀胱，故使小便短黄有热感。本证应滋阴清火，拟知柏地黄丸加味。

处方：生地黄25g，山药12g，山茱萸12g，茯苓10g，泽泻10g，牡丹皮10g，黄连10g，灯心草5g，天冬12g。按上方服用15剂，痊愈。

2. 肾虚不藏遗精

患者：董某，男，23岁。

初诊：患遗精病已年余，头昏目眩，耳鸣腰酸，神疲乏力，形体瘦弱，舌红少津，脉弦细而数。本证由于手淫而伤肾。肾阴虚则相火妄动，干扰精室，致封藏失职，精液泄出。肾虚亏损，真阴暗耗，则精气营血不足，不能上呈，致头昏、目眩、耳鸣。本证治当壮水制火，佐以固摄之品，拟桂枝加龙骨牡蛎汤加味。

处方：桂枝10g，白芍10g，甘草6g，龙骨25g，牡蛎30g，菟丝子15g，芡实12g，金樱子12g，桑螵蛸20g，五味子10g，莲须10g，煎服。

复诊：上方服10剂，诸症均减，易六味地黄汤加味。

处方：熟地黄25g，山药12g，山茱萸12g，茯苓10g，泽泻10g，牡丹皮10g，菟丝子12g，枸杞子15g，芡实12g，金樱子12g，莲须12g，沙苑子25g，煎服。

按上方继服15剂，诸症全除，病愈。

3. 湿热内蕴遗精

患者：张某，男，22 岁。

初诊：患者遗精频作已有 3 个月之久，口苦作渴，小便热赤，苔黄腻，脉濡数。本证因湿热下注，扰动精室，致遗精频作；湿热上蒸，致口苦作渴。从小便热赤，苔黄腻，脉濡数，可见内有湿热之象。本证治疗宜以清化湿热为主。

处方：白术 15g，苦参 15g，牡蛎 30g，猪苓 10g，泽泻 10g，车前子 15g，加猪肚（去油）1 个，煎汤代水煮药。

复诊：上方服 10 剂，诸症减轻。上方加茯苓 15g，龙骨 25g，继服 10 剂痊愈。

4. 滑精

患者：张某，男，28 岁。

初诊：阴虚肝旺，精关不固，无梦而遗，此为滑精。脉左关弦大，肝阳下扰，精遗无梦，治当滋水柔肝。

处方：生地黄 8g，山药 4g，山茱萸 3g，茯苓 3g，牡丹皮 2g，桑椹 5g，墨旱莲 3g，龟甲 3g，黄柏 2g，菟丝子 4g，紫河车 5g，蒺藜 3g，石决明 5g，水煎服。

复诊：服 5 剂，身感轻松，拟原方主之。

三诊：又继服 6 剂，遗精已止，继以六味地黄汤补肾水。连服 70 余日，逐渐恢复健康。

5. 梦遗

（1）患者：杨某，男，25 岁。

初诊：患梦遗已有年余，阴精不固，头面热，目下肉瞤，心悸，四肢汗出，足跗浮肿，常冷不温，行动吸短欲喘，其脉小数，舌白。本证为肾气失纳，阳气浮不能潜伏之候。治当味厚填精，质重镇神，佐酸以收之，甘以缓之。拟六味五子汤合二仙胶主之。

处方：熟地黄 25g，山药 12g，山茱萸 12g，茯苓 10g，泽泻 10g，牡丹皮 10g，覆盆子 10g，枸杞子 12g，菟丝子 12g，五味子 10g，沙苑子 12g，龟甲胶 15g，鹿角胶 15g，煎服。

复诊：上方服 15 剂，诸症均减，依原方配制丸剂，每早晚各服 10g。连服 2 个月，身感轻健，四肢转温，胃气亦旺，梦遗消失。

（2）患者：梁某，男，40 岁。

初诊：患夜梦遗精，经常失眠，以致真元暗耗，精气难充。睡中多做噩梦，不是腾空就是跌落深坑，或是怪形噩梦。脉左关弦大，弦主肝，肝火上扰，神不守舍，致多梦遗精。拟固阴煎加减主之。

处方：熟地黄 25g，山药 12g，山茱萸 12g，茯苓 10g，女贞子 15g，墨旱莲 15g，炒酸枣仁 15g，远志 10g，龙骨 15g，牡蛎 25g，桑椹 15g，沙苑子 12g，白芍 12g，朱砂 1.5g，琥珀 1.5g，为细末冲服。

复诊：服 7 剂，梦减少，睡眠亦安，遗精减少，仍原方加减。

处方：熟地黄 25g，山茱萸 15g，茯苓 12g，山药 12g，泽泻 10g，牡丹皮 10g，桑椹 15g，白芍 12g，半夏 6g，砂仁 5g，竹茹 10g。按上方继服 10 剂，诸症全除，病愈。

针灸：气海、三阴交、大椎、百会。

6. 心肝火旺遗精

患者：褚某，男，28 岁，萧县合成氨厂员工。

肝火偏盛，水火浑浊，渐至遗精，已年余，脉右弦数，舌白。此为肾主闭藏，肝主疏泄，二脏皆有相火，而其系上属于心，心为君火，君不制相，相火妄动，是以遗精。治当清心涩精，泻肝益肾，并加服威喜丸。

处方：茯神3g，远志1.5g，黄柏3g，熟地黄8g，龙骨4g，牡蛎8g，龙胆草2g，水煎服。另用茯苓40g，猪苓2.5g，两味药同煮沸后，去猪苓，将茯苓晒干为末，用黄蜡4g，融化纳入药末，炼蜜为丸，如桐子大，每日早晚空腹服3g，细嚼口中生津，慢慢吞下。

七十二、淋　浊

（一）病因

淋浊一症，因其小便涩痛，欲便不出，不便自来，淋沥不断，甚则闷涩，滴沥难出，所以又叫作淋证。这里所要讨论的，主要是石淋、劳淋、血淋、气淋、膏淋等，也就是方书上所说的"五淋"。

淋证的成因：在《黄帝内经》上有脾湿郁蒸的说法。《诸病源候论》则认为本病是由肾虚而膀胱生热所致。后来尚有心移热于小肠、气化不及州都、肾虚不能制约脂液等说法。总的来说，各种淋证是有共同症状的，但是也有它的各自特征，因此各种淋证的病因病理也不能一概而论。在治疗上，亦采用多种方法，如有用通利的，有用固涩的，有用清热的，有用化结的，有用升阳的，也有用滑利的，主要是随证施治。

浊病主要是以茎中热痛，形如火浊刀刺，溲溺自清，唯窍端时流秽浊如脓，淋沥不断等症状来命名的。在临床上，本病的类型可分为赤白两种。根据前人的讨论，浊病的病因有两点：一是肾虚败精流注，二是湿热流入膀胱。至其治法：肾气虚，补肾之中必兼利水，所谓肾有两窍，尿窍开则精窍闭。湿热者，导湿之中必兼理脾，所谓土旺则能胜湿，土气坚凝，则水湿亦能自澄清。

（二）辨证治疗

1. 五淋

（1）石淋：脐腹隐痛，小便难，痛不可忍，溲如砂石，或黄赤，或浑浊，色泽不定，正如汤甑久受煎熬，底结白碱。宜清其积热，涤其砂石，治以加味葵子散，重则用神效琥珀散。若病轻溲出如沙，尚未结石，是为沙淋，用二神散。

加味葵子散：冬葵子、茯苓、滑石、芒硝、生甘草、肉桂，研细末为散。

神效琥珀散：琥珀、肉桂心、滑石、大黄、腻粉、磁石、木通、木香、冬葵子，研细末，灯心汤下。

二神散：海金沙、滑石，为末，入蜜少许，以麦冬、车前草汤下。

（2）劳淋：遇劳即发，小便淋沥不绝，如水滴沥而不断，有脾劳、肾劳之分。劳于脾者，补中益气汤加车前子、泽泻。劳于肾者，六味地黄丸加麦冬、五味子。

补中益气汤：方见中风。

六味地黄丸：方见消渴。

（3）血淋：心移热于小肠，热甚搏血，失其常道，渗于脬中，与溲俱下，宜清热止血，用小蓟饮子。若小肠实热，血色鲜紫者，用生牛膝、山栀、生地黄、犀角（现用水牛角代）、藕节、车前子。若血虚而热，用生地黄、黄芩、阿胶、侧柏叶，以养阴清热止血。

小蓟饮子：方见尿血。

（4）气淋：气化不及州都，胸中气胀，少腹满痛，溺有余沥，用沉香散理气通淋。若气滞不通，脐下胀闷，用瞿麦汤以通之。若气虚则宜补气，可用八珍汤倍茯苓，加杜仲、牛膝。

沉香散：沉香、石韦、滑石、当归、瞿麦、赤芍、冬葵子、白术、炙甘草、王不留行，为细末，大麦汤下。

瞿麦汤：瞿麦、木通、大黄、黄连、桔梗、当归、延胡索、枳壳、羌活、射干、大腹皮、牵牛子、肉桂，为末，或加生姜作煎剂。

八珍汤：方见中风。

（5）膏淋：小便脂溺如膏，或便中有如蜒蚰之状，此为精溺俱出，精塞溺道，故小便欲出而不能，溺时茎中疼痛。治宜分利湿热，如用茯苓、秋石、海金沙、沉香、泽兰、滑石之类。如不甚痛者，应固摄其经，甚勿误用通利，可用鹿角霜、肉苁蓉、菟丝子、莲须、芡实、山药之类，后以六味地黄丸合聚精丸调补之。

聚精丸：线鱼胶（蛤粉炒成珠）、沙苑子，为末，蜜丸绿豆大，每服八九十丸。

此外，五淋散一方可以通治五淋。气淋加香附、麦芽；血淋加牛膝、桃仁、红花、生地黄，入麝香少许；石淋加滑石、海金沙；膏淋合萆薢分清饮；劳淋合补中益气汤。

五淋散：赤茯苓、赤芍药、山栀、当归、甘草，研细末，加灯心草，清水煎，食前服。

方解：栀子清三焦火而利水道，茯苓渗泄膀胱湿热，甘草泻火和中，更配当归以滋养肝肾之阴，使气化宣行，自然小便通利。

萆薢分清饮：川萆薢、石菖蒲、益智仁、乌药、茯苓、甘草，食盐水煎服。

2. 赤白浊

（1）赤浊：溺窍时有秽物，如疮之脓，如眼之眵，淋沥不断，浊色发赤，不与溲溺混淆，治宜清心降火，用加味清心饮。如有败精瘀浊，应先理浊腐，用虎杖散。如精滑不固，治当补肾，用菟丝子丸。

加味清心饮：茯苓、石莲子、益智仁、麦冬、人参、远志、石菖蒲、白术、泽泻、甘草、车前草、灯心草，水煎。有热，加薄荷。

虎杖散：虎杖（古方用虎杖草汁，今世不识，代之以杜牛膝）、麝香，顿服。

菟丝子丸：菟丝子、茯苓、山药、沙苑子、车前子、远志、牡蛎，用石斛熬膏加炼蜜为丸，开水下。

（2）白浊：溺窍时流秽浊如脓，色白如泔，此乃湿热内蕴，用苓术二陈煎或徙薪饮以清热利湿。若真元不固，时下白浊，凝如膏糊，或小便频数，用萆薢分清饮以渗浊固精。

苓术二陈煎：猪苓、茯苓、泽泻、白术、半夏、陈皮、炙甘草，水煎服。

徙薪饮：陈皮、黄芩、麦冬、黄柏、白芍、茯苓、牡丹皮，水煎服。

（三）医案

1. 膀胱结石

（1）患者：许某，男，59岁，住萧县许岗子。

初诊：经常便秘，小便滴沥不畅，有时便下点滴浑浊物，小腹隆起如盘，大便已近 20 日未通，饮食不进，脉洪大而弦，舌苔黄浊。本证系湿热积聚，膀胱结石，火阻阴窍，致使大便不通。治当以苦寒通胆腑法治之。

处方：人参 9g，黄连 9g，黄柏 9g，茯苓 9g，半夏 9g，鸡内金 9g，麦芽 9g，厚朴 12g，水煎服。

复诊：服 2 剂，脉仍弦大如前，能少进饮食，二便仍不通，仍按原方加味，加牛膝 9g，琥珀（研细末冲服）3g，水煎服。

三诊：又继服 2 剂，脉已转缓，舌苔已退。

处方：炙黄芪 9g，当归 9g，远志 9g，白术 9g，白参 9g，玉竹 15g，熟地黄 15g，火麻仁 15g，瓜蒌仁 15g，青盐 5g，陈皮 6g，广木香 5g，灯心草 3g，柏子仁 9g，栀子 9g，琥珀（研细末冲服）6g。

四诊：连服 4 剂，二便已通，仍尿量较少，仍按原方主之。服 4 剂，大小便如常，诸症消失。

（2）患者：杨某，男，23 岁，住铜山县纪庄。

初患小便频数，口渴，继之则小便癃闭不通，延治无效，又经徐州市第二医院确诊为膀胱结石，脉缓涩无力，舌苔浊白，小便沉淀结石。本证属石淋，遂处以金匮枳术丸主之。

处方：枳实 15g，白术 15g，荸荠汁 20mL，水煎服。

针灸：曲池、三阴交。曲池游走通导，清热开闭，入三阴之分，能清阴中之热，搜三阴之结，使之瘀行气通。三阴交乃三阴之会，为三阴枢纽，可通三阴，解结利尿。

上方服 5 剂，上穴交替换取 4 次，小便通。

（3）患者：许某，男，19 岁。

初诊：患者每小便时常发生剧烈刺痛，小便难，色黄赤而浑浊，有时突然阻塞，尿来中断，经徐州市第二医院检查确诊为膀胱结石。现尿时腰腹疼痛难忍，有时尿中带血，舌色如常，脉数。本证系湿热结成砂石，不能随尿而出，故出现以上症状。治当消淋行气利水，处以加味五苓散合导赤散主之。

处方1：猪苓3g，白术3g，茯苓5g，泽泻3g，肉桂1g，牛膝3g，木通3g，生地黄4g，灯心草3g，金钱草100g，海金沙30g，萹蓄10g，瞿麦10g，滑石30g，甘草5g，栀子6g，大黄6g，木通10g，车前子15g。

处方2：金钱草100g，海金沙30g，鸡内金15g，石韦15g，冬葵子12g，瞿麦12g，滑石20g，车前子15g。

复诊：按两方交替各服10剂。小便时有细小异物排出，并有剧烈刺痛，由尿道放射至龟头，排尿时必须用力才能排出。仍按原方主之，各处10剂，并加服鸭蛋烧金沙。

处方：绿皮鸭蛋1个，打小孔去黄留清，装入海金沙面2g，大黄末0.5g，用纸包裹好，湿透，放火内烘熟食之。

三诊：又各服10剂，小便排出锯齿状、指头大小物1块，随之通畅如常，诸症均解，病愈。

（4）患者：闫某，男，6岁。

3个月前出现排尿困难，有时中断，小腹疼痛，经徐州市第二医院确诊为膀胱结石。

处方：鲜柳叶60g，早晚各服1次。另配制半夏3g，海金沙6g，大黄面3g，共为细末，装入鸭蛋（打开1孔，去黄留清）内，将口封住，外用湿纸数层包裹，烧热食之。共服柳叶13剂，食鸭蛋装入药9个，小便排出枣核似结石1枚，病愈。

按上方治疗4例，均治愈。

2. 砂淋

患者：陈某，男，17岁，住萧县毛营子。

初诊：初感小腹拘急胀痛，阴茎阻塞，小便不利，经徐州市第二医院确诊为膀胱结石，曾注射利尿剂，不效。来此治疗，面色微赤，舌呈酱色，小腹胀满拒按，小便点滴不利，排尿时剧烈刺痛，脉细涩。本证系湿热停留膀胱结成砂石，治当软坚通窍。

处方：昆布15g，海藻15g，车前子30g，炒穿山甲（代）9g，知母9g，黄柏9g，延胡索9g，瞿麦30g，麝香1g，海金沙15g，水煎服。

针灸：水分、曲池、阳陵泉、三阴交。水分、曲池降浊泻火利尿；阳陵泉泻肝胆之火，清利疏泄；三阴交滋下，以利运行。

复诊：服药2剂，配合针灸1次，小便排出细砂甚多，阴茎痛减，小便渐利，仍原方主之，针取同上。

按上方服3剂，针2次，诸症消失，病愈。

3. 虚淋赤浊

患者：尹某，男，29岁。

初诊：小便频数，阴茎剧痛，淋沥不断，排出物呈浊色发赤，不与尿液相混。经治疗月余，不效，身体逐渐消瘦，食欲日渐不振，精神倦怠，夜不能寐，脉沉细而弱，面色萎黄带黑，舌苔白滑，口不渴。现患者元气大伤，若用攻伐之品，会令元气更虚而下陷，致使膀胱气化不行，水道滞塞不通。遂处以补中益气汤加味主之。

处方：野党参24g，黄芪30g，白术15g，当归12g，升麻6g，柴胡6g，陈皮6g，炙甘草6g，茯苓15g，泽泻9g，车前子15g，生姜 3 片，大枣 2 枚，水煎服。

复诊：服 2 剂，脉已和缓，精神不爽，仍原方主之。又服 2 剂，病愈。

4. 淋沥

患者：路某，男，17 岁。

初诊：患夜间遗尿已五六年之久，经治疗，时愈时发。现突然症变小便不禁，淋沥不已，面色失润，肌肉逐渐萎缩，头晕目眩，心悸耳鸣，脉细微数，肢体无力，舌苔白滑，中带微黄。本证系肾虚膀胱气化失常。肾与膀胱相表里，肾虚则膀胱不约，故始遗尿，终变淋沥。治宜先治其标，清热后再温肾以约膀胱。

处方：木通 9g，车前子 9g，瞿麦 9g，萹蓄 3g，蒲公英 15g，茵陈 24g，金银花 15g，甘草 3g，海金沙 15g，水煎服。

复诊：服 2 剂，小便清利，淋沥已止，继以金匮肾气丸主之，日服 2 次，早晚各服 9g。连服 1 个月，病愈。

5. 肾结石

（1）患者：晁某，男，20 岁。

初诊：患结石症半年余，初感小腹拘急胀痛，小便点滴不利，排尿时剧烈刺痛，有时腰牵引少腹出现阵发性疼痛。经徐州市第二医院检查确诊为肾结石。有时腰部疼痛难忍，有时尿中带血，舌苔如常。本证系湿热结成砂石，治当消淋，行气利水。

处方：金钱草 100g，鸡内金 15g，海金沙 3g，石韦 15g，冬葵子 15g，瞿麦 12g，萹蓄 12g，木通 10g，栀子 10g，大黄 6g，滑石 30g，甘草 5g，紫珠草 10g，小蓟 12g，生地黄 15g，白茅根

60g，车前子20g，朱砂、琥珀各3g，分2次汤剂送服。

复诊：上方服15剂，痛较前减轻，尿中带血减少，仍按原方处10剂。同时配合核桃仁120g，打碎冰糖120g，麻油250g，去渣，每服15mL，日3次。

三诊：按上方如此治疗共65天，在解小便时忽然尿闭，用力排尿，遂排出瓜子大小结石1块，后尿道一切症状遂解，经徐州市第二医院复查，结石消失。

（2）患者：刘某，男，38岁。

半年前突然发作腰痛，伴有消化不良，胃胀，嗳气，往往在过食油腻食物后引起腰牵引少腹阵发性疼痛，痛后即饮食如常。平时自觉腰部酸痛，发作时常因结石阻塞，排尿中断，经西医院检查确诊为肾结石。舌苔微黄，脉两尺数。本证为湿热内蕴，久聚成石，治当清热利水，克坚排石。

处方：金钱草100g，海金沙30g，鸡内金20g，冬葵子20g，水红花子20g，石韦25g，枳壳10g，青皮10g，陈皮10g，茯苓20g，滑石30g，红小豆30g，玉米须30g，车前子30g，鲜柳叶60g。

兼服生半夏15g，滑石15g，大黄25g，麝香3g，鸡蛋清3个。上药为细末，将麝香研入药内，用鸡子清和匀，制成黄豆大药丸，每服40粒，开水送服。

共服用汤剂35剂，丸药2料，将结石排出，经复查，断病瘥。

6. 尿道结石

患者：杨某，男，22岁。

初诊：患者半年前感觉小便不畅，继而排尿逐渐困难，后因结石阻塞，引起潴留，经县医院检查确诊为尿道结石。现少腹胀满疼痛，呻吟不止，舌绛，苔白厚，中间黄，脉尺数。本证治疗拟清热化湿，利尿排石。

处方：金钱草 60g，鱼腥草 60g，车前子 60g，鲜柳叶 60g，浮海石 15g，牛膝 30g，红小豆 60g，滑石 30g，蝼蛄（焙干为末，分 2 次冲服）1 对。

外用紫皮大蒜 1 头，活蜗牛 2 只，车前子 15g，共捣烂如泥贴敷肚脐上固定。

复诊：内服外敷 12 小时后，小便通，胀痛消除，小便仍有困难，遂拟上方加海金沙 30g，大黄 15g，木通 15g。

三诊：上方服 10 剂，小便仍有困难，又加石韦 25g，玄明粉（冲服）30g。继服 15 剂，排出比豌豆大砂石 2 块，病愈。

7. 血淋

（1）患者：徐某，男，25 岁。

初诊：患血淋已 4 个月，尿血红紫，如丝如缕，疼痛满急，小便时热涩刺痛，小腹有时胀痛，舌苔薄黄，脉数有力。本证由于热迫膀胱，血从下溢，使尿色红紫，尿时热痛，治当清热凉血。

处方：小蓟 25g，炒蒲黄 12g，藕节 7 个，滑石 25g，木通 10g，生地黄 15g，当归 10g，栀子 10g，淡竹叶 10g，甘草 10g，瞿麦 12g，萹蓄 12g，大黄 10g，车前子 25g。

复诊：服 7 剂，诸症均减，上方加白茅根 60g。

针灸：内庭、三阴交。

三诊：服 2 剂，针 2 次，病大减。继处以牛膝直达病所，止血镇痛。

处方：牛膝 20g，乳香 2g，水煎服。

（2）患者：孔某，男，29 岁。

初患小便涩痛，继而尿中带血，尿时茎痛难忍，现已 40 余日。经治不效，面色黧黑，舌苔微黄，脉左细弦，右小数。本证系胞中蓄血移注膀胱所致，拟桃核承气汤加味主之。

处方：桃仁 15g，玄明粉 12g，生大黄 15g，猪苓 10g，白术 10g，赤茯苓 15g，泽泻 10g，桂枝 10g，牛膝 20g，生地黄 18g，木通 10g。

针灸：双三阴交。

按上方连服 5 剂，血止痛除。

8. 气淋

患者：肖某，男，55 岁。

患小便涩滞已有 5 个月之久，少腹满痛，舌苔薄白，脉沉弦。本证系情志郁结，木失条达，气化失宣，膀胱之气滞而不利，故少腹满痛，小便涩滞。治宜利气疏导。

处方：当归 12g，白芍 12g，陈皮 10g，冬葵子 15g，石韦 15g，王不留行 25g，滑石 25g，青皮 10g，小茴香 10g，乌药 10g，甘草 6g，沉香 3g，煎服。

按上方连服 11 剂，症除病瘥。

9. 劳淋

患者：张某，男，57 岁。

初诊：患者平素贪饮好酒，曾患小便赤涩，淋沥不已，时作时止，已半年之久，每劳累时即复发，舌质如常，脉虚弱。本证因酒色劳倦，致脾肾俱虚，清阳之气不能施布，因而遇劳即发。

治宜补益脾肾。

处方：黄芪 25g，党参 15g，当归 10g，白术 10g，陈皮 10g，柴胡 3g，升麻 3g，菟丝子 15g，茯苓 10g，山药 15g，莲子肉 12g，枸杞子 15g，炙甘草 6g。

复诊：上方服 10 剂，自觉精神渐爽，症状较前好转，易肾气丸加味。

处方：熟地黄 25g，山药 12g，山茱萸 12g，茯苓 10g，泽泻 10g，牡丹皮 10g，肉桂 6g，附子 6g，鹿茸 3g，五味子 6g，菟丝子 15g，川牛膝 10g，石斛 6g，川楝子 10g，沉香 3g，煎服。

嘱咐患者两方交替服用各 7 剂，症除病愈。嘱患者少饮酒，劳动时注意不要过度。

10. 膏淋

患者：尹某，男，29 岁。

初诊：患膏淋已有 4 个月，小便浑浊如米泔，尿中有滑腻之物，尿时尿道热涩痛，舌质红，苔腻，脉细数。本证系湿热下注，蕴结膀胱，以致气化不行，不能制约脂液而下流。治宜清热化湿，通利膀胱。

处方：萆薢 30g，石韦 20g，石菖蒲 10g，茯苓 10g，莲子肉 12g，黄柏 10g，文蛤粉 12g，滑石 25g，甘草 5g，灯心草 2g，车前子 20g。

复诊：上方服 7 剂，症状减轻，继拟六味地黄汤加味。

处方：熟地黄 25g，山药 12g，山茱萸 12g，泽泻 10g，茯苓 10g，牡丹皮 10g，莲子须 12g，菟丝子 12g，芡实 12g，五味子 10g，龙骨 20g，牡蛎 25g，煎服。

按上方继服 6 剂，症除病愈。

11. 热淋滞浊

患者：靳某，男，72 岁。

初诊：小便时痛如刀割，痛苦难言，已有 7 日，尿白如泔，秽浊如脓，脉滑数。本证系老年体质衰弱，湿热内蕴，气化失职，若用利药，反使正气愈虚，遂以萆薢分清饮合黄芪甘草汤加减主之。

处方：黄芪 90g，党参 15g，萆薢 25g，白术 10g，山茱萸 10g，茯苓 10g，白芍 10g，牛膝 10g，泽泻 10g，益智仁 6g，乌药 6g，甘草 6g。

复诊：服 4 剂，痛浊均除，继拟黄芪甘草汤主之。

处方：黄芪 120g，甘草 6g，水煎服。

又服 2 剂，病获痊愈。

七十三、阳 痿

（一）病因

阳痿就是阴茎萎缩，不能勃起，与肝、肾、阳明有着密切关系。因阴茎为厥阴肝木之所经，又为宗筋之所聚，阳明主润宗筋，阳明之气衰则宗筋不振，肾主藏精，肾虚则阳事不举，是以阳痿，每每涉及肝、肾、阳明。本病多由少年斲丧太早，或色欲过度，损伤肾气而起，亦有思虑伤神，心脾郁结，或失志之人，抑郁伤肝，或惊恐伤肾，或命门火为湿所遏，以及湿热下注等，都足以导致本病。现分述如下。

（二）辨证治疗

（1）少年斲丧太早，或色欲过度，以致发生阳痿。其症多见腰痛腿酸，神衰力弱，精薄清冷，脉来尺弱无力。此为命门火衰，精气虚寒所致，治宜补益肾阳，用金匮肾气丸，或景岳右归丸主之。如人不甚衰，可用巴戟丸或斑龙丸。如肾脉强盛，右尺尤甚，此为相火盛而反痿，治宜滋阴降火，宜用滋肾丸、六味丸。

金匮肾气丸：方见消渴。

右归丸：熟地黄、肉桂、川附子、山茱萸、山药、杜仲、枸杞子、菟丝子、鹿角胶、全当归。上 10 味，共研细末，炼蜜为丸，如梧桐子大，开水送下。

方解：本方为肾气丸去茯苓、牡丹皮、泽泻等治水之药，加入枸杞子、杜仲、菟丝子、鹿角胶、当归等扶阳之品，使水火平补之方，变为专门补火之剂。所以本方用于治疗因命门火衰而引起的病证，都有良好的效果。

巴戟丸：巴戟天、白术、五味子、小茴香、熟地黄、肉苁蓉、人参、覆盆子、菟丝子、牡蛎、益智仁、骨碎补、白龙骨。上药各等分，共研细末，炼蜜为丸，如梧桐子大，每服 30 丸，食前开水送下。

斑龙丸：补骨脂、茯神、熟地黄、菟丝子、柏子仁、鹿角胶。上药共研细末，鹿角胶融化，量加无灰酒作丸，如梧桐子大，每服 50 丸，空腹淡盐汤下。

方解：鹿又名斑龙，是纯阳之兽，角生于颠顶，最能补精生血而益元阳，配以菟丝子、补骨脂助肾阳，熟地黄补肾阴，柏子仁养心脾，茯神益心气而渗湿，使补而不壅。常服本方，则元阳亢盛，精神强健，但阴虚有火者忌服。

滋肾丸：方见小便不通。

六味丸：方见消渴。

（2）若因思虑郁结，损伤心脾，所致之阳痿，其症见面色萎黄，不思饮食，精力疲乏，治宜补益心脾，可用归脾丸主之。

归脾丸：方见吐血。

（3）失志之人，抑郁伤肝，肝木不能疏达，亦致阳痿不起。其症见精神不悦，胸闷不舒，脉来不畅，治宜条达肝木，用沈氏达郁汤主之。

沈氏达郁汤：升麻、柴胡、川芎、蒺藜、香附、桑白皮、橘叶，水煎服。

（4）若体丰多湿，脉形濡滑，舌苔白腻，阳事不举，此为湿邪所遏，命火不能用事所致，治当健脾和胃化湿，如用苍术、萆薢、半夏、陈皮、茯苓、薏苡仁、泽泻之类。

（5）若阳痿而睾丸发冷，阴汗津润，小便黄赤，便后有余沥臊气，此由肝经湿热下注所致，宜用龙胆泻肝汤或柴胡胜湿汤。

龙胆泻肝汤：方见中风。

柴胡胜湿汤：升麻、柴胡、羌活、茯苓、泽泻、甘草、黄柏、龙胆、当归尾、麻黄根、防己、五味子，水煎服。

（6）如先天不足，禀赋素亏，精虚而阳不举的，治宜摄阴固精，可用固阴煎。若胃虚食少，纳谷不旺，精髓空虚，症见阳痿的，治宜双补脾肾，可用脾肾双补丸。

固阴煎：人参、地黄、山茱萸、五味子、山药、远志、炙甘草、菟丝子，水煎服。

脾肾双补丸：人参、莲子、山药、山茱萸、五味子、菟丝子、巴戟天、砂仁、橘红、肉豆蔻、车前子、补骨脂，蜜丸。

（三）医案

1. 火衰阳痿

（1）患者：余某，男，35岁。

初诊：患阳痿已有1年余，面色㿠白，头晕目眩，精神萎靡，腰足酸软，脉沉细。本证由恣情纵欲，致命门火衰，精气虚寒。《类症治裁》云："伤于内则不起，故阳之痿。"其多由色欲竭精，所衰太过，或思虑伤神，或恐惧伤肾所致，治当温补下元。

处方：熟地黄 25g，白术 10g，当归 12g，杜仲 12g，仙茅 12g，巴戟天 12g，山茱萸 12g，淫羊藿 12g，肉苁蓉 12g，韭菜子 15g，蛇床子 15g，附子 10g，肉桂 10g，枸杞子 12g，覆盆子 12g，菟丝子 12g，五味子 10g，车前子 12g，鹿茸 3g，煎服。

复诊：上方服 15 剂，诸症均减，仍按上方加红参 12g，鹿茸加至 6g，配制丸剂，炼蜜为丸，早晚各服 10g，连服两料，痿解症除，病愈。

（2）患者：孙某，男，29 岁。

初诊：患阳物不举已年余，症见心跳不宁，四肢不收，饮食少进，神疲气怯，脉小而涩。本证系房劳过度，元气不足，命门火衰，不能生土，致食欲不振，阳物不举，治当培元阳，拟右归丸加减主之。

处方：熟地黄 25g，山药 12g，枸杞子 12g，鹿角胶 12g，菟丝子 12g，杜仲 12g，补骨脂 12g，山茱萸 12g，肉桂 6g，附子 6g，巴戟天 12g，肉苁蓉 12g，煎服。

针灸：灸气海、关元。

复诊：上方服 10 剂，脉象稍缓，食欲渐进，阳举不坚，拟原方加味。

处方：熟地黄 25g，山药 12g，枸杞子 12g，鹿角胶 12g，菟丝子 12g，山茱萸 3g，杜仲 12g，补骨脂 12g，肉桂 6g，附子 6g，巴戟天 12g，肉苁蓉 12g，韭菜子 15g，蛇床子 12g，煎服。灸法同上。

三诊：上方又服 7 剂，诸症已除，阳物已举。按上方加倍，各药 5 倍，配成丸剂，服 1 料，阳强，饮食如常，病愈康复。

2. 虚寒阳痿

患者：杨某，男，33 岁。

初诊：患者午后潮热盗汗，遗精多梦，心悸，阳痿，眩晕耳鸣，食欲不振，脉弦细无力。本证系色欲过度，真气亏损，致阳痿精衰。治当壮阳育阴，拟叶氏赞育丹加减。

处方：熟地黄 25g，白术 25g，当归 20g，枸杞子 18g，杜仲 12g，仙茅 12g，巴戟天 12g，山茱萸 12g，淫羊藿 12g，肉苁蓉 12g，韭菜子 15g，蛇床子 10g，附子 6g，肉桂 6g，红参 6g，鹿茸 6g。

针灸：神门、关元。

复诊：服药 10 剂，诸症俱减，但仍食欲不振，遂改还少丹加减。

处方：熟地黄 25g，山药 12g，山茱萸 12g，杜仲 12g，枸杞子 18g，牛膝 10g，远志 10g，肉苁蓉 12g，五味子 6g，川续断 10g，楮实子 10g，大茴香 10g，菟丝子 12g，巴戟天 12g，煎服。

针灸：足三里、三阴交。

三诊：又服 6 剂，诸症均安，按上方改丸剂，继服 2 剂，症除病瘥。

3. 阴虚阳痿

患者：魏某，男，31 岁。

初诊：患阳痿已近 1 年，午后寒热往来，自汗盗汗，头晕目眩，耳鸣，口燥舌干，腰酸腿软，脉细数，苔微黄。本证系真阴不足，不能滋养营卫，致阳痿不举。治当补肾之真阴，拟左归饮加减。

处方：熟地黄 25g，山药 12g，枸杞子 12g，山茱萸 12g，鹿角胶 12g，龟甲胶 12g，菟丝子 15g，补骨脂 12g，莲子 12g，沙苑子 12g，牛膝 10g。

针灸：神门、通里。

复诊：上方服 10 剂，热去汗止，脉象渐缓，仍按原方加味。

处方：熟地黄 25g，山药 12g，枸杞子 12g，山茱萸 12g，鹿角胶 12g，龟甲胶 12g，菟丝子 15g，牛膝 10g，补骨脂 12g，莲子 12g，沙苑子 12g，芡实 12g，煅龙骨 18g，煎服。

三诊：继服 10 剂，诸症均除，继拟六味地黄丸主之，早晚各服 10g，连服 20 天，身体康复，病痊愈。

七十四、诸　虫

（一）病因

诸虫，即泛指寄生于肠道中的各种虫类。本病小儿患者居多，大人较少。它的致病原因古方多载为由湿由热，而一般多由饮食不洁，杂食生菜瓜果、油腻肥甘之物，以及误食有寄生虫的鱼畜内脏感染而成。

虫证的症状：常见面黄肌瘦，眼眶鼻下黑色，食欲减退或异常增加，大便秘结或泄泻，睡眠不安，齘齿，面有白斑，唇内生疮如粟粒样，鼻孔发痒，腹痛时作时止，痛停即能饮食等。此外，肛门痒为蛲虫病常见症状。喜吃生米、茶叶、泥炭之类，亦为虫证的常见症状。这些症状都是临床诊断的可靠资料。

（二）辨证治疗

虫证的治法，一般以杀虫为主。如身体羸弱，则必须固护正气，在适当照顾其机体的原则下，进行杀虫。其次注意病情缓急，比如病势急骤而正气未衰，就可用攻逐的方法，如用牵牛花、大黄、槟榔、铅粉、三棱、莪术之属，待虫去以后再调理脾胃。如果症状缓和的，则可用相制相畏的药品，如黄连、胡黄连、芦荟、贯众、苦楝子、乌梅、川椒、雷丸、芜荑、使君子、榧子之类。他如脾胃气弱的，则兼运脾胃，有积滞的，则兼消其滞。这是治疗虫证的一般方法。

（1）蛔虫上攻，心腹作痛，可用使君子散。胃寒吐蛔、蛔厥，宜用苦辛酸法，如乌梅丸。

使君子散：炒使君子、甘草（猪胆汁浸）、白芜荑、苦楝子（去核），为细末，或用水煎服。

乌梅丸：方见痢疾。

（2）虫痛，肚腹常热，可用化虫丸。四肢常冷，可用集效丸。

化虫丸：鹤虱、槟榔、苦楝根皮、铅粉（炒）、使君子、芜荑、白矾（煅枯），共研细末，用酒煮面糊丸。根据患者年龄大小，酌量服用。

方解：方中诸药都有杀虫作用，合在一起为丸，效力更强。而槟榔、使君子还能通大便，使虫由大便排出，所以对治疗肠胃寄生虫病最为合适。然而，苦楝根皮和铅粉皆有毒，所以服量不宜过大，小儿尤需注意。

集效丸：酒大黄、干姜、附子、槟榔、芜荑、诃子肉、鹤虱、木香，蜜和作丸，食前乌梅汤送下。本方治虫咬腹痛，作止有时。

方解：虫喜温恶酸而畏苦，所以用干姜、附子之温以安虫，诃子肉、乌梅之酸以伏虫，槟榔、芜荑、鹤虱之苦以杀虫，配以木香调气，大黄泻下，使虫有去路，所以本方杀虫力量较强，宜治疗虫积而夹寒的病证。

（3）肛门痒甚，下细虫的，虽服丸散煎剂，却不能奏功，可用猪肝 1 大块，切作 1 条，煮熟四周刺孔，蘸糖后送进肛门，其痒愈甚，少顷痒止，虫已在肝中，徐徐取出，另换新者塞之，如此 3 次即愈。又方以百部，水煎浓汁约 1 酒杯，晚间临睡时以筒灌入肛门，效佳。

（4）寸白虫，长寸许，色白，其状如蛆，母子相生，有独行者，有相接不断者，可用榧子煎，或用锡灰、芜荑、槟榔，五更时用石榴根煎汁送下，或丸服亦可。

榧子煎：榧子 49 枚，以砂糖水半盏用砂锅煮干，熟食之，空腹服 7 枚，7 日服尽，虫化为水，永瘥。

（5）虫证，面皮黄胖，有异嗜食生米、茶叶、泥土等情况，其治法参看黄胖病。

（6）虫积肚大，肌消龈腐生疮，当用化虫消积的方法，宜以六味肥儿丸治之。

六味肥儿丸：黄连、陈皮、炒川楝子、六神曲、麦芽、芜荑，为末，六神曲和丸，如麻子大，每服 30 丸，米饮下。

（7）一切虫积，宜用追虫丸。虫积尽后，以六君子汤调补。

追虫丸：牵牛花头、槟榔、醋炙白雷丸、南木香，为末。用茵陈、大皂角、苦楝皮，煎浓汁，水泛为丸，如绿豆大。量人虚实，用砂糖水吞下。

方解：本方牵牛花、槟榔、雷丸均为杀虫之峻药，而佐以木香理气，牵牛花泻下，使虫无所避，故名为追虫丸。